肺の仕組み

肺区域と区域気管支

正面

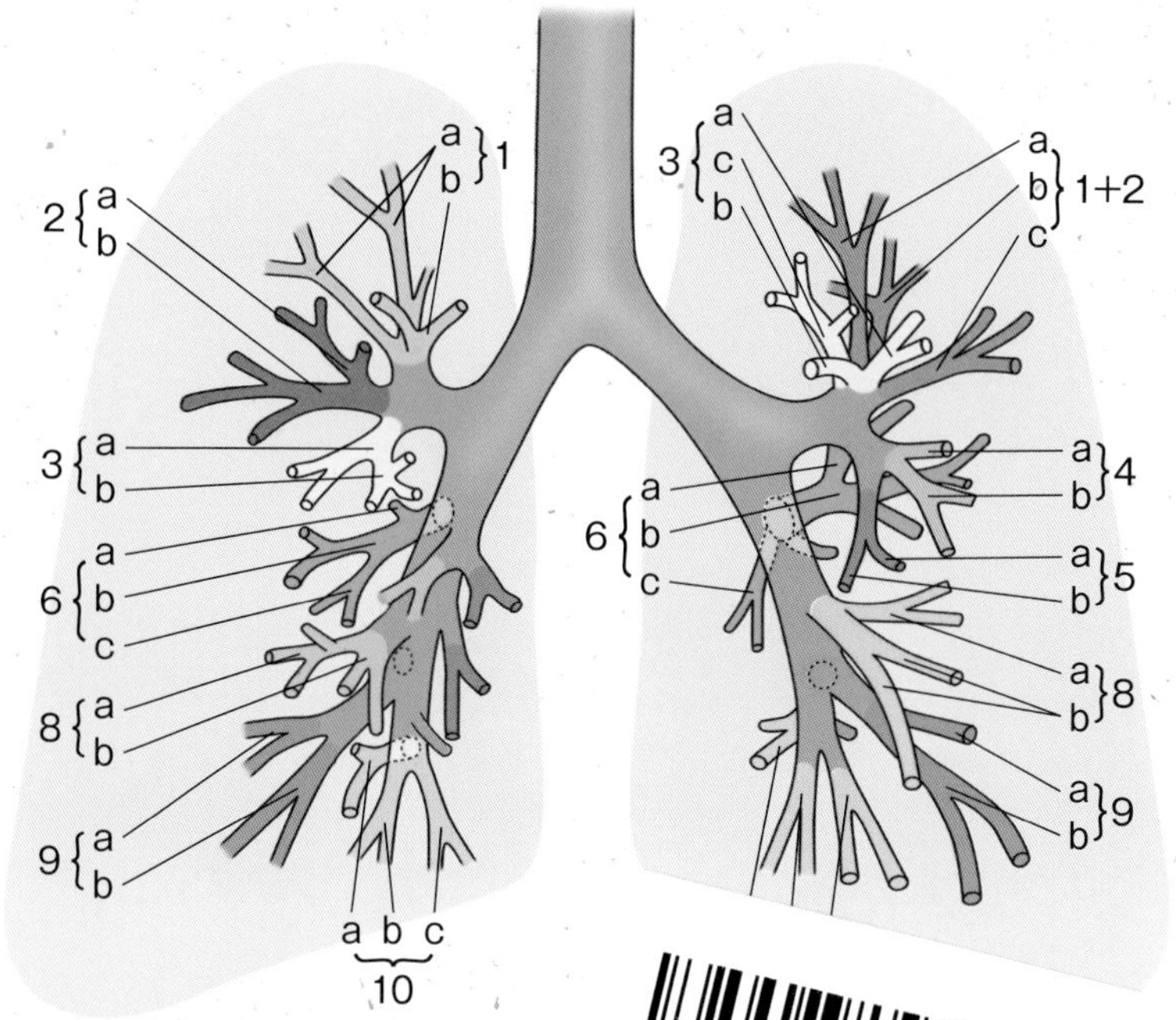

番号は肺区域の名称、アルファ

肺区域と区域気管支（側

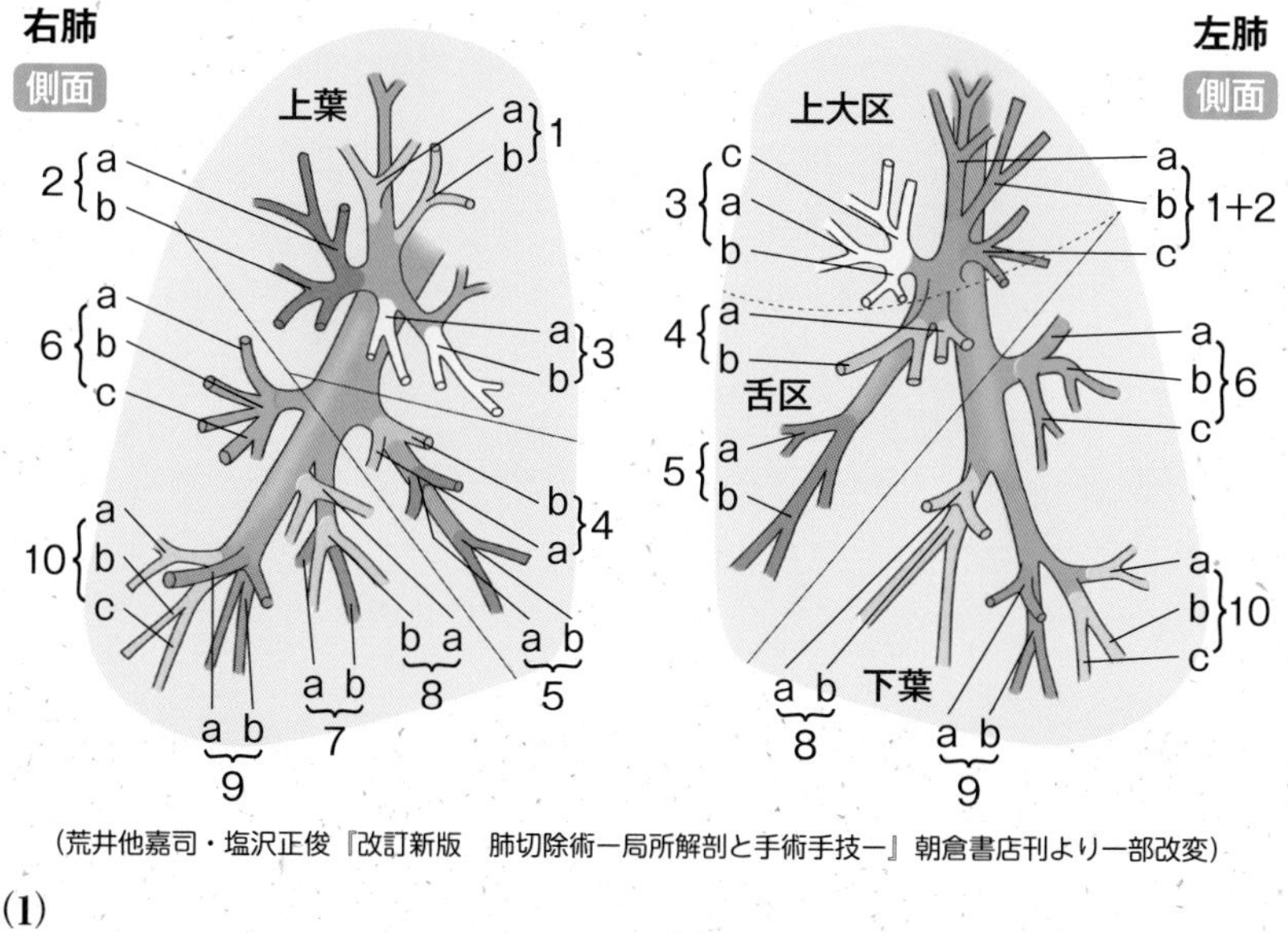

（荒井他嘉司・塩沢正俊『改訂新版　肺切除術ー局所解剖と手術手技ー』朝倉書店刊より一部改変）

肺は右に3つ、左に2つの葉に区分けされる

肺の表面にはくぼみなどがなく、なめらかになっているように思われがちですが、24ページでも説明しているように、肋骨に接している面に切れ込みが入っています。その切れ込みによって区分けされた部分を肺葉《はいよう》といいます。

右の肺には3つの葉、左の肺には2つの葉があり、それぞれの葉はさらに、肺区域と呼ばれる区画に分かれています。左ページの表に示したように、右肺には10区画の区域、左肺には8区画の区域があります。そして、各区域は肺亜区域、さらに細分化されて、肺小葉になります。小葉には肺胞があり、ここで酸素と炭酸ガスとの交換という肺の重要な仕事が行われています（26ページ参照）。

肺区域と肺区域の仕組み

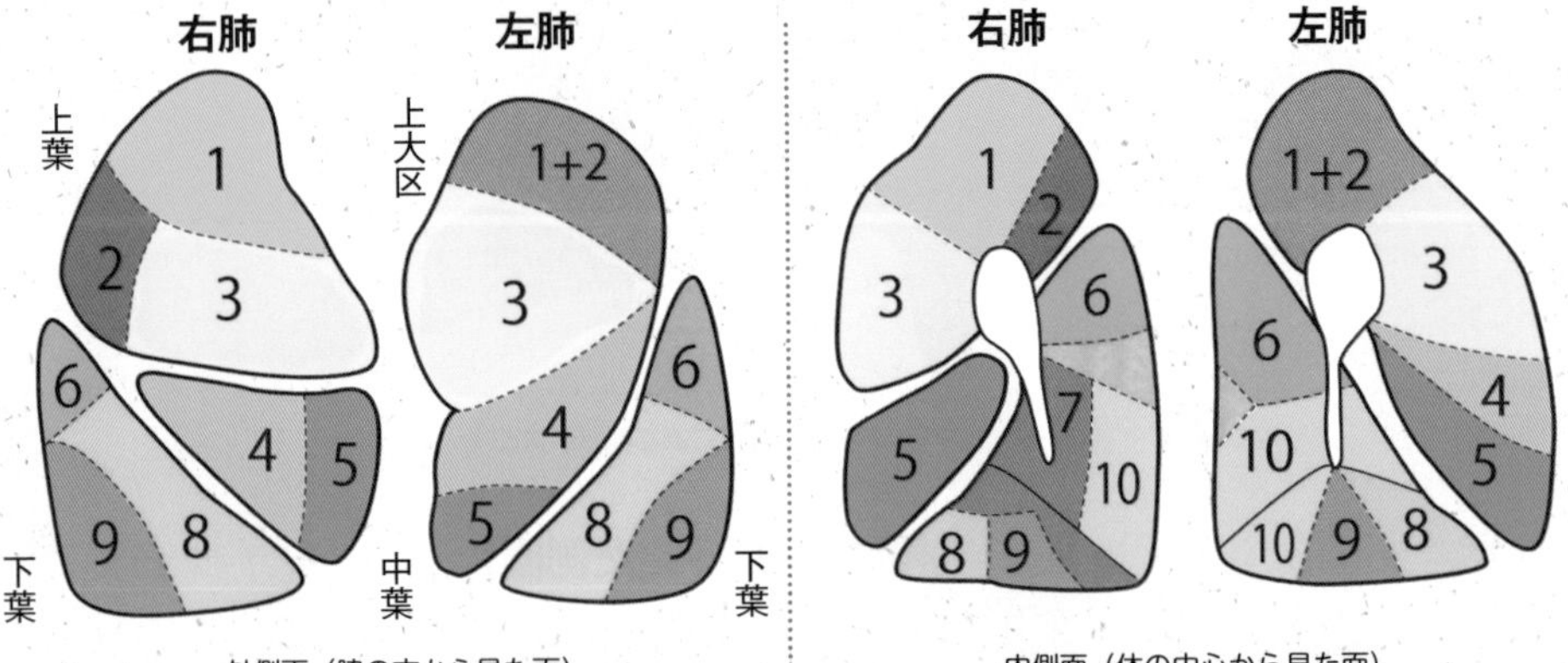

外側面（脇の方から見た面）　　内側面（体の中心から見た面）

肺区域の仕組み

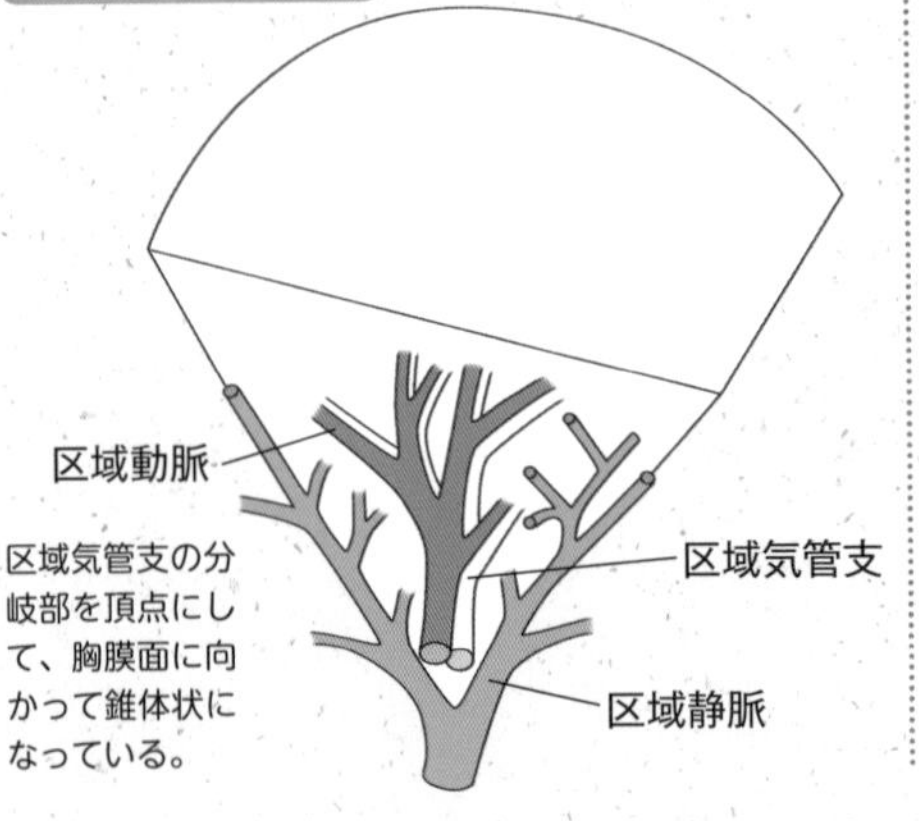

区域気管支の分岐部を頂点にして、胸膜面に向かって錐体状になっている。

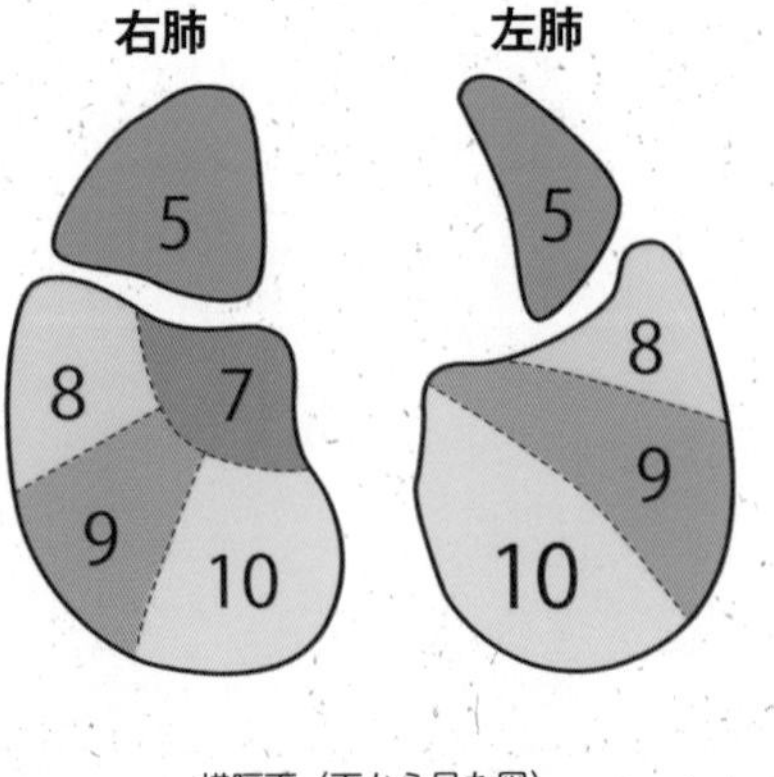

横隔面（下から見た図）

最近は区域切除や部分切除（楔状切除）が増加

肺がんの標準手術は肺葉切除術（88ページ参照）ですが、最近は2cm以下の小型肺がんが見つかる機会が多くなり、手術範囲の少ない縮小手術（92ページ参照）がふえています。縮小手術にはがんのある肺区域だけを切除する区域切除と、がんとその周辺だけを楔形《くさびがた》に切除する部分切除（楔状《けつじょう》切除）があります。

典型的な区域切除は、右肺の場合S6と底区域（S7～S10）、左肺の場合は上大区、舌区、S6、底区域（S8～S10）を単位にして行われます。部分切除は区域切除よりさらに切除部分が少ない手術です。

切除する部分が少なければ少ないほど、患者さんの体への負担が少なく、術後の肺機能の回復も早くすみます。問題は、切除部分が少なくなることで、がん細胞の取り残しが生じ、再発のリスクが高くなる可能性ですが、検査や手術の進歩により、その可能性は年々低くなっていて、特に2cm以下の腺がんでは良好な結果が出ています。

●肺の分画

右肺・・・上葉、中葉、下葉の3葉
上葉……S1、S2、S3の3区
中葉……S4、S5の2区
下葉……S6～S10の5区
左肺・・・上葉、下葉の2葉
上葉（上大区）……S1＋2、S3の2区 （舌区）……S4、S5の2区
下葉……S6、S8～10の4区 （通常S7を欠く）

●現在行われている肺がんの主な術式

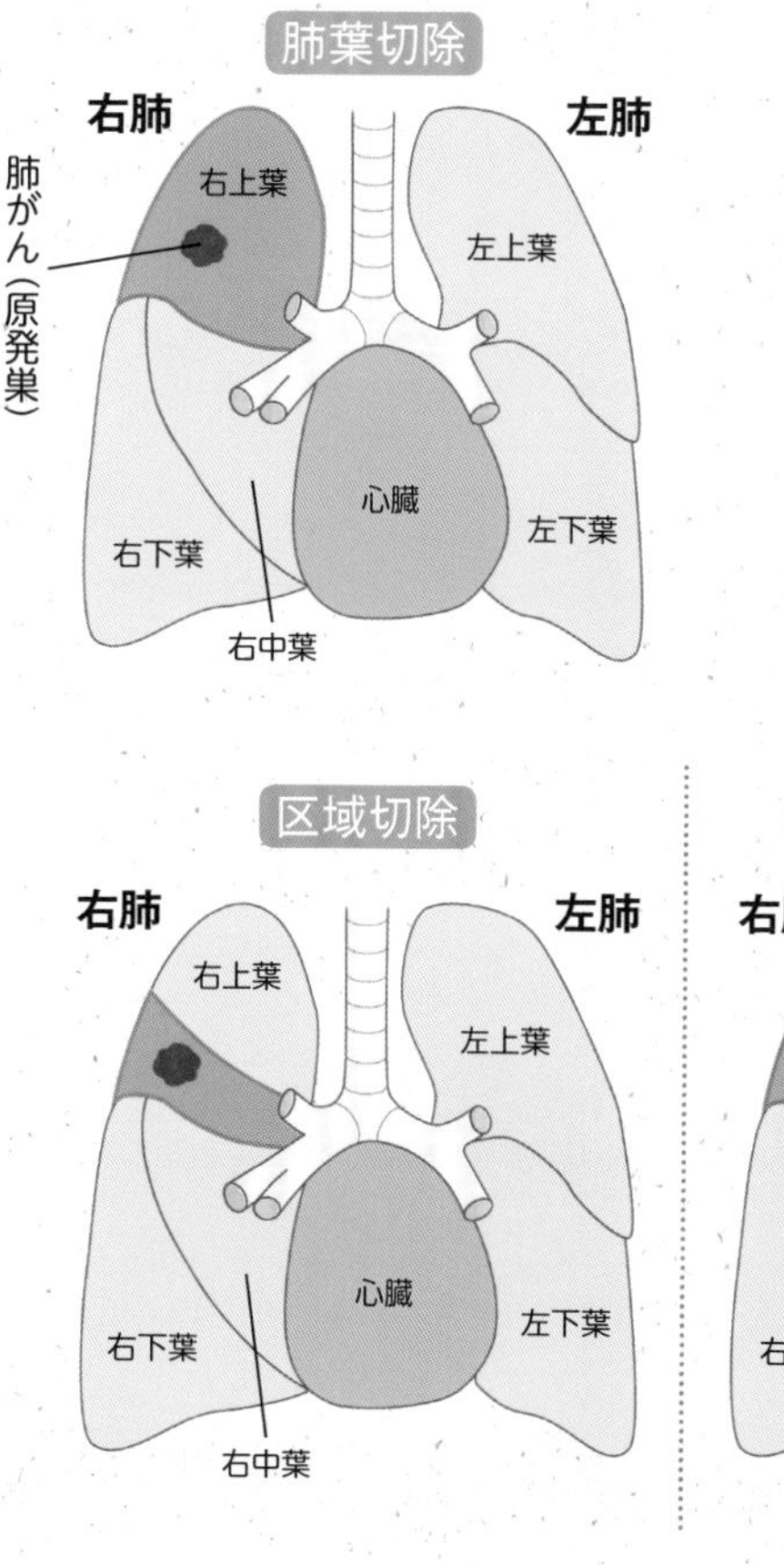

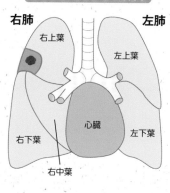

肺がんの発生と進行の仕組み

こんな物質が肺がんの発生に関係

肺がんを引き起こす最も重大な要因は喫煙ですが、それ以外にも、アスベスト（石綿）、ラドン、ヒ素、クロロメチルエーテル、クロム酸、ニッケルなどの有害化学物質、PM2・5などの大気汚染も発生のリスクとなります。

また、COPD（慢性閉塞性肺疾患）や間質性肺炎などの肺の病気、既往歴（肺がんの経験者）、女性ホルモン、家族歴、年齢も関わりがあります。

喫煙

非喫煙者に比べて喫煙者が肺がんにかかるリスクは、男性の場合は約4.5倍、女性の場合は約3倍高くなる。タバコは吸っている人だけでなく、近くでその煙を吸ってしまう人のリスクも高める。（18、165ページ参照）。

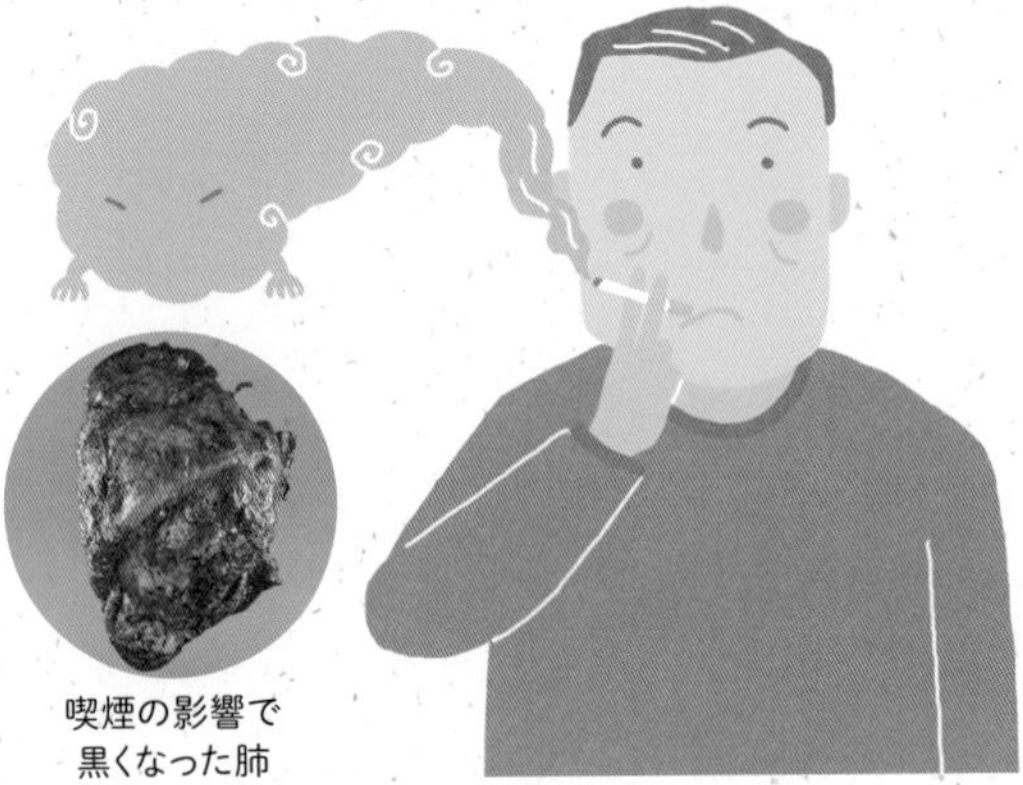

喫煙の影響で黒くなった肺

アスベスト

現在は製造が禁止されているが、かつて断熱材や防音材として使われていた。その当時、アスベストの吹きつけ作業に従事していたり、ビルの解体作業などで飛散したアスベストを吸引すると、肺がんや中皮腫のリスクが高くなる。アスベスト＋喫煙で、リスクはさらに増大（74ページ参照）。

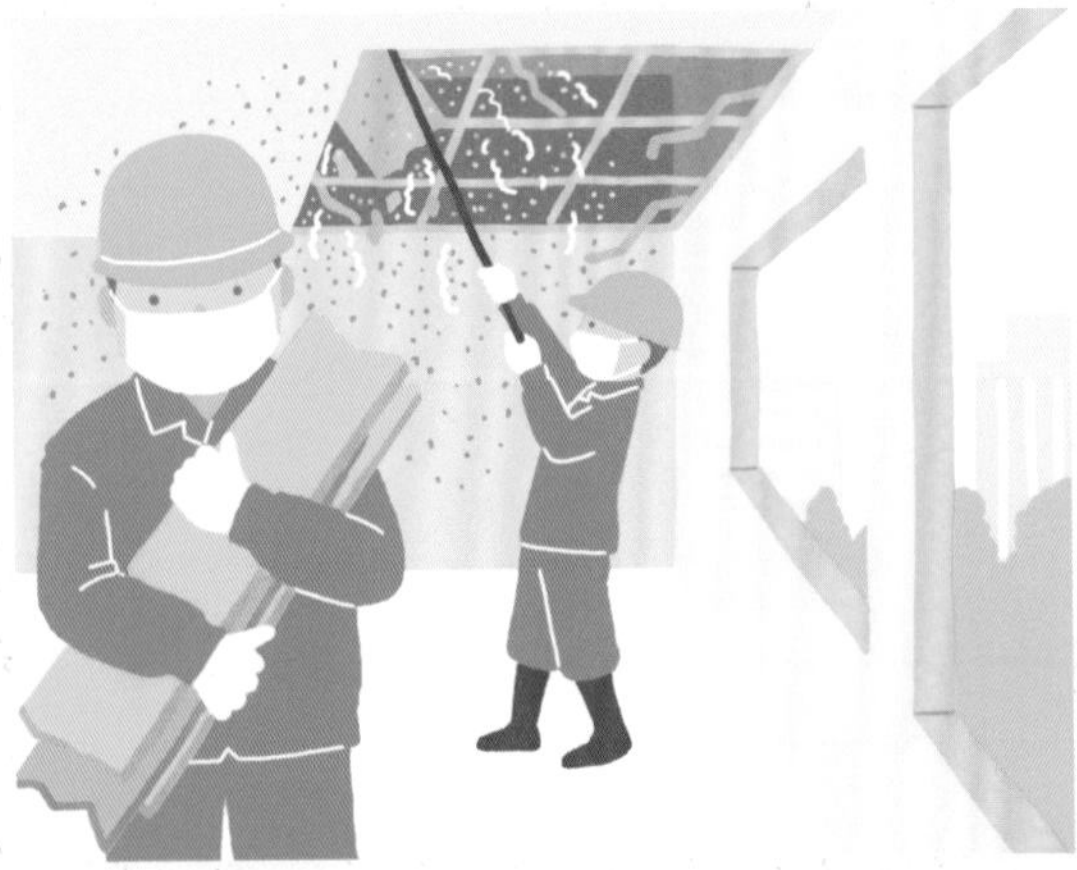

PM2.5

PM2.5とは、大気中に浮遊している直径2.5μm《マイクロメートル》（1μmは1㎜の1000分の1）以下の微粒子のこと。工場、自動車、船舶、航空機などの燃料から排出される硫黄酸化物などが大気中で光やオゾンと反応してできる。近年、中国の大気汚染の影響が問題となっているが、環境省大気汚染物質広域監視システム「そらまめくん」のホームページで、九州や関東などといった地域のPM2.5を含む大気汚染物質の速報値を知ることができる。また、日本気象協会のホームページには、PM2.5の分布予測が掲載されている。最近の研究で、PM2.5とEGFR（上皮成長因子受容体）の遺伝子異常（(10) ページ参照）による発がんの関連が明らかになっている。

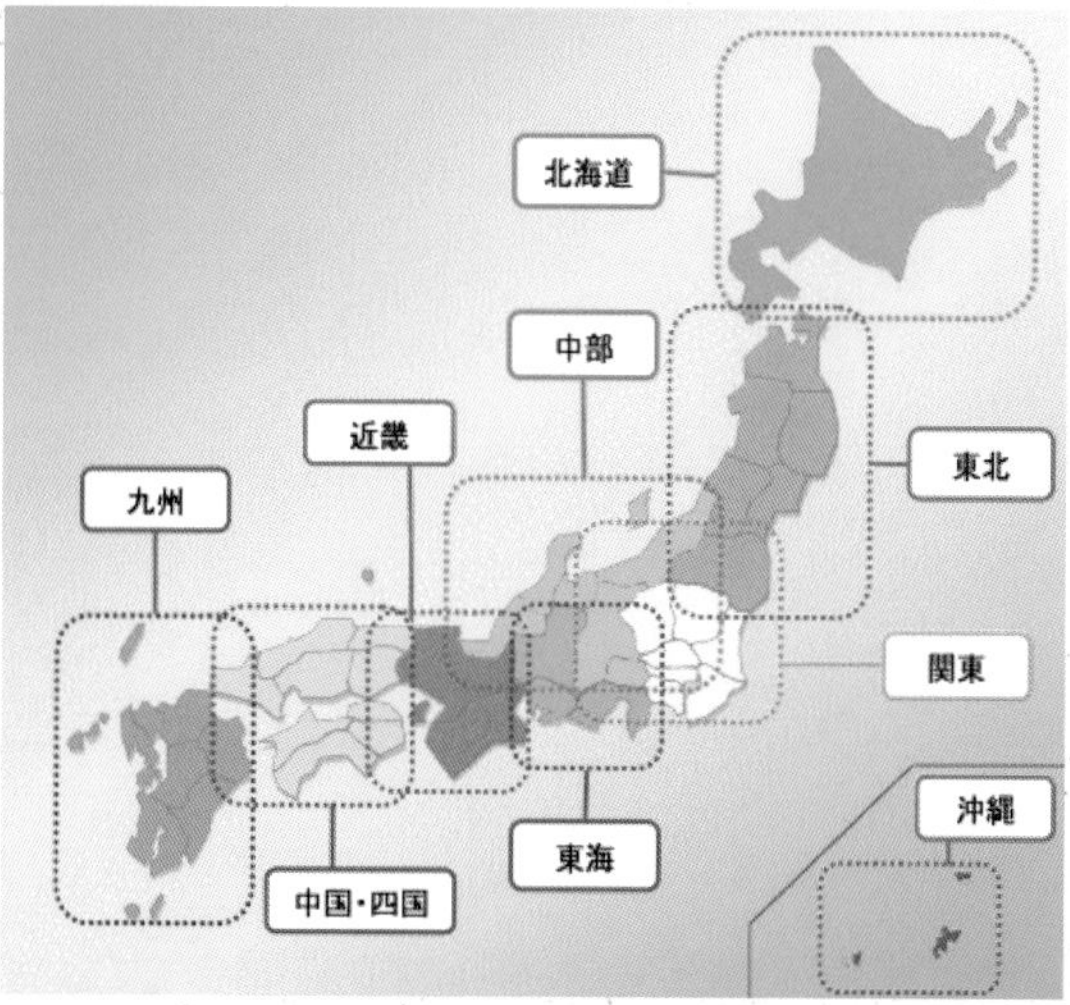

「そらまめくん・濃度分布図」より

● SO_2濃度

一般局　自排局

: 0.000 ～ 0.020（ppm）
: 0.021 ～ 0.040（ppm）
: 0.041 ～ 0.100（ppm）
: 0.101 ～ 0.120（ppm）
: 0.121 ～ 0.150（ppm）
: 0.151 ～（ppm）

● 表示項目の詳細

- 二酸化硫黄（SO_2）
- 一酸化窒素（NO）
- 二酸化窒素（NO_2）
- 光化学オキシダント（OX）
- 非メタン炭化水素（NMHC）
- 浮遊粒子状物質（SPM）
- 微小粒子状物質（PM2.5）
- 風向・風速（WD・WS）
- 気温（TEMP）

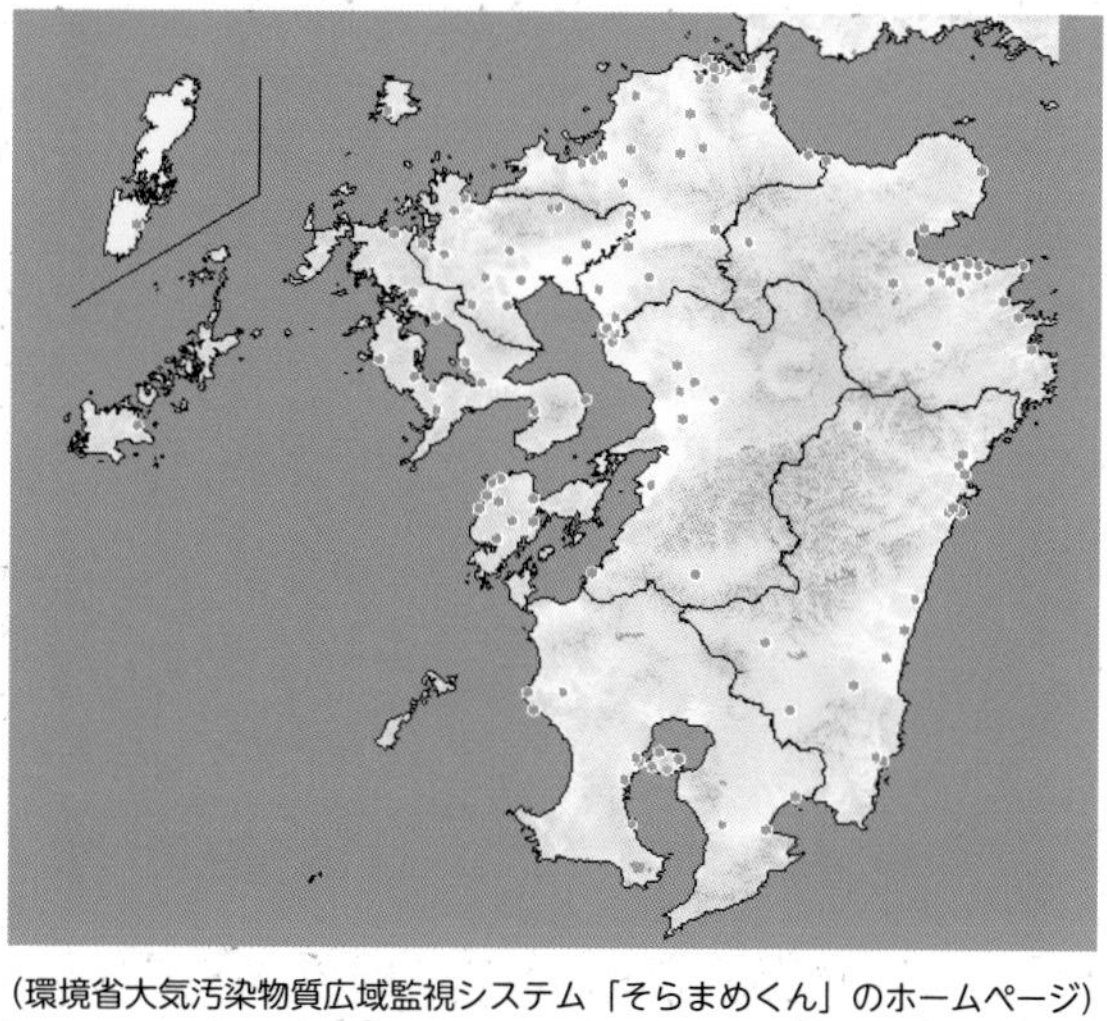

（環境省大気汚染物質広域監視システム「そらまめくん」のホームページ）

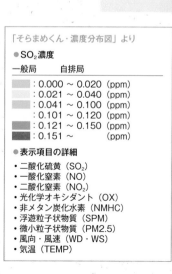

身の周りにあるこんな物質ががんの発生に関わっている

私たちをとりかこむ環境、病気の原因になるウイルス、口にする食品など、いろいろなものががんの発生やがん細胞の増殖に関わっています。肺がんではないけれど、さまざまながんのリスクになる要因にも注意しましょう。

アフラトキシン

熱帯から亜熱帯で生息しているカビが生成する成分で、主にナッツや穀類などから検出される。強力な発がん性があり、特に肝細胞がんの原因となることが知られている。検出されている食品のほとんどは輸入品で、基準値以上が検出されたものは食用から外される。

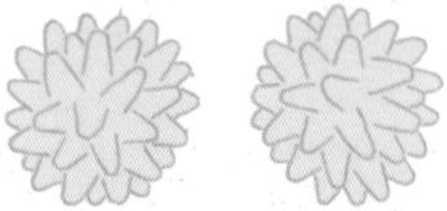

牛・豚・羊などの赤身の肉や加工肉

大腸がんのリスクを上げるとされている。

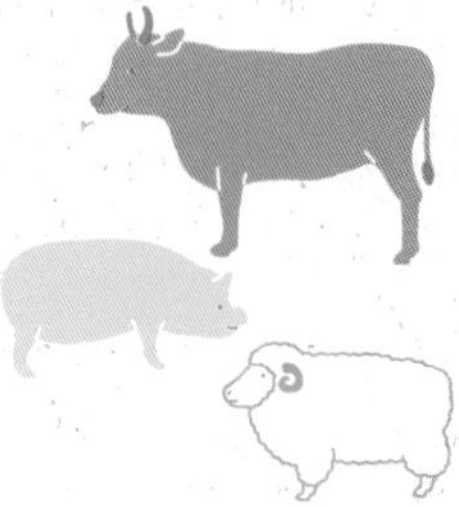

塩蔵食品

濃度の高い塩分は胃粘膜を守っている粘液を破壊し、胃がんのリスクを高める。塩蔵食品に含まれる亜硝酸（食品添加物として亜硝酸塩が使用されている）、ニトロソ化合物も胃がんのリスクとなる。ニトロソ化合物は、亜硝酸とタンパク質に含まれるアミン類が反応すると生成される。

アルコール飲料

口腔、咽頭、喉頭、食道、大腸、肝臓、乳房などのがんの発生リスクを高める。アルコールを摂取すると、体内で発がん性のあるアセトアルデヒドに代謝される。喫煙＋飲酒は食道がんやがん全体のリスク増大。

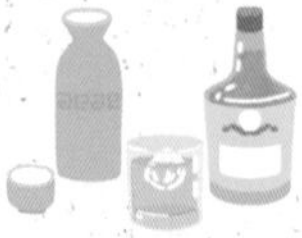

ヘリコバクター・ピロリ

ヘリコバクター・ピロリ（ピロリ菌）は胃の粘膜に生息しているらせん形の細菌。この菌の持続感染は萎縮性胃炎を引き起こし、それが胃がんのリスクを高める。

肺がんのリスク低下が期待される大豆イソフラボン

国立がん研究センターの調査によると、大豆イソフラボンの摂取量が多い非喫煙男性は、肺がんのリスクが低くなる可能性があるとのことです。女性にも同様の傾向が見られたものの、統計学的な有意差はないと報告されています。

この研究で大豆イソフラボンの1日摂取量が最も多いグループの平均値は約12mg、豆腐に換算すると40グラム、納豆だと⅓パックになります。

ビタミンCにも肺がんリスク低下の期待が

ビタミンCには体内の活性酸素を処理する作用があります。タバコを吸うと、体内でたくさん活性酸素が生成され、ビタミンCもたくさん必要になります。活性酸素は老化やがんのリスクを高めることが知られているので、ビタミンCを含む野菜や果物を十分摂取することは肺がん予防の効果が期待できると言えましょう。ただし、緑黄色野菜に多く含まれるβカロテンの多量摂取は肺がんリスクを高めるとの研究報告もあります。

がんの発生から検査で発見できるまでの軌跡

がん細胞は、遺伝子に複数の傷がつくことにより発生すると考えられています。しかも遺伝子の傷は長い間に徐々に誘発されます。

がんが発生してもただちに検査で見つかるとはかぎりません。肺がんも、ごく微小な場合は気管支鏡やＣＴ画像などでは見つけられないこともあります。薄切（高分解能）ＣＴ画像だと、２～３㎜の腺がんが発見されることもありますが、この大きさだと本当に異常なのか正確に判断できません。

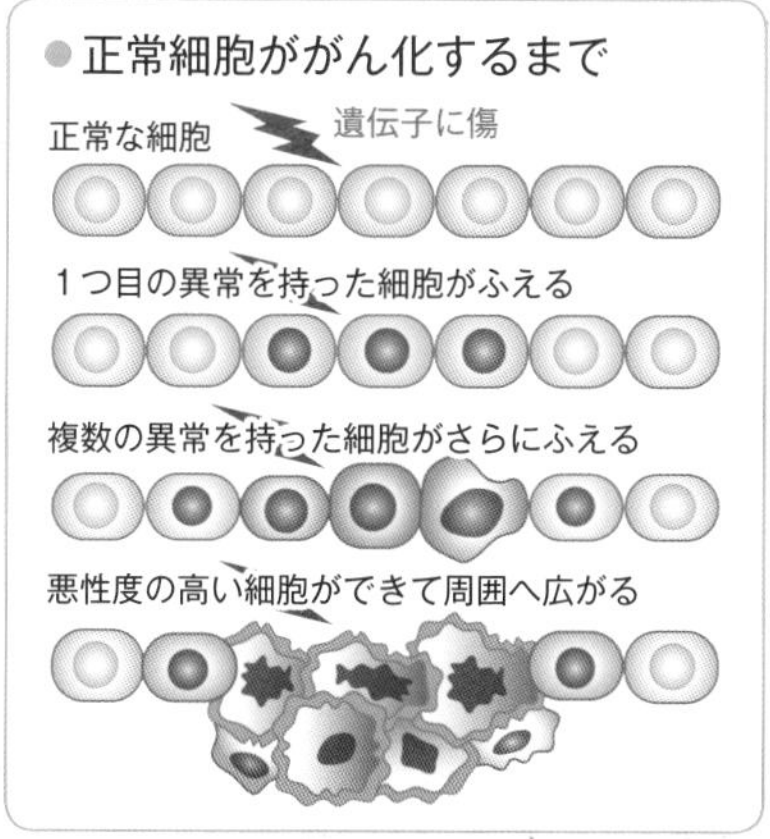

（国立がん研究センター がん情報サービス「細胞ががん化する仕組み」より一部改変）

がんの成長には、がんの種類や個人差などさまざまな要素が関わってきます。腺がんを例にとると、発生から５㎜くらいになるまで数年かかると考えられますが、小細胞がんでは、発見されたときにはすでに多臓器への転移が起こっていることが少なくありません。

腺がんの中には、薄切ＣＴ画像で、すりガラスに似た陰影（53ページ参照）が映ることがあります。これには映像全体がすりガラスのように見える「ピュアＧＧＯ」（完全すりガラス状陰影）と、すりガラスの中に濃い部分が見える「部分充実型陰影」があり、部分充実型陰影の中には、やがて転移を起こすものがあるのに対して、ピュアＧＧＯの多くが転移を起こしません。

すりガラス状陰影の自然史に関する後向き研究では、ピュアＧＧＯの80％、部分充実型陰影の50％は、３～５年の経過で陰影に変化を認めませんでした。また、前向き観察研究では、部分充実型陰影のうち充実型部分が陰影の50％以内であれば手術後10年間に再発、転移は起こりませんでした。

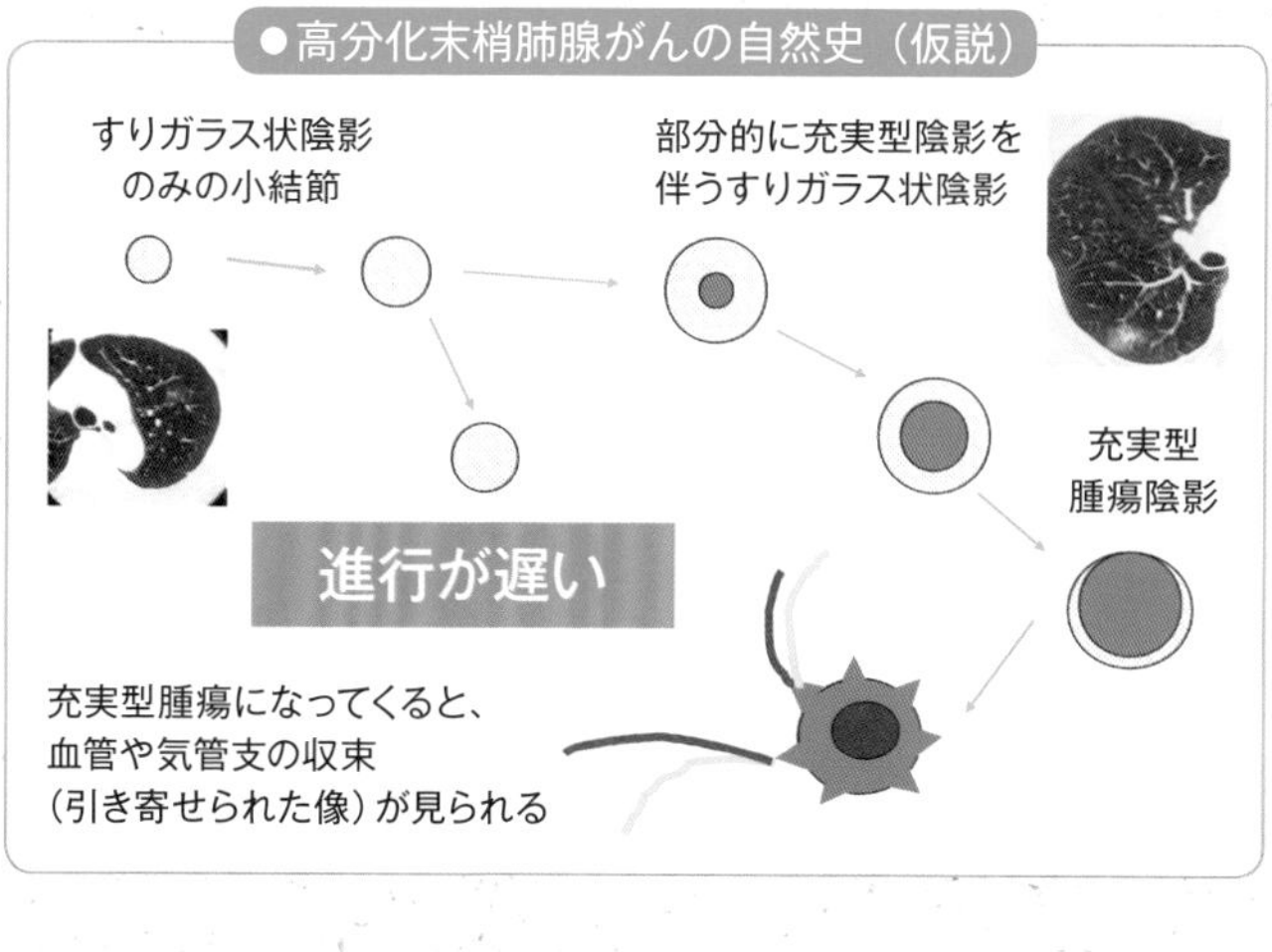

肺がんにかかりやすい人

肺がんは種類により悪性度も治療法も異なる

肺がんは発生部位と組織型によって分類されています。発生部位による分類では、肺の入り口付近にできる「肺門型肺がん」と、細気管支や肺胞など肺の奥のほうにできる「肺野型肺がん」に大別されます。ヘビースモーカーに多く見られるのは肺門型肺がんで、非喫煙者にも見られるのが肺野型肺がんです（48ページ参照）。

組織型とは、がんの組織を顕微鏡で病理学的に検査した際の、細胞の大きさ、形、細胞の集まりぐあいの特徴のことで、10種類以上に分類されています（50ページ参照）。

がんの治療では、この組織型分類が非常に重要で、治療方針や治療の効果などが異なります。中には組織型が明確にしにくい例もあるので、専門医の診断が必要です。

COPDの人や間質性肺炎の人は要注意

(4)ページでも触れましたが、COPD（70ページ参照）と間質性肺炎（70、101ページ参照）は、それ自体が深刻な病気であるばかりでなく、症状が肺がんに似ていることや、肺がんを併発していることが多いという点でも軽視できない状態です。

特にCOPDは肺がんと同様に喫煙が最も重要な原因であり、肺がんとの合併も多いので、COPDと診断された人は定期的な肺がん検査が欠かせません。

血縁者に肺がんの経験者がいる人は要注意

国立がん研究センターの研究によると、肺がんの家族歴の有無とその後の肺がん発症を調べたところ、家族歴のある人は、ない人にくらべてリスクが高かったとのことです。性別では男性より女性に多く、喫煙の有無では、非喫煙者に多く、がんの種類では喫煙と関係の強い扁平上皮がんが多かったとのことです。

同センターでは、肺がんと女性ホルモンとの関連も調べていて、初経から閉経までの期間が長い人は短い人に比べて肺がんのリスクが高かったと報告しています。

熊本大学の研究グループでは、同時に2つ以上の腺がんが見つかった同時重複性の腺がんとエストロゲンの関係を調べています。その報告によると、同時重複性腺がんの人は、閉経後のエストロゲン濃度が、単一の腺がんの人にくらべて高かったとのことです。同時重複性の腺がんの発症には、CYP19A1という遺伝子が関係しているとも報告しています。

肺がんと家族歴や女性ホルモンとの関係は解明されているわけではありません。ただ、血縁者の中に肺がんの経験者がいる場合は、定期的に肺がんの検査を受けることが必要です。

肉好きの人も要注意

赤身の肉やハム・ソーセージなど肉の加工品が大腸がんのリスクになることは有名ですが、肺がんのリスクを高めるとの研究報告もあります。食べすぎず、ほどほどに。

こんな人は要注意！

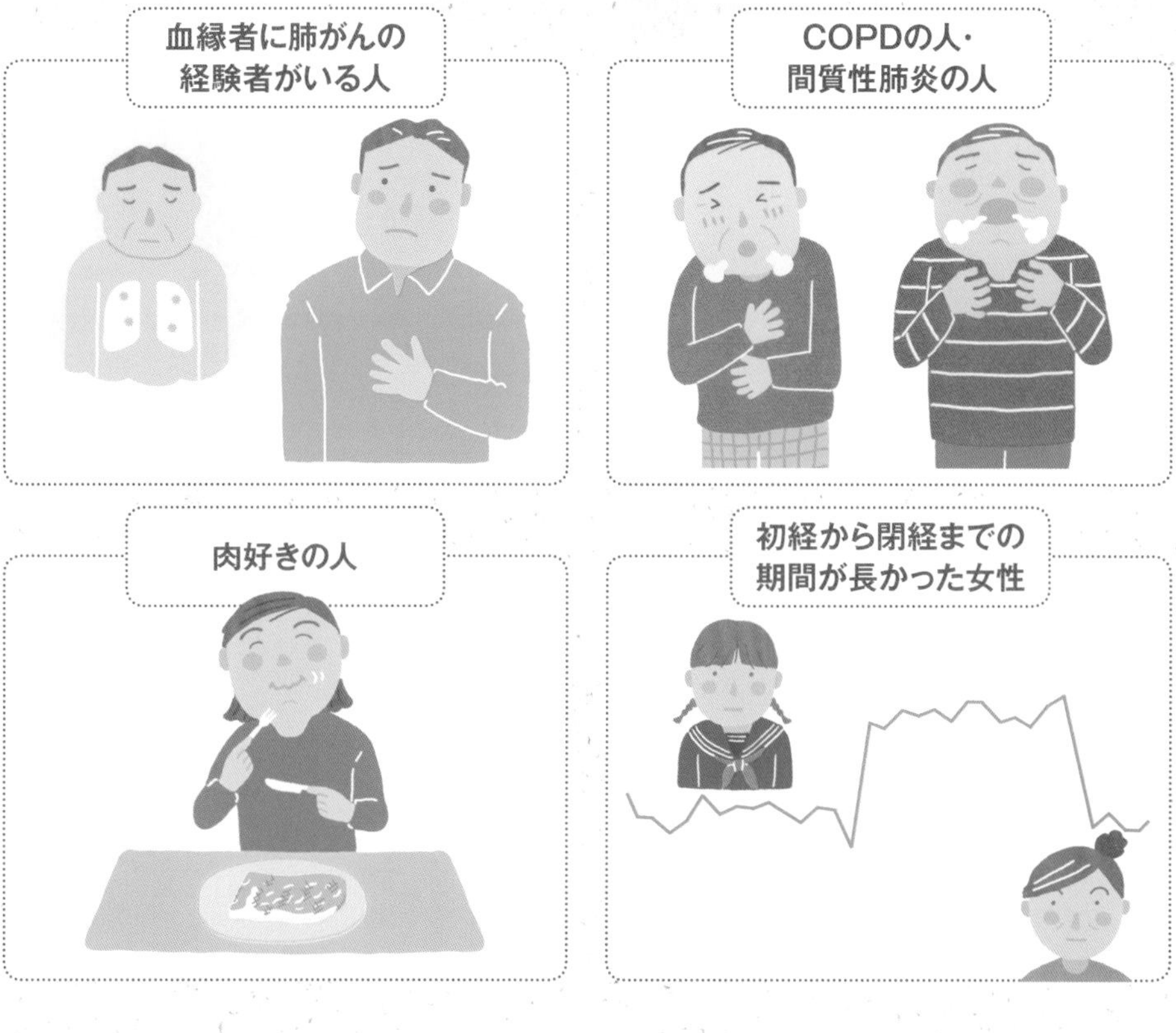
血縁者に肺がんの経験者がいる人
COPDの人・間質性肺炎の人
肉好きの人
初経から閉経までの期間が長かった女性

薬物療法最前線

攻撃の的を絞った分子標的治療薬が登場

分子標的治療薬とは、がんの増殖・転移に関する分子（タンパクや遺伝子）に狙いを絞って攻撃し、がんの縮小や進行を抑える薬です（107ページ参照）。

分子標的治療薬が日本で使われ始めたのは2001年ですが、その後多くの薬が開発され、さまざまながんに使われています。2019年12月現在、15種類が肺がんの治療薬として保険承認されています。

従来の細胞毒性抗がん剤が、がん細胞以外の健康な細胞も攻撃してしまうのに対し、分子標的治療薬は狙いを絞っているので、健康な細胞へのダメージが比較的少ないとされています。

分子標的治療薬の多くが非小細胞がんに用いられる

肺がん治療で最初に承認されたゲフィチニブ（商品名イレッサ）の場合は、次のような作用機序でがんの増殖を抑えています。

がん細胞の細胞膜にはＥＧＦＲ（上皮成長因子受容体）というタンパクが多数あります。ここにＥＧＦ（上皮成

●分子標的治療薬ゲフィチニブの作用機序

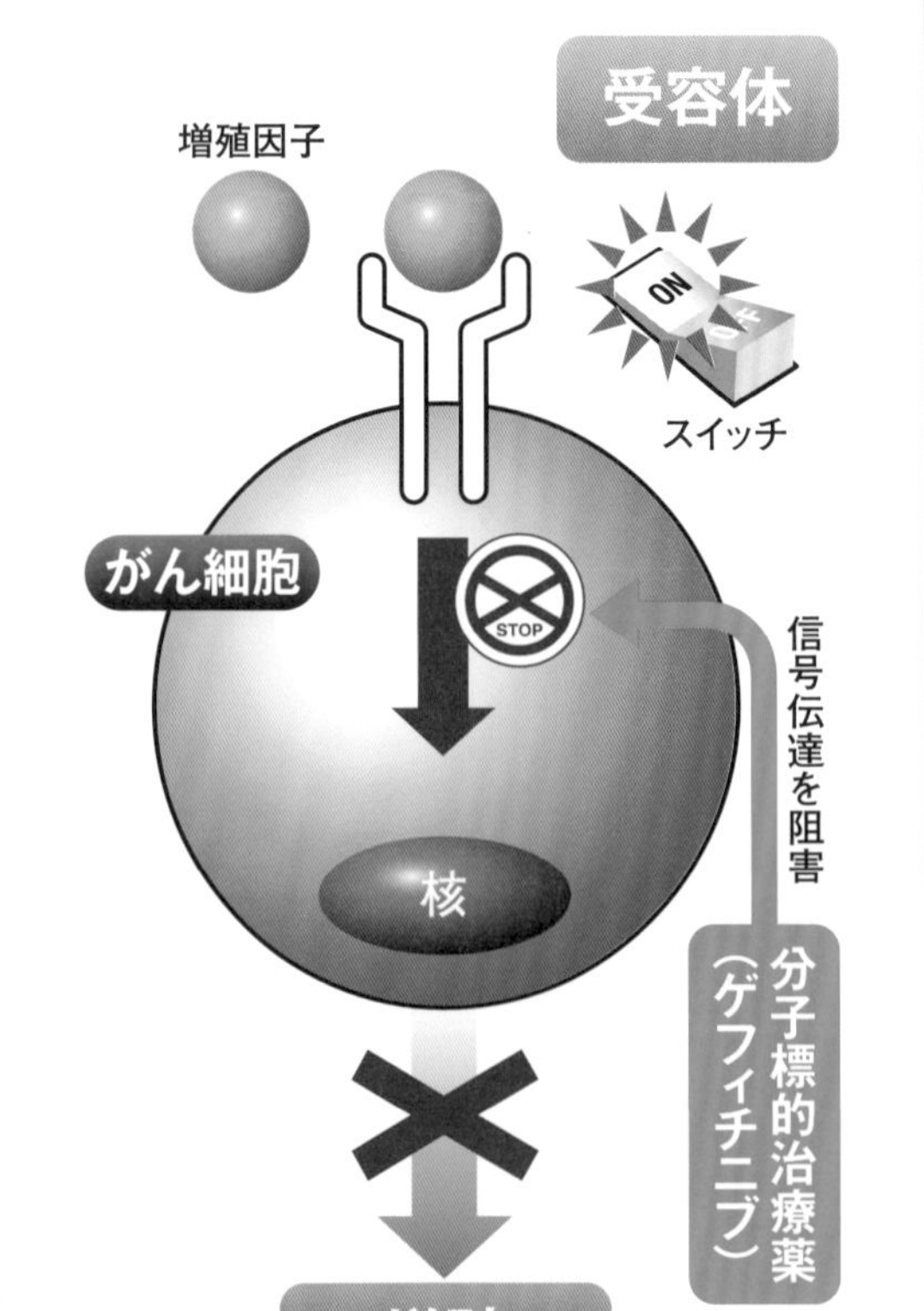

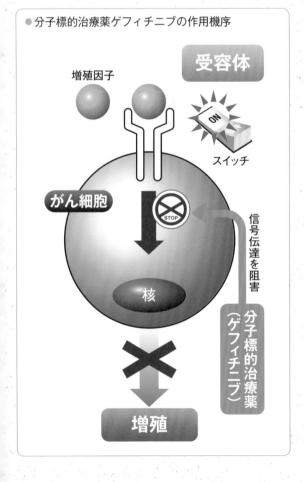

長因子）が結合すると、細胞内にその信号が伝えられ、がん細胞の増殖が盛んになります。

ところが、この遺伝子の一部（チロシンキナーゼ部位）に異常があると、増殖の信号がなくてもがん細胞が無秩序に増殖します。ゲフィチニブはＥＧＦＲに結合することで信号伝達を阻害する薬で、ＥＧＦＲ（チロシンキナーゼ）阻害剤と呼ばれています（右ページの図参照）。

そのほか、がんの増殖に関わるＡＬＫ（未分化リンパ腫キナーゼ）の作用を阻害するＡＬＫ阻害剤、がん細胞に酸素や栄養を供給する血管の新生に関わっているＶＧＥＦ（血管内皮細胞増殖因子）を阻害するＶＧＥＦ阻害剤（血管新生阻害剤）、がん細胞の増殖を促す信号伝達経路を阻害するｍＴＯＲ阻害剤などがあります。

これらの分子標的治療薬は多くが非小細胞がんの薬ですが、がんの細胞や組織を検査して、効果が期待できると判断される場合に用いられます。

免疫の仕組みを利用した免疫チェックポイント阻害薬

最近登場して新しい治療法として注目されているのが、免疫チェックポイント阻害薬です（１１１ページ参照）。ウイルス・細菌・がん細胞など、体に害を及ぼすものから私たちを守っている免疫ですが、ときにいきすぎて自分自身を傷つけてしまう「自己免疫反応」を起こすことがあります。そのようないきすぎを防ぐために、人体には免疫を抑制するブレーキが備わっているのですが、がん細胞にはこのブレーキを強め、免疫を働かなくして増殖していく仕組みがあります。

免疫チェックポイント阻害薬はこのブレーキをはずして、免疫の作用を復活させる薬です。

●免疫本来の仕組みとPD-1阻害剤の作用機序

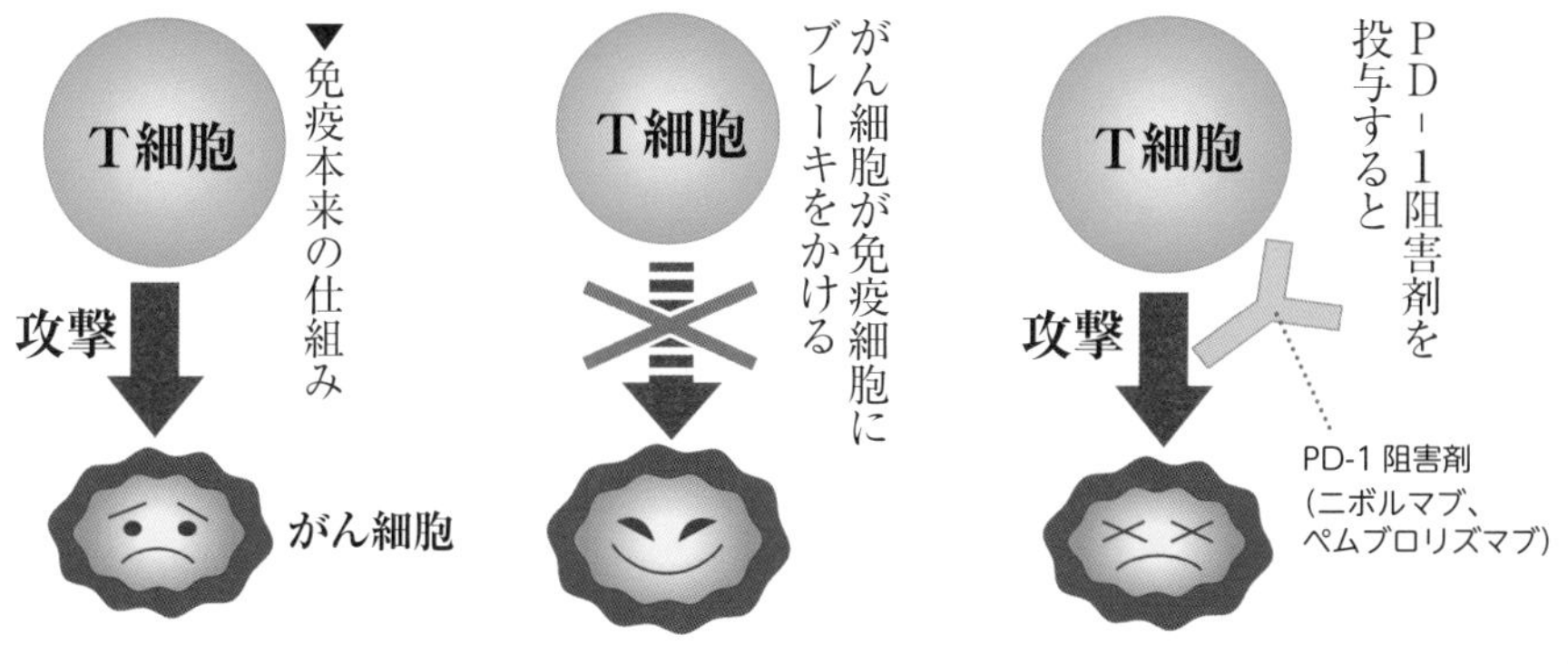

免疫チェックポイント阻害薬には3つのタイプがある

がん細胞は表面にPD－L1というタンパクのアンテナを出していて、これが免疫細胞のT細胞上にあるPD－1というタンパクと結合することで、免疫にブレーキをかけています。免疫チェックポイント阻害薬として最初に保険承認されたニボルマブ（商品名オプジーボ）は、PD－L1より早くPD－1に結合することにより、ブレーキをはずすのです。このタイプの薬をPD－1阻害剤といい、ペムブロリズマブ（商品名キイトルーダ）も同様の作用を持っています。どちらも非小細胞がんに使われています。

一方、PD－L1を阻害するデュルバルマブ（商品名イミフィンジ）とアテゾリズマブ（商品名テセントリク）も承認され、2019年12月の時点で、非小細胞がんに使える免疫チェックポイント阻害薬は4種類になりました。

また、CTLA－4という分子を標的にした免疫チェックポイント阻害薬もあります。免疫細胞のひとつである樹状細胞は、木の枝のような突起を持っていて、体内で異物の情報をキャッチしてリンパ球に異物の特徴を伝え、その異物を攻撃するよう指示しています。ところが、T細胞が活性化すると、CTLA－4という分子が出てきて、樹状細胞にブレーキがかかります。それを阻害するのがイピリムマブ（商品名ヤーボイ）とトレメリムマブ（商品名イジュド）です。前者はニボルマブと、後者はデュルバルマブと一緒に使われます。

● CTLA-4 阻害剤の作用機序

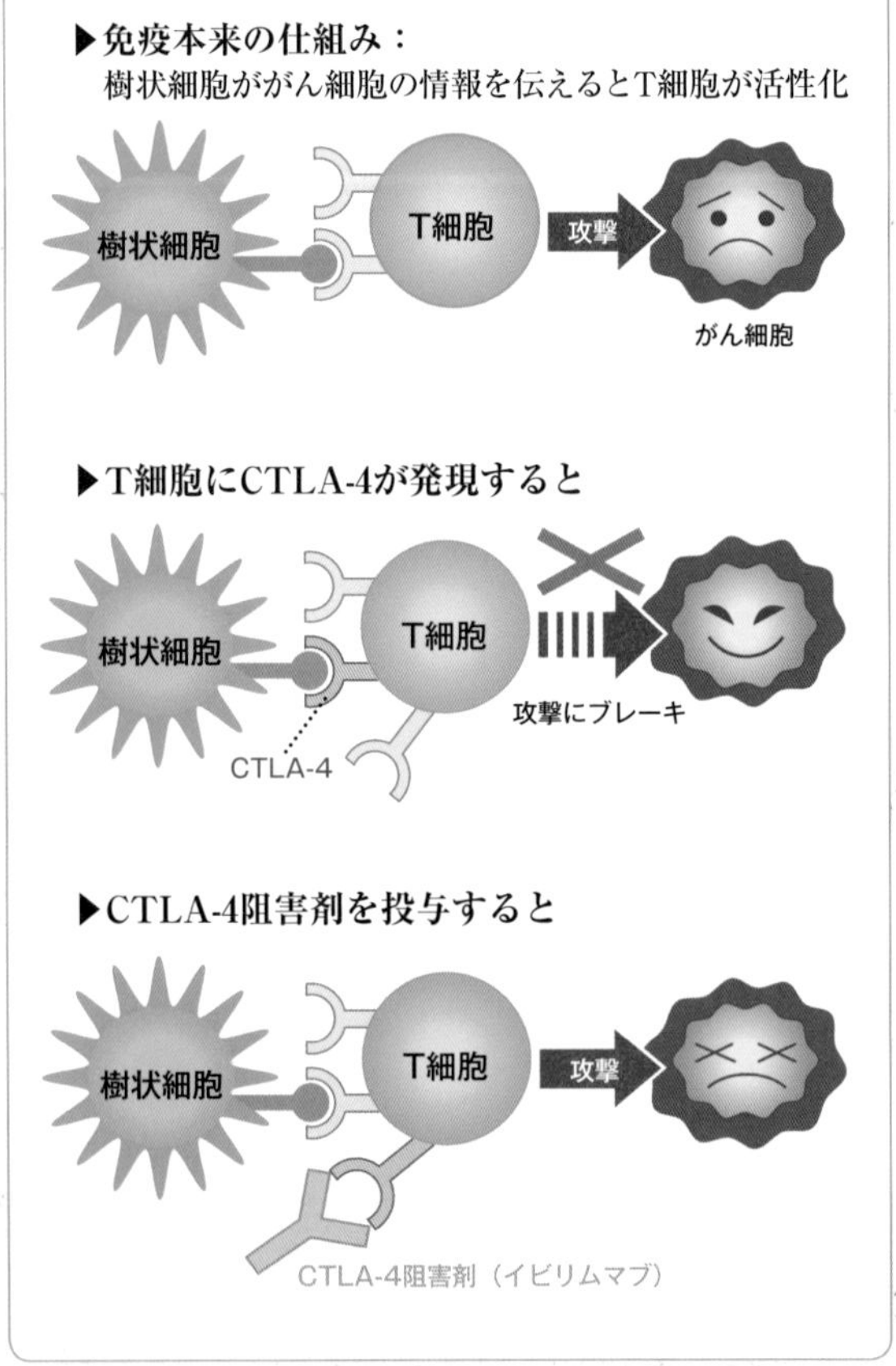

COLUMN

承認が待たれる新しい分子標的治療薬

● ALK融合遺伝子陽性の非小細胞がんの薬

非小細胞がんに使うALK阻害剤はすでに5種類承認されています。そのうち、ロルラチニブ、ブリグチニブ、セリチニブが一次治療薬としてすすめられています。クリゾチニブは一次治療には使われていません。

● がんの増殖に関わっているRASを標的にした薬

がんの増殖にはさまざまな分子が関わっていますが、中でも注目度の高いのがRASというタンパクです。RASは正常な細胞にもあり、増殖のONとOFFの切り替えを行っています。がん細胞ではこのRAS遺伝子の異常により、ONの状態のままになっていることが多く、細胞増殖が進んでしまいます。そこで、RASを阻害する薬の開発が世界中で行われています。

この分野で一歩先んじたのがアメリカ。K-RASG12C変異を標的としたソトラシブが、非小細胞がんの縮小や進行の抑制に有効だったという報告があり、二次治療として承認されています。RASではH、K、Nの3種類が哺乳動物のがんに関わることが知られていますが、日本では神戸大学大学院の片岡徹教授の研究室で、あまり研究されてこなかったM-RASを対象にしてどのようなときにONになるのかを解明。これが薬の開発につながると期待されています。

● がん遺伝子のMET遺伝子を阻害する薬

がんの中で過剰発現（本来の量より遺伝子が過剰にコピーされること）するがん遺伝子に、MET遺伝子があります。このMET遺伝子の異常の一つ、METex14スキッピング変異を標的にしたc-MET阻害剤であるテポチニブ、カプマチニブが、非小細胞がんの薬として承認されています。その他、ROS-1、BRAF遺伝子V600E、RET、NTRKなどの遺伝子異常を阻害する薬が承認されています。

COLUMN

血液・尿・唾液などでがんを発見？

● いずれもスクリーニング検査異常なしの結果でも定期的ながん検診は必要

血液1滴で2時間以内にがんのスクリーニング検査ができるキットを、国立がん研究センター東病院、大阪国際がんセンター、神戸大学の協力を得て、MiRXES（ミレクサス）が開発しています。このキットは、1度の検査で肺がんを含む13種類のがんが検査できるとのことです。がんができると血中にふえる「マイクロRNA」を検出することで判定。精度は99%で、低線量CTを補完する形で使用されています。

尿で肺がんを含む15種類の検査ができるとされているのは、HIROTSUバイオサイエンスが開発した「N-NOSE検査」で、すでに実用化されています。健康な人の尿に対しては近寄らないが、がんの患者の尿には近寄る性質のある線虫を利用したもので、感度は約90%、健康な人の尿をがんでないと判定する「特異度」も約90%とのことです。

また、唾液で肺がんを含む5種類のがんを検査するのはサリバテックが開発した「Saliva Checker」で、これもすでに実用化されています。安静時の唾液中に含まれるポリアミン濃度を解析して、がんを発見する試みをしています。

これらの検査はいずれも手軽にできますが、あくまでもスクリーニングなので、これだけでがんがあるかどうかは判断できません。異常なしとの判定が出た場合でも、毎年受けている定期的ながん検診は必ず受けましょう。

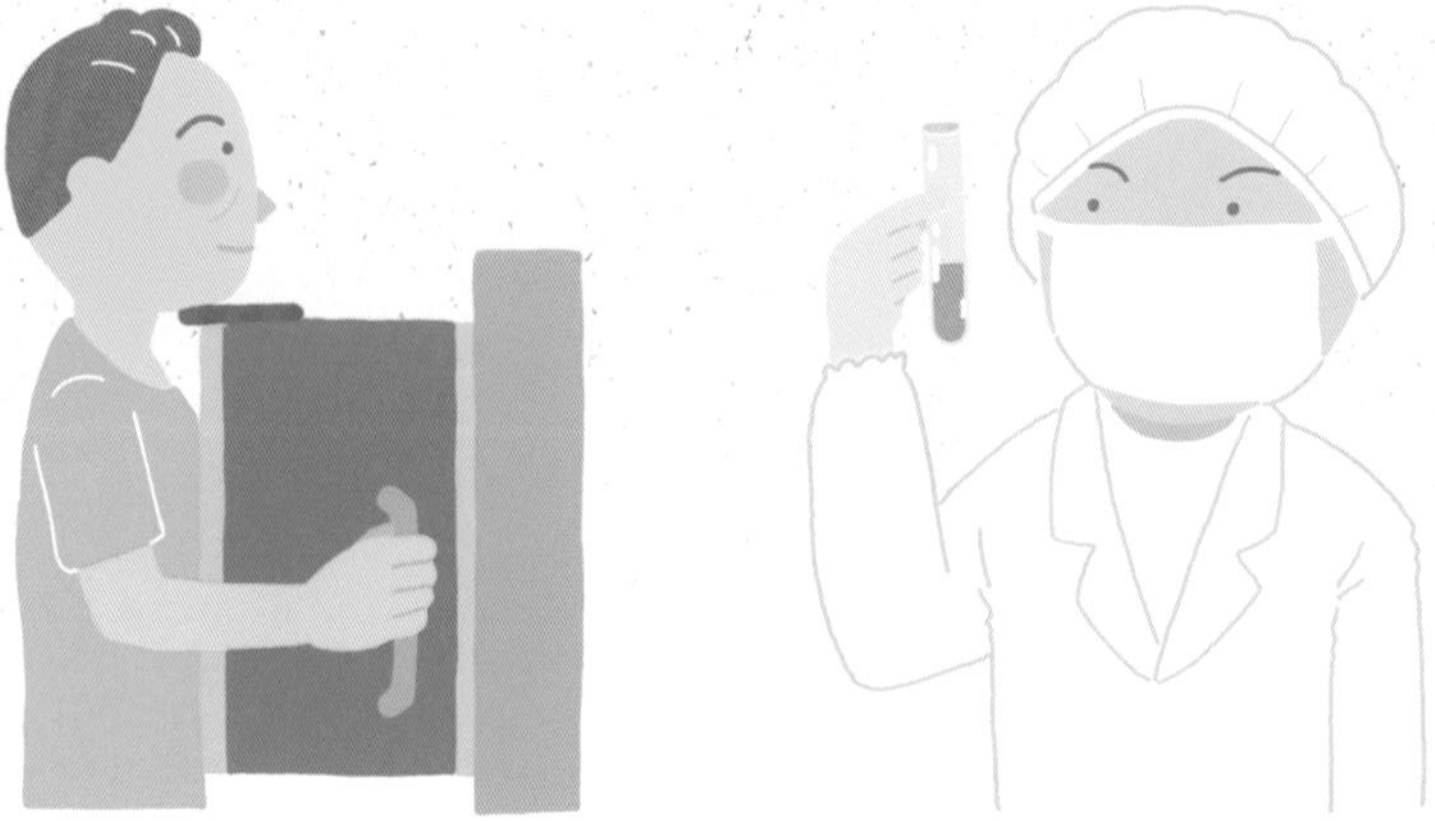

ロボット支援手術

内視鏡カメラや手術器具を接続したアームを遠隔操作して手術

ロボット支援手術は、内視鏡カメラと手術器具を接続した3本のアーム、コンソール、（操作席）、3Dモニターから成っています。手術を行う術者はコンソールに座り、3Dモニターを見ながら、遠隔操作で手術します。患者さんの脇には助手の医師と看護師がついて補助をします。

内視鏡カメラやアームは、1cm前後の切開部分から挿入します。現在広く行われている胸腔鏡補助下手術（ハイブリッド・バッツ）での切開は5～8cm、それに比べて傷が小さく出血量も少ない、術後の傷の痛みも少なくて回復も早いというメリットがあります。

ただ、安全に行うためには、医師のトレーニングが必要なことや、実施できる施設の基準があり、受けられる病院が限られています。

肺がんの手術では対象となる術式が決まっている

ロボット支援手術が保険適用となったのは2012（平成24）年、前立腺がんに対してでした。2016年には腎臓がん、2018年からは7種類の手術で内視鏡手術が認められているものが追加されました。そのなかには肺がんも含まれ、当初は「肺葉切除または1肺葉を超えるもの」のみでしたが、今では区域切除も適用となっています。基本的には内視鏡（胸腔鏡）手術と同じと考えられています。部分切除などは適用外となります。

手術に限らず、患者さんがどんな治療を受けたいのか、その患者さんにはどの治療がベストかという専門医の考え方など、担当医とよく話し合って治療を受けることがたいせつです。

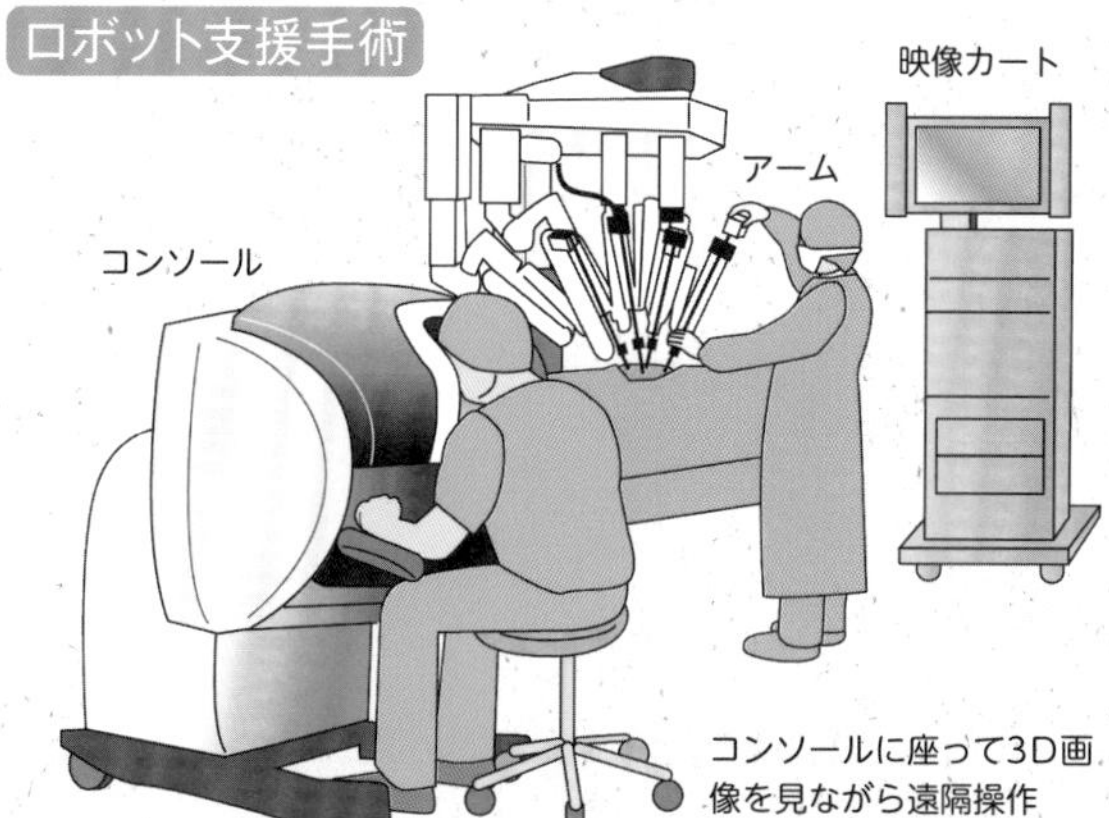

みずからの病気を自分の「力」で治すために

医師との信頼関係を築く

病気の治療では、残念ながらすべての患者さんが完治するわけではありませんが、よりよい選択をした、納得できる治療を受けたとは思いたいものです。

治療を乗り切るためには、医師との信頼関係を築くことが不可欠です。わからないことはうやむやにしないで、医師に尋ねて理解するようにしましょう。医療とは不確かなものです。そのことを患者さんに受け止めてもらうために、医師にとっても信頼関係を築くことは必要です。

どんな治療が適切なのかを患者さんに理解してもらうため、また、患者さんがよりよい選択ができるよう、手術について患者さんと話し合うとき、私は左の表のようなことをポイントにしています。

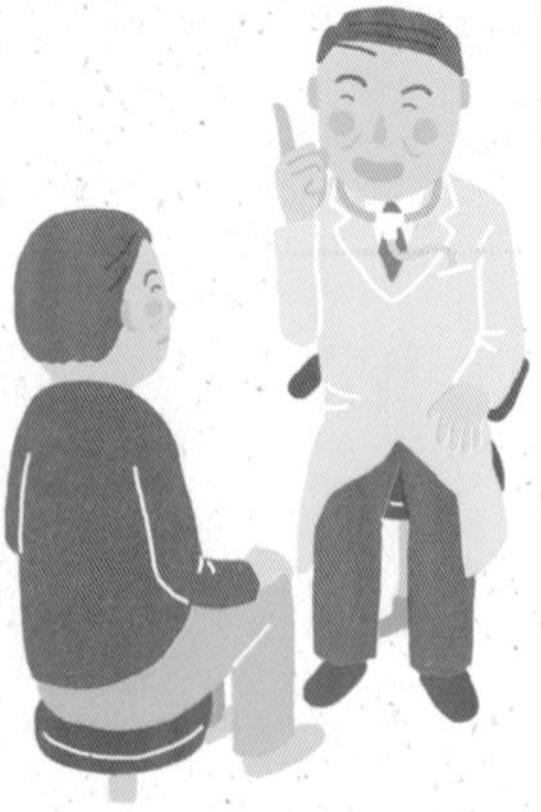

●手術について話し合うときのポイント

- 病期
- 手術可能かどうか：体力的なリスク
- 手術に対する前向きな気持ちがあるかどうか
  手術の成功は「リハビリ」にある
  Keyは患者さん自身
- 手術以外の治療のオプション
  患者さんの人生観、人生設計も相談
- 場合によっては手術術式のオプション
  縮小切除・VATS（胸腔鏡手術）
- 手術の合併症：ほとんど「脅し」です
- 手術後の補助療法の可能性

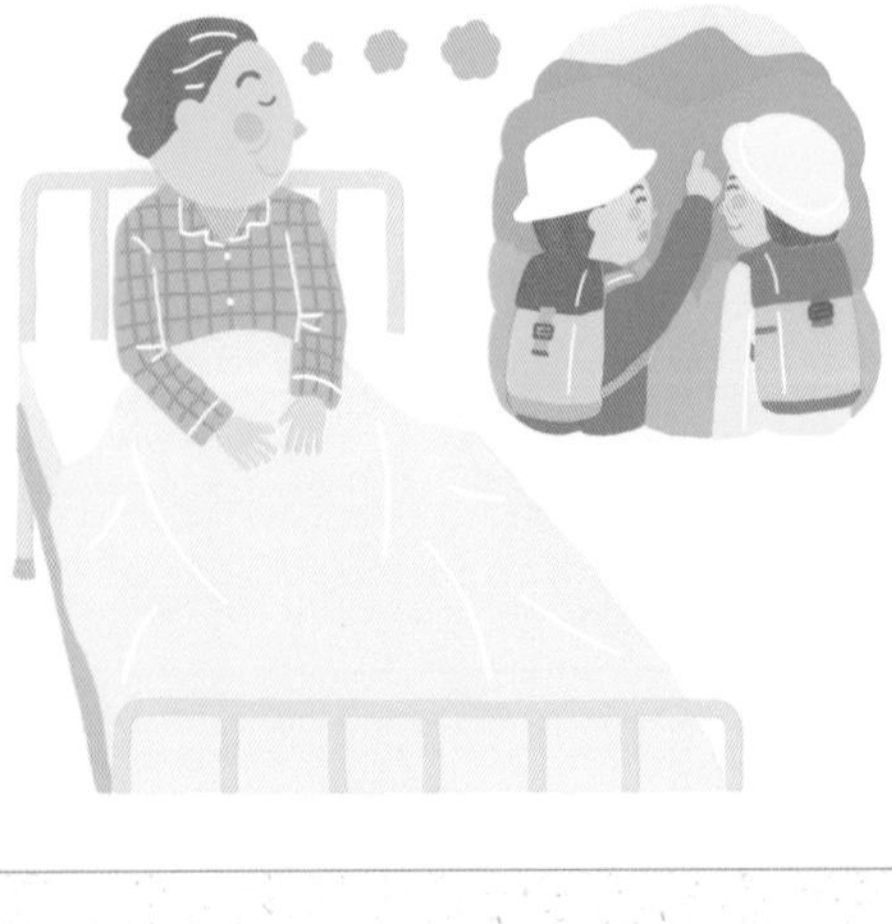

治療前に仕事を辞めてしまわない

肺がんに限らず、がんと診断されると、絶望的になったり、治療が長期に及んで職場の人たちに迷惑をかけるのではないかとの遠慮から、仕事を辞めてしまう人が少なくありません。しかし、最近では医療機関によっても異なりますが、入院日数は10日以内のところが多くなっています（89ページ参照）。手術後に薬物療法や放射線療法を行う場合でも、通院治療がふえています。

すぐに仕事を辞めてしまわずに、医師から治療についての説明をよく聞くことはもちろんですが、家族や職場の上司・同僚にも相談したうえで、決断しましょう。仕事を辞めずに、治療が一段落したら仕事に戻る選択をした人のほうが、うまく乗り切れるようです。仕事に復帰するという目標が、励みになるのでしょう。

私は、手術を含めた治療の成功は治療前の生活に戻ることだと考えています。治療の主役はあくまでも患者さん自身。みずからの病気を自分の「力」で治すという気持ちが大切です。医療はあくまでもサポーターにすぎないのです。

●ご家族にお願いしたいこと

・できるだけ“普通”に接する：妙に励ましすぎない
・かわいそうと思って、安易に手を差し伸べない

●医師がやるべきこと

・手術：がんを完全に取りきる（適応も含めて）
・患者さんにとって最も有効な治療を提供する
・安全で体の負担のない手術/治療を行う

●患者さんにお願いしたいこと

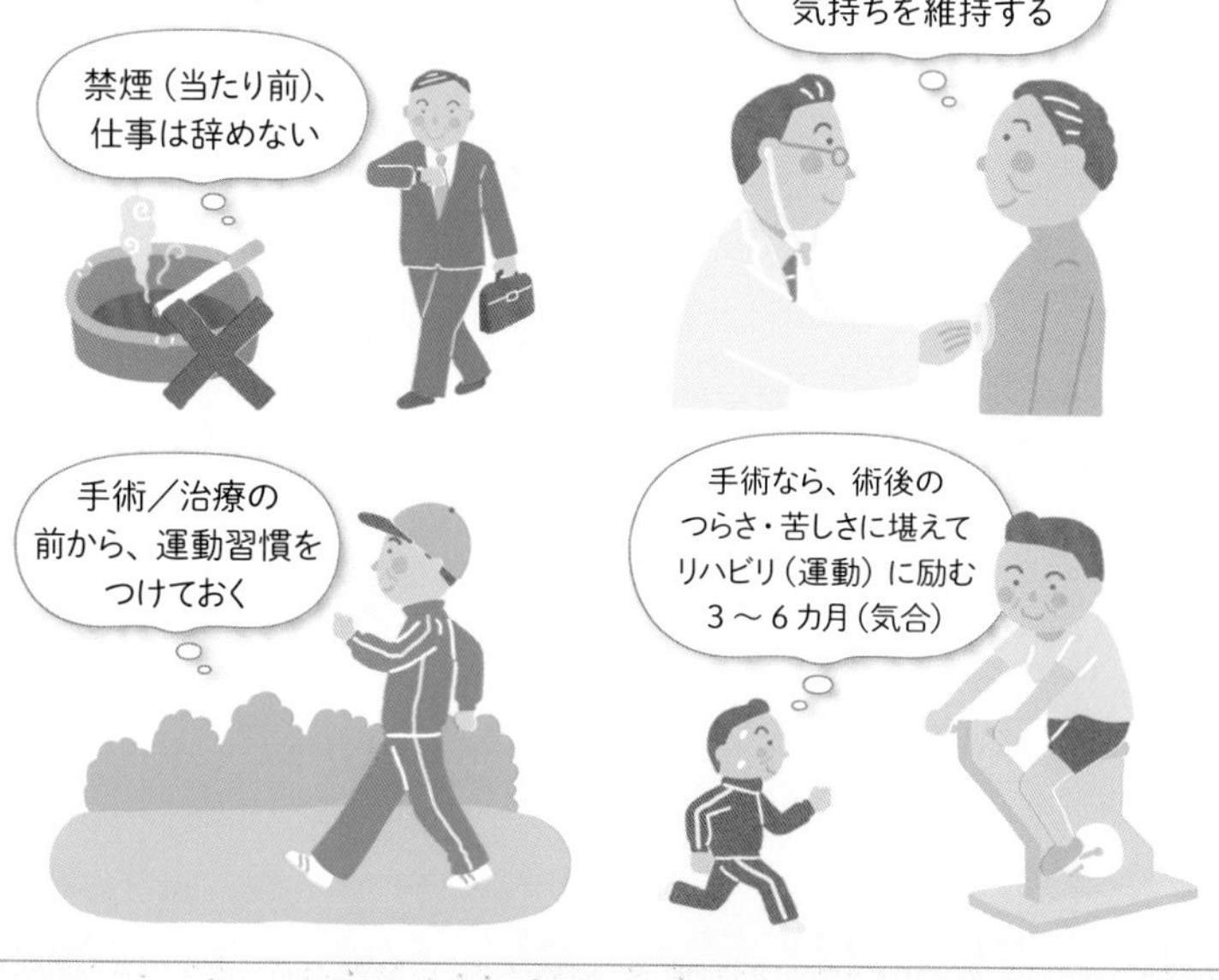
治療に対する前向きな気持ちを維持する
禁煙（当たり前）、仕事は辞めない
手術なら、術後のつらさ・苦しさに堪えてリハビリ（運動）に励む 3～6カ月（気合）
手術／治療の前から、運動習慣をつけておく

手術後・退院後に続けて行いたい呼吸リハビリ

なぜ、呼吸リハビリが必要なのか

呼吸リハビリテーションとは、病気・けが・手術などで呼吸器に障害が起こったとき、呼吸に必要な筋肉をトレーニングすることにより、機能の回復や維持をはかり、自立した日常や社会生活が送れるようにすることです。肺葉をひとつ切除すると、肺活量が約20％低下します。しかし、手術前後のリハビリを行うことで肺活量の低下を5〜10％にとどめることができます。人によっては術前より肺活量がふえることもあります。

正しい呼吸法のコツを覚える

呼吸法には肋骨を広げたり狭めたりして行う胸式呼吸と、横隔膜を使って行う腹式呼吸があります。一般に、日中は速く浅い胸式呼吸、睡眠時には腹式呼吸をしています。腹式呼吸のほうが、1度に吸う空気の量が多くなり、精神が安定し、リラックスできます。腹式呼吸のコツを覚えましょう。

また、呼吸器に障害があると、気道が狭くなりがちですが、口すぼめ呼吸を続けると、気道が拡張して息が吐き出しやすくなります。

腹式呼吸

鼻からゆっくり息を吸う。おなかがふくらんでいることを意識する

軽くおなかをおさえながら、口からゆっくり息を吐く

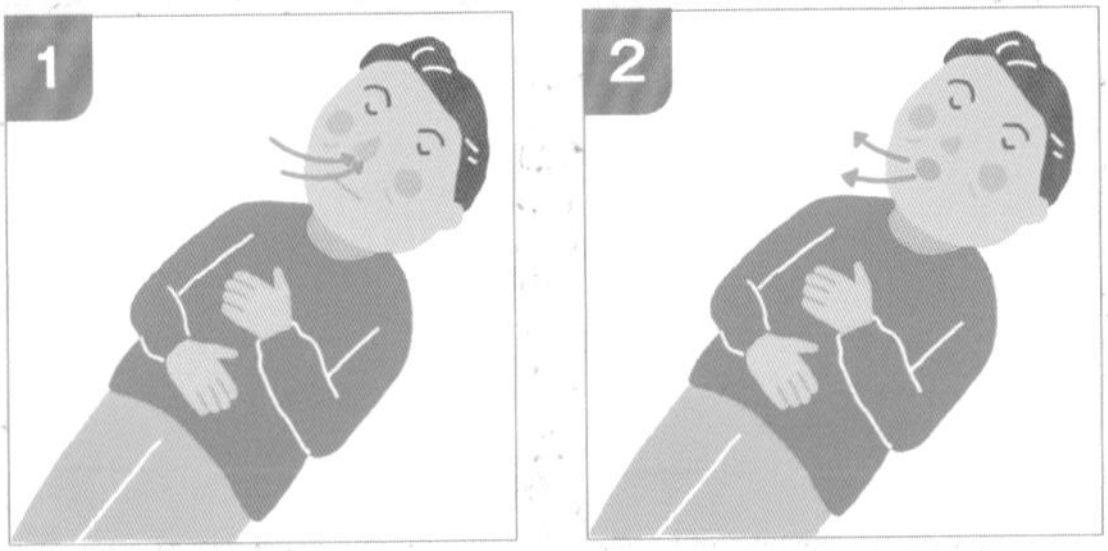

口すぼめ呼吸

鼻からゆっくり息を吸う。吸ったときの倍の時間をかけて、口をすぼめて息を吐く。前にあるロウソクの火が消えないイメージで

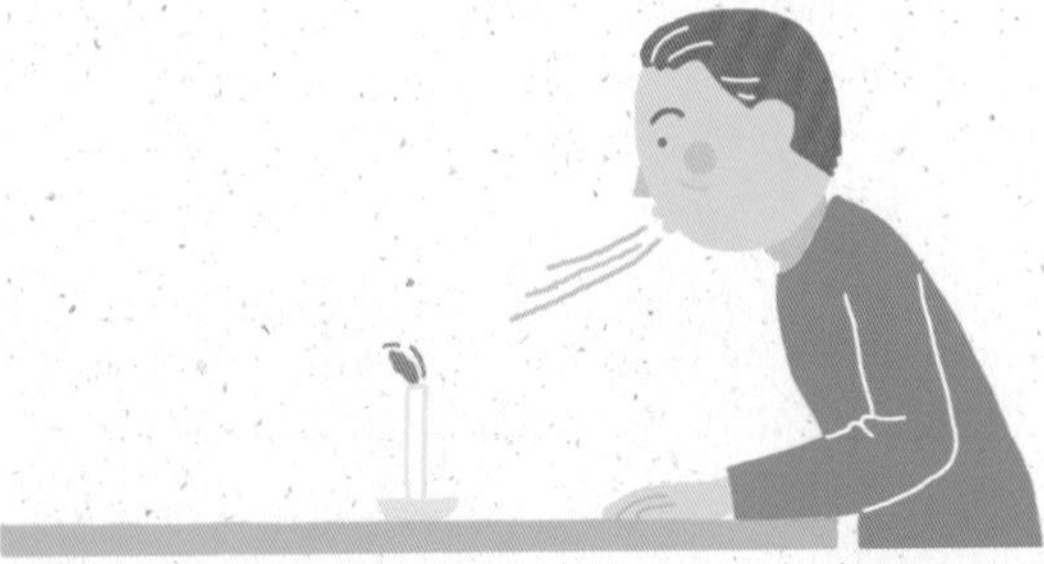

運動は散歩やラジオ体操から再開

もともと運動する習慣のあった人は、入院直前まで同じ運動を継続します。運動する習慣のなかった人でも、散歩やラジオ体操を始め、手術直前まで行います。

手術後の運動は体力や年齢、呼吸機能の回復の程度により異なりますが、散歩やラジオ体操から再開します。

散歩で自信がついたらウオーキングを

歩くことは、体力に合わせてマイペースで行える安全な運動です。退院直後で体力に自信がない間は、気ままに歩く程度でいいでしょう。長く続けるには、楽しく歩くことがコツ。「公園の入り口まで」とか「花壇まで」とか、目標を決めて徐々に歩く距離を延ばしていくのもいいですし、歩数計を携行して記録し、少しずつ歩数をふやしていくと、続ける励みになります。

歩くことによって、多くの酸素が脳に供給されます。その状態が続くとエンドルフィンやドーパミンといった快楽ホルモンが分泌されます。エンドルフィンの効果は、歩くことをやめたあともしばらく続きます。歩くことは再発への不安や、ストレスの解消にも役立つのです。

体力に自信がついてきたら、効果的なウオーキングに挑戦してみましょう。

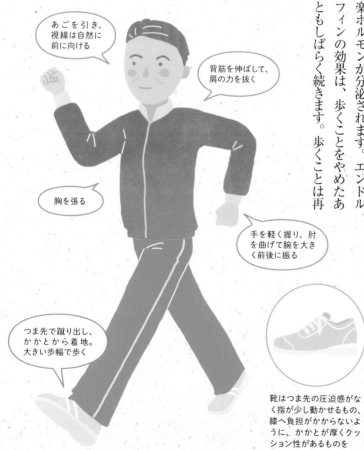

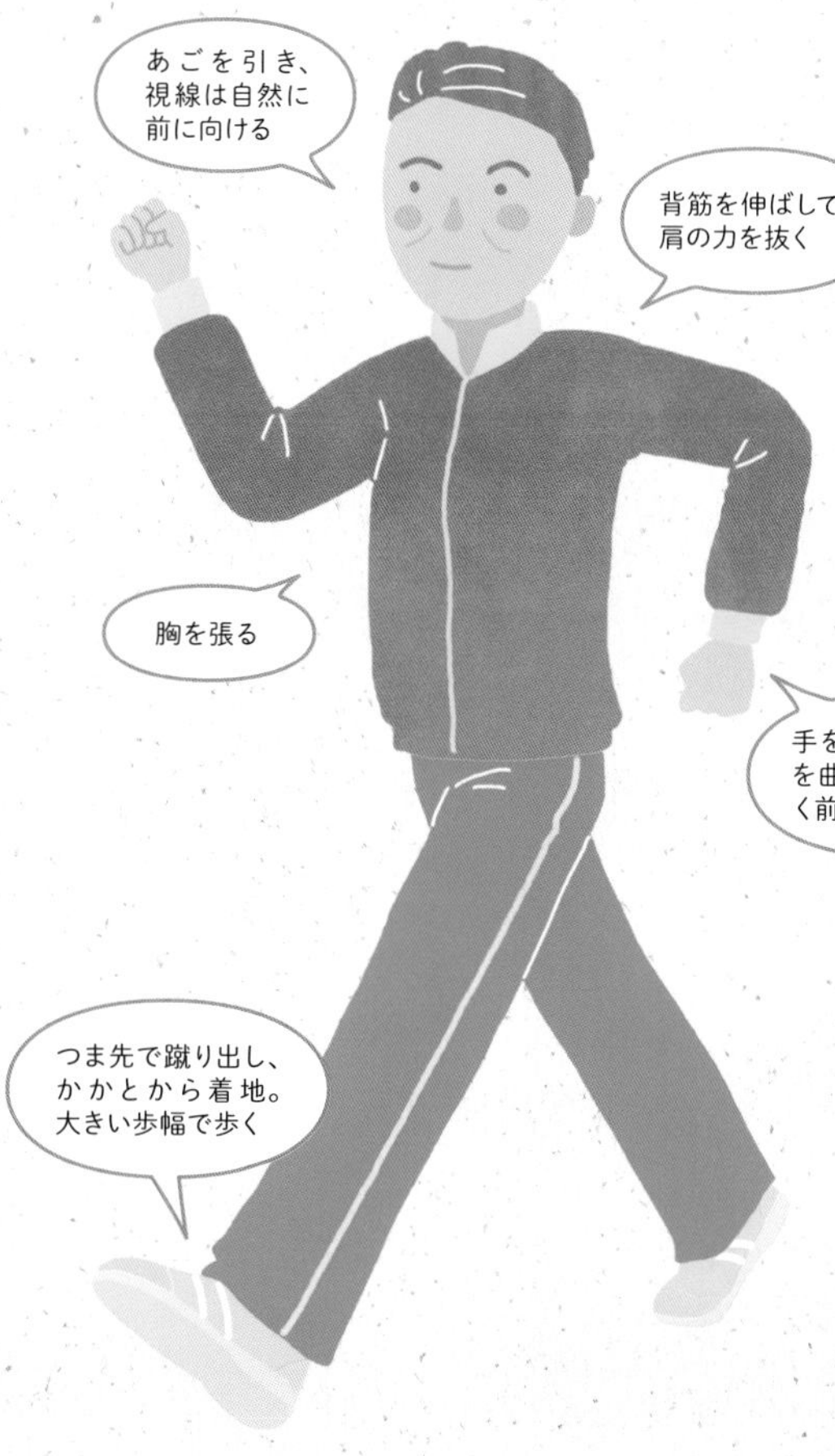
あごを引き、視線は自然に前に向ける
背筋を伸ばして、肩の力を抜く
胸を張る
手を軽く握り、肘を曲げて腕を大きく前後に振る
つま先で蹴り出し、かかとから着地。大きい歩幅で歩く

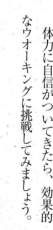

靴はつま先の圧迫感がなく指が少し動かせるもの、膝へ負担がかからないように、かかとが厚くクッション性があるものを

ラジオ体操では動かす筋肉に意識を向けて

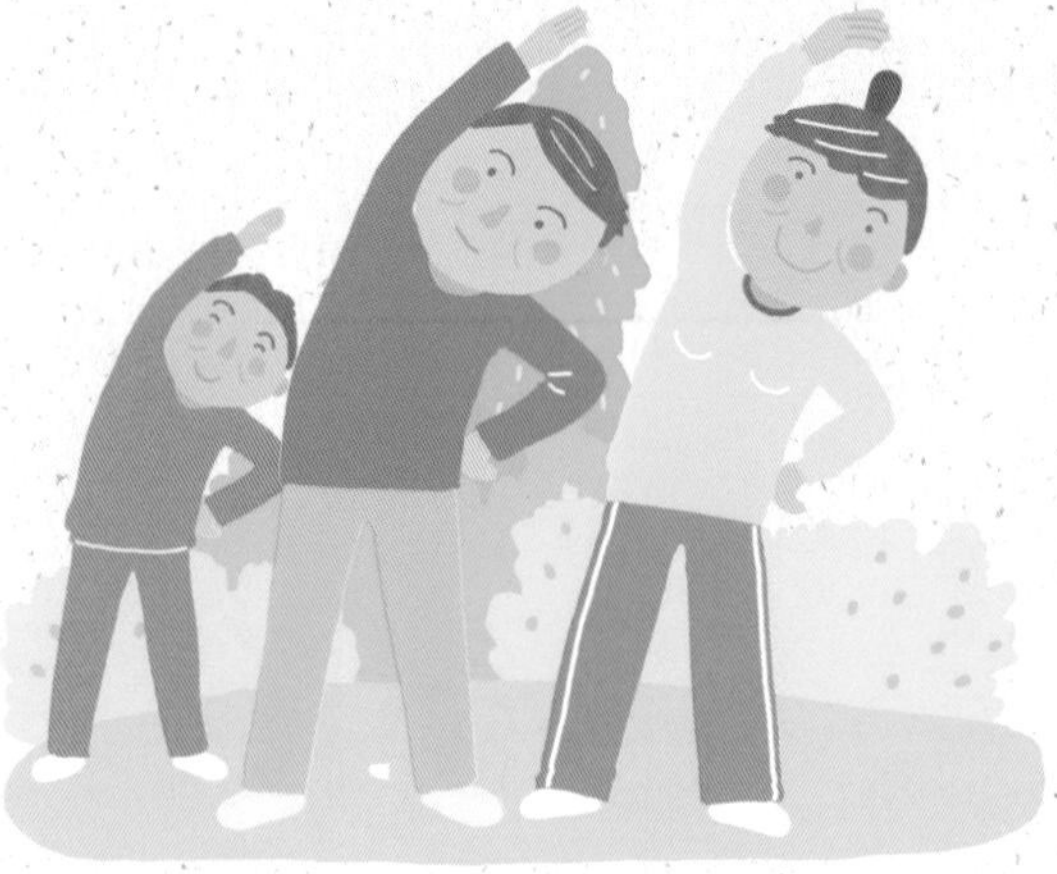

ラジオ体操は3分間という短い時間ながら、体をまんべんなく動かすことができます。呼吸は肺と肺の周囲だけの運動ではなく、おなかや大腿などの筋肉も関わっているので、呼吸機能の回復にも役立つのです。体力に合わせて、立位でも座位でもできることも魅力の一つです。

ラジオ体操は、次の点に注意して行うとより効果を上げることができます。

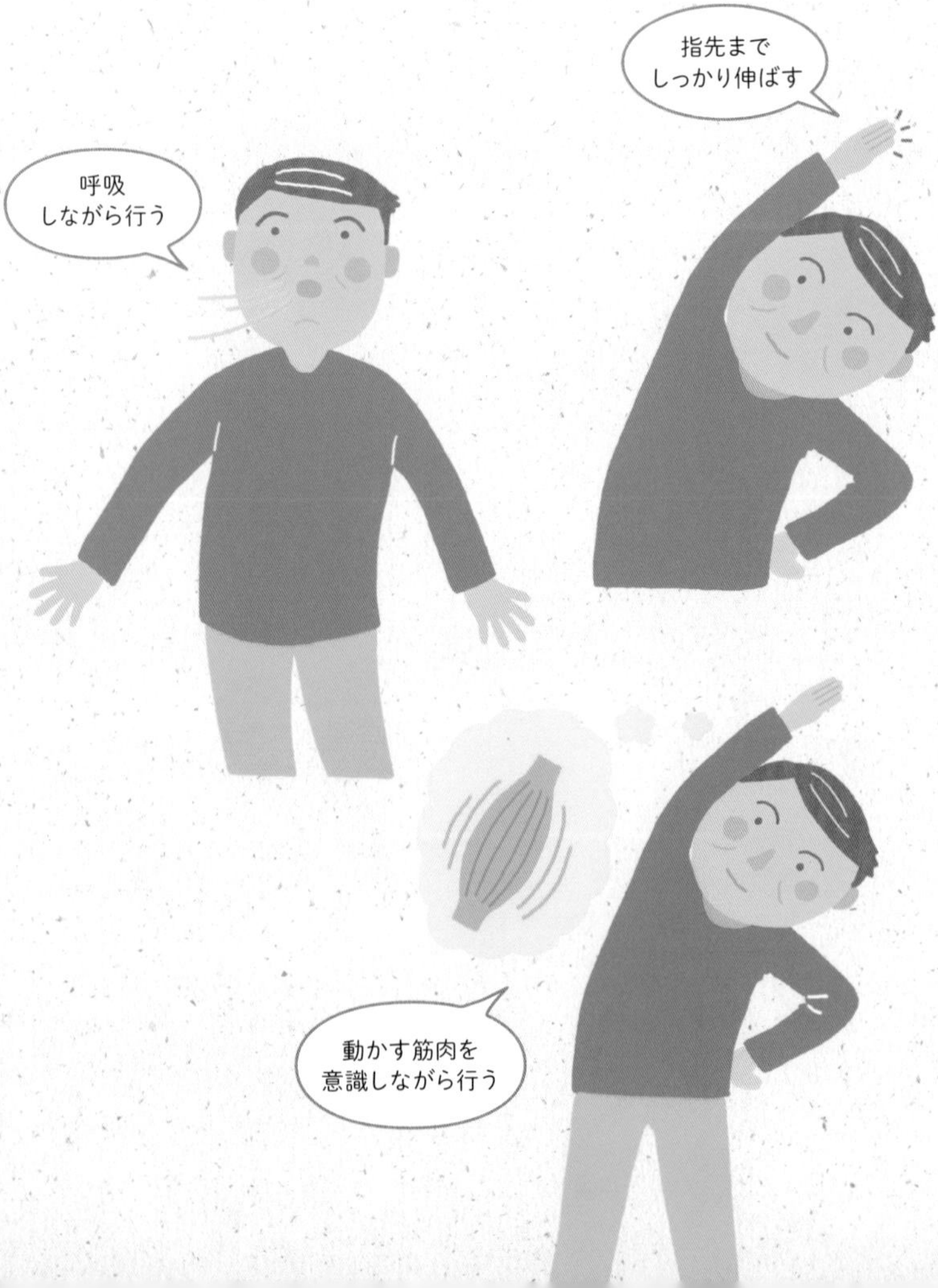
指先まで
しっかり伸ばす
呼吸
しながら行う
動かす筋肉を
意識しながら行う

ストレッチで胸郭を広げて呼吸機能を高める

ストレッチとは、ある筋肉を良好な状態に保つために、その筋肉を伸ばす柔軟体操のことです。呼吸器に障害があると、胸の筋肉が硬くなり、十分に動いていないことが多く、呼吸することで多くのエネルギーを消耗してしまいます。首、肩、胸、背中の筋肉が柔らかくなると、胸郭が広がりやすく、深い呼吸ができるようになります。

ラジオ体操の中の「胸を反らす」体操にも、胸の圧迫を取り除いて呼吸機能を高める効果がありますが、次のようなストレッチをしてみましょう。

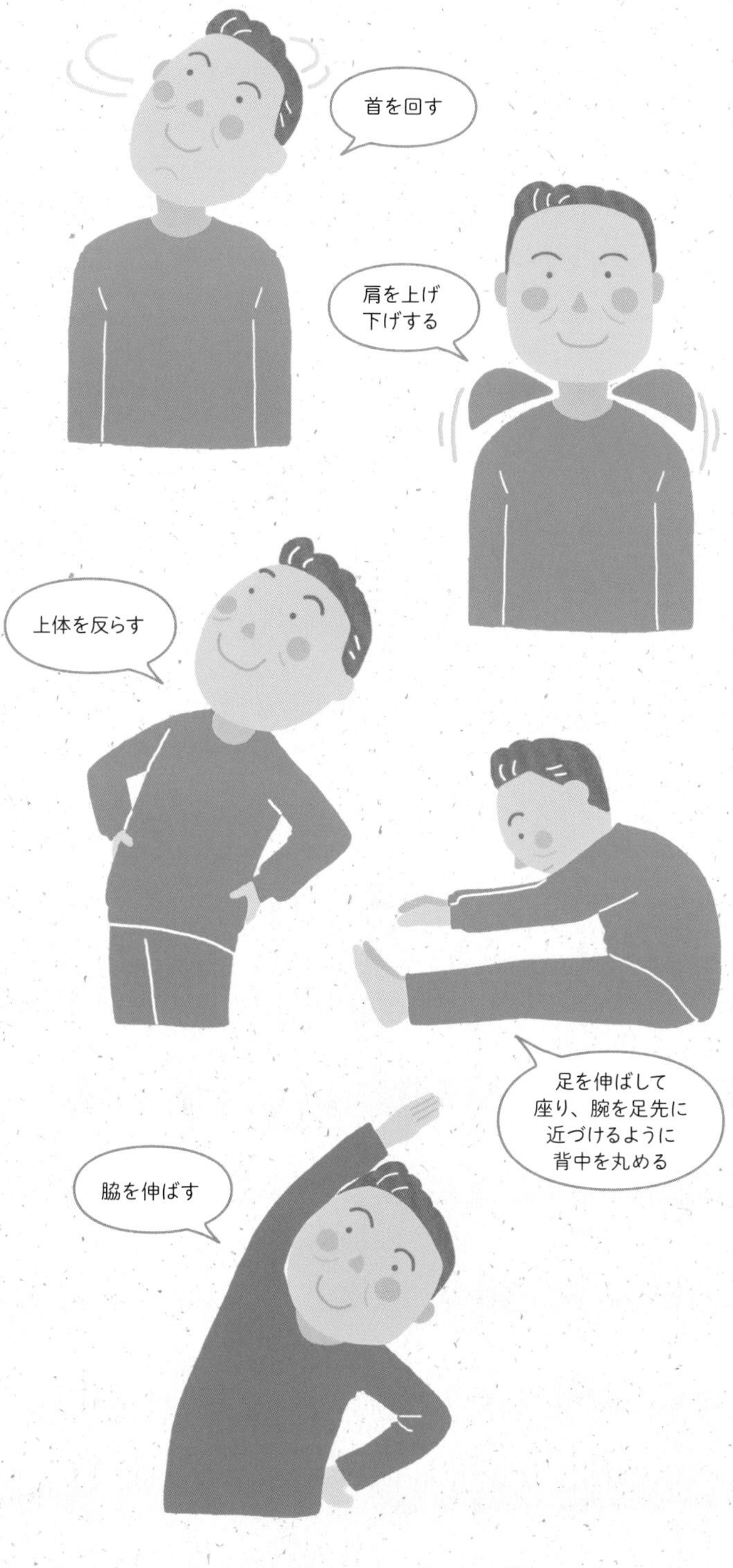
首を回す
肩を上げ下げする
上体を反らす
足を伸ばして座り、腕を足先に近づけるように背中を丸める
脇を伸ばす

抗がん剤治療中の食欲を失ったときでも、これなら食べられる食事のコツ

食欲がないときの工夫

食欲不振は抗がん剤の副作用としてよく起こる症状ですし、再発への不安やストレスがあるために起こることもあります。食事が十分にできない状態が長く続くと、栄養不足になって体力がなくなります。体力が低下すると、抗がん剤治療がむずかしくなります。

食べたいときにすぐ食べられるよう、おにぎりや小分けにしたおかずを用意しておきましょう。

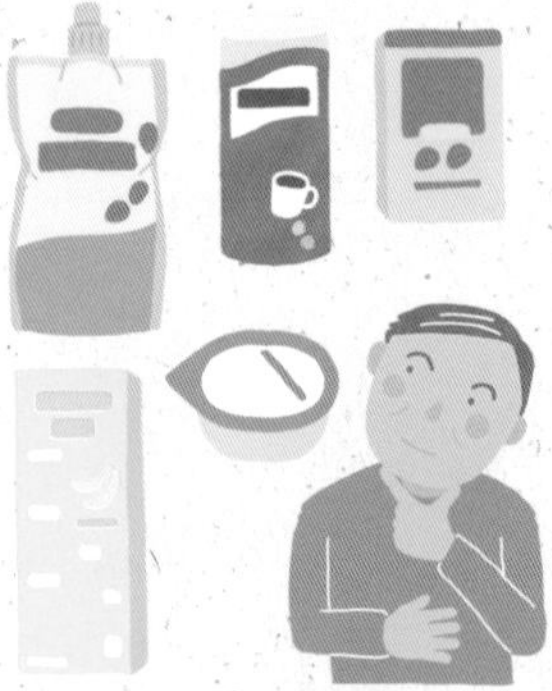

高タンパクの補助食品
高エネルギーの補助食品

栄養補助食品の利用

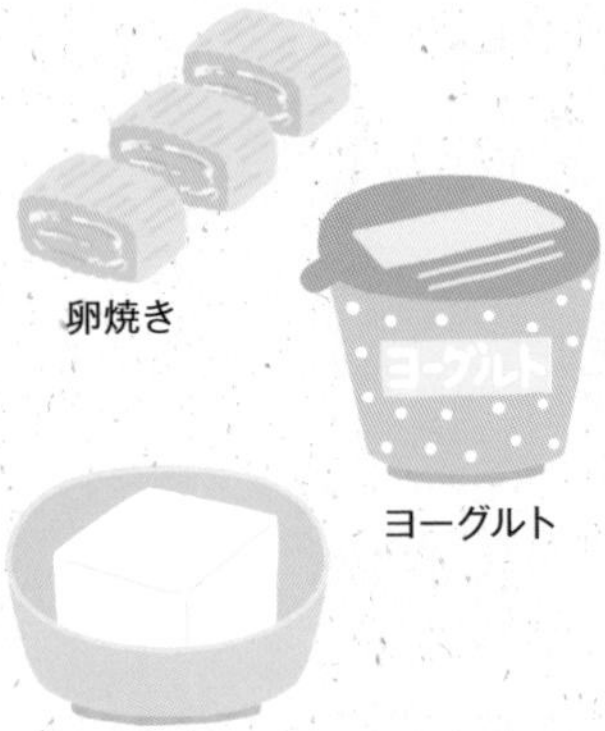

卵焼き

ヨーグルト

豆腐の冷や奴

栄養価の高いタンパク質食品を中心に

悪心・嘔吐があるときの工夫

吐き気のあるときは、医師が制吐剤を処方してくれますが、消化のよいものを少量ずつ食べるようにします。においに敏感になり、調理をしている間のにおいが原因で食べられなくなることもあります。調理済みの市販品を利用したり、体調のよいときにたくさん作り、小分けにして冷凍しておくとよいでしょう。また、温度が下がるとにおいを感じにくくなるので、加熱したものは冷ましてから食べます。

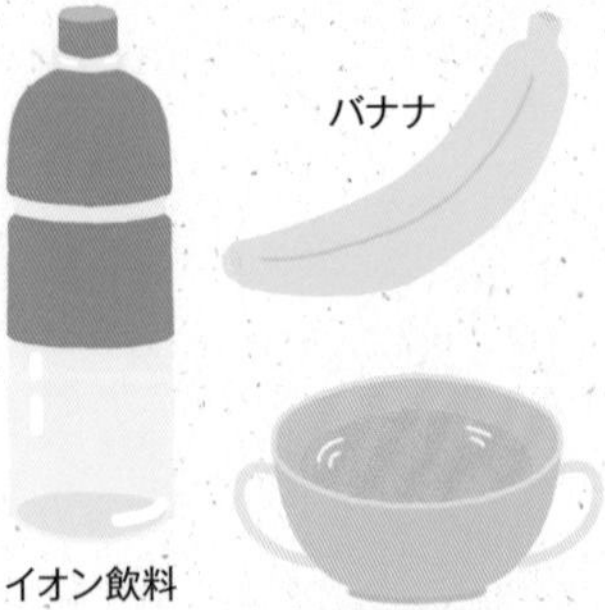

バナナ

イオン飲料

コンソメスープ

嘔吐があると、水分と電解質が失われる。カリウムを豊富に含む果物や野菜、ナトリウムを多く含むスープなどで補給を

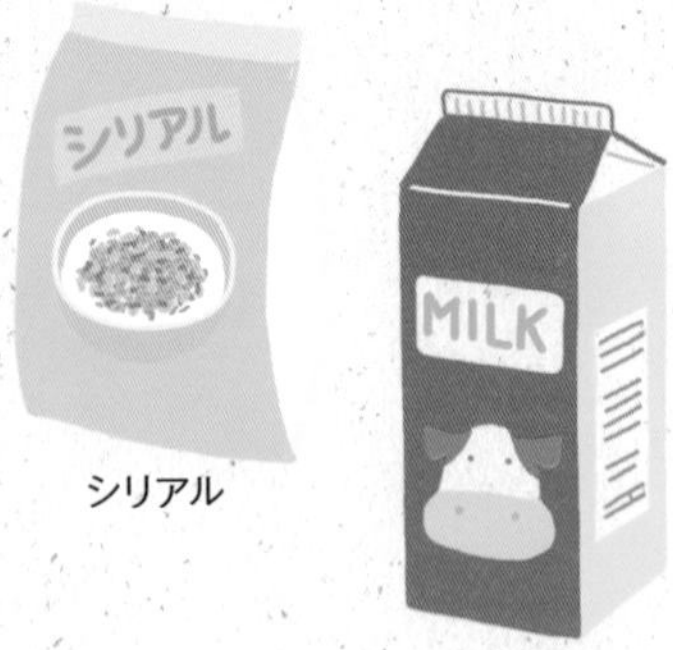

シリアル

牛乳

シリアルのような手軽に食べられる食品を利用

口内炎のあるときの工夫

抗がん剤により粘膜が破壊されて、口内炎が起こりやすくなります。唾液が出にくくなり、口内が乾燥して傷つきやすくなります。痛みのために歯磨きが十分できなくなると、口内が不潔になり、口内炎を悪化させます。刺激の少ない歯ブラシや歯磨き剤を使い、口内を清潔を保つようにしましょう。口内の乾燥を防ぐには、水分を少量ずつこまめに摂るようにします。

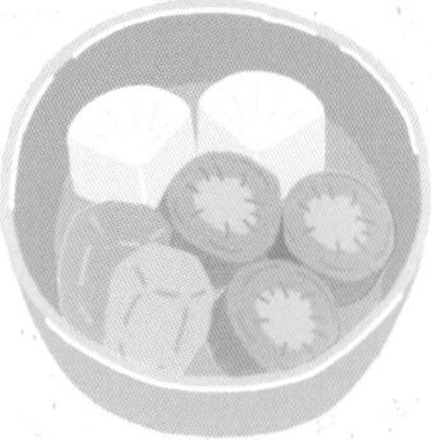
里芋・にんじん・大根などの煮物

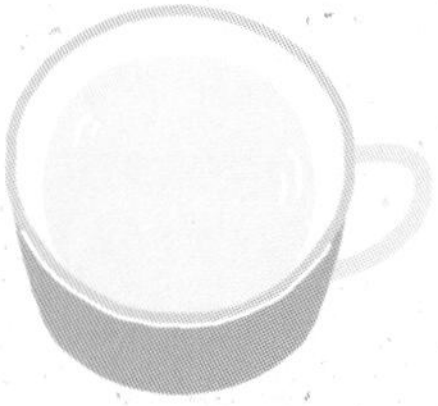
コーンスープ

薄味で水分の多いものが食べやすい

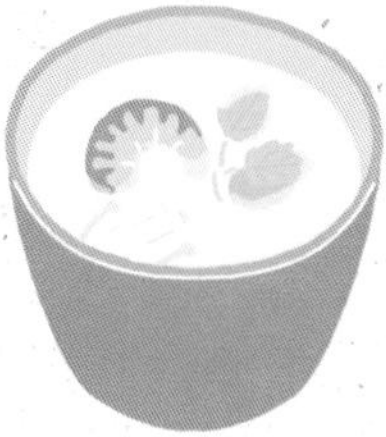
茶碗蒸し

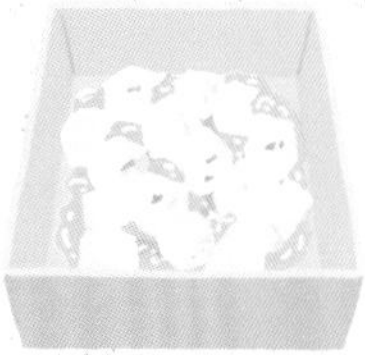
豆腐のあんかけ

口当たりのよいものやとろみをつけたもの

味覚異常のあるときの工夫

どんな食べ物でもまったく味がしない、苦みを感じる、金属味がする、甘みを強く感じるなど、味覚に変化が起こることがあります。原因は、抗がん剤の副作用で味を感じる味蕾《みらい》細胞が減少することや、亜鉛の不足、舌の表面に生じる舌苔《ぜったい》（白っぽく、あるいは黄色っぽく見える）などです。舌苔を取り除くための、柔らかい専用の歯ブラシも市販されています。口内の乾燥も味覚に影響を与えるので、こまめに水分を摂って潤いを保ちましょう。

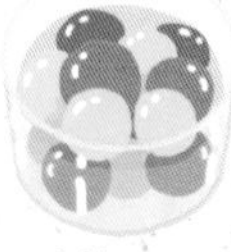
ピクルス

ジャージャーめん

甘みを強く感じる場合、濃い味付けにしたり、酸味のあるものを

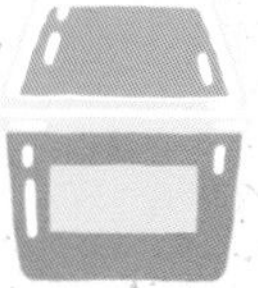
みそ

ゆず

しょうゆ味や塩味を苦く感じる、金属味がする場合でも、みそ味は大丈夫なことが多い。薄味にしたり、柑橘類や酢の利用を

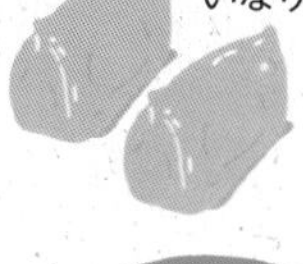
いなりずし

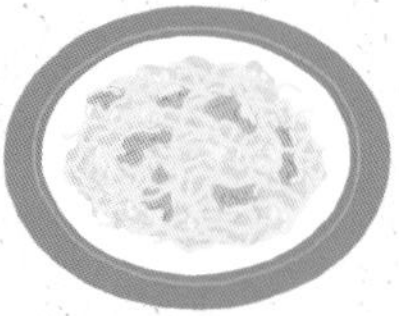
やきそば

味を感じないときは、酸味やソース味をきかせるなど濃い味付けに

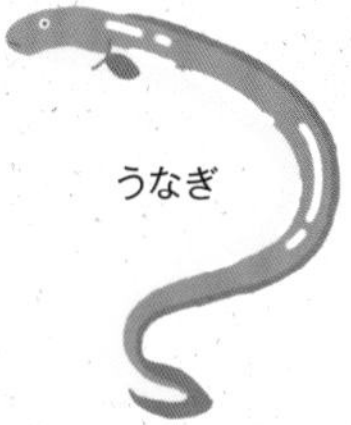
うなぎ

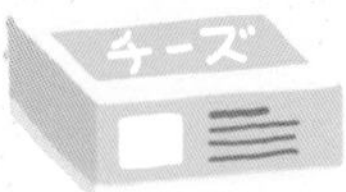

チーズ

亜鉛を豊富に含む食品を摂る

（メニューについては、主婦の友社発行『最新版　抗がん剤・放射線治療を乗り切り、元気いっぱいにする食事116（献立プラン・レシピ作成担当者・加藤知子）』を参考にしました。）

下痢のあるときの工夫

胃腸の粘膜が傷つけられ、下痢になる人も少なくありません。下痢があると、水分と電解質が失われて、脱水症になることがあります。激しい下痢では、体力もなくなります。水分補給には、イオン飲料が効果的です。

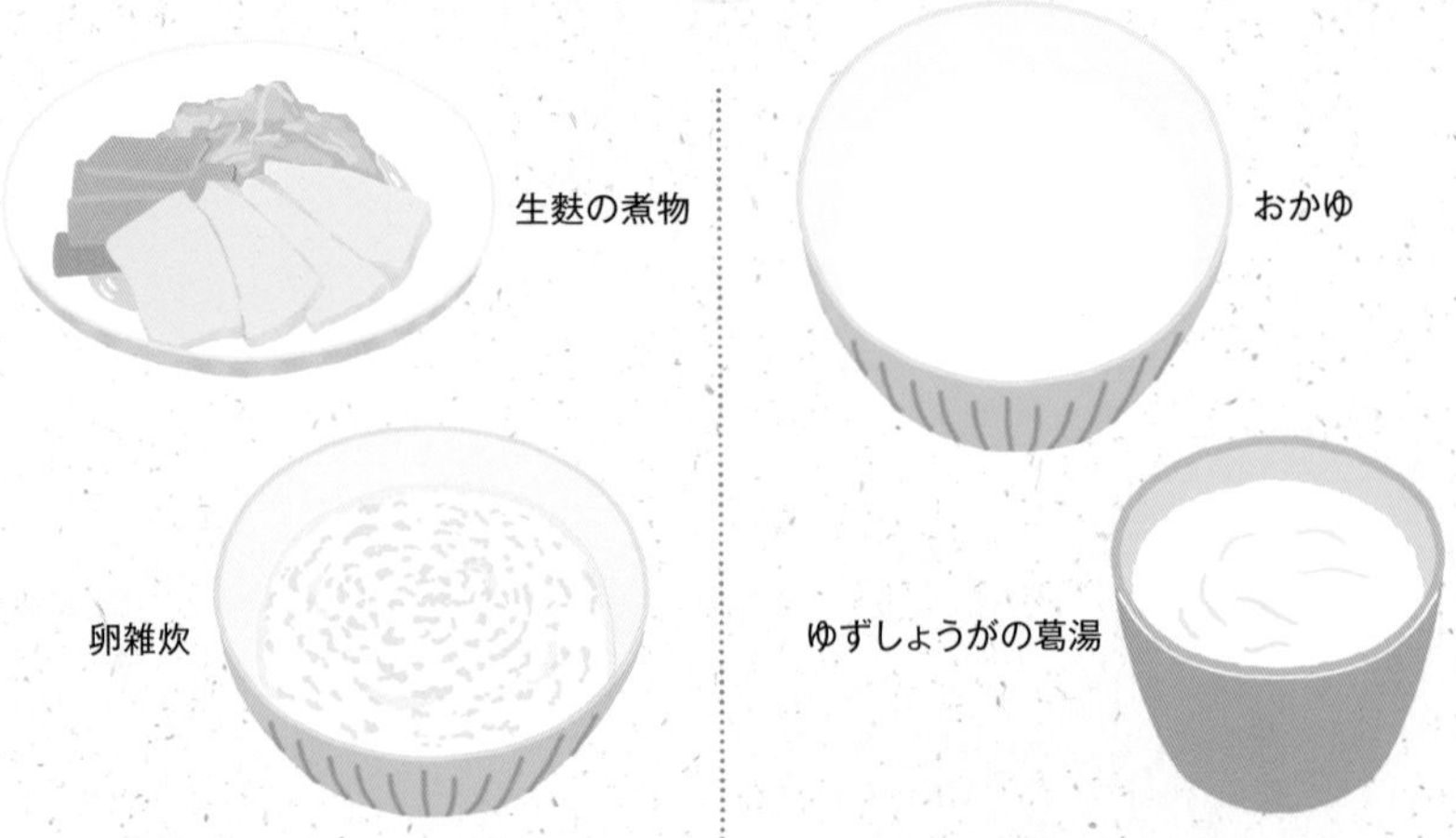
生麩の煮物
おかゆ
卵雑炊
ゆずしょうがの葛湯

低脂肪でタンパク質が豊富なもの

消化吸収がよく、水分の多い、温かいもの

便秘のときの工夫

便秘は抗がん剤で起こることもありますし、吐き気の緩和に使う制吐剤で起こることもあります。もともと便秘がちな人は、3度の食事をきちんと摂っているか、運動しているかなど、生活を見直してみましょう。

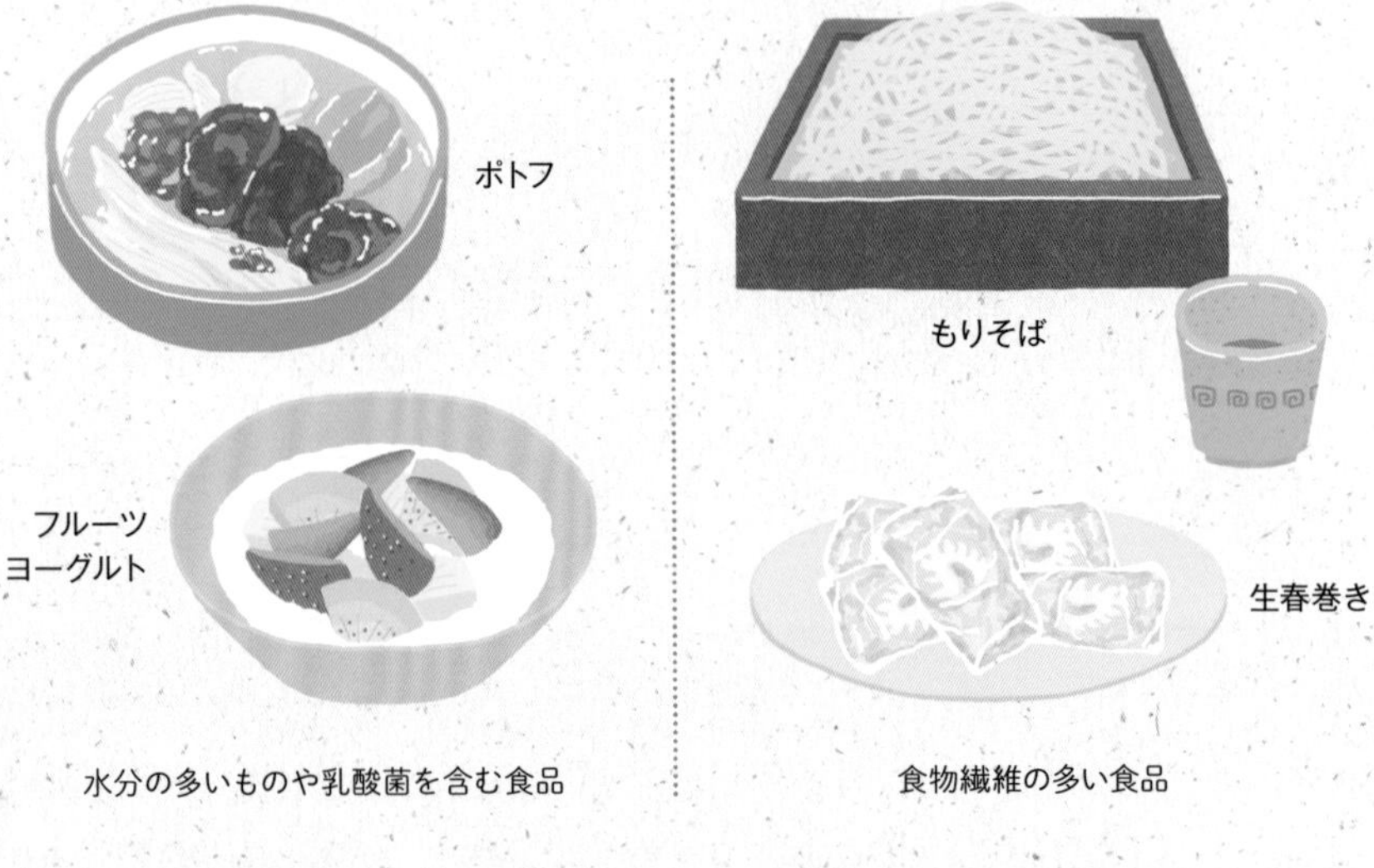

水分の多いものや乳酸菌を含む食品

食物繊維の多い食品

胃の不快感があるときの工夫

抗がん剤の副作用や再発への不安などのために、胃の機能が低下して、不快に感じることがあります。辛みの強いもの、カフェインを含むコーヒー・紅茶・緑茶などは胃を刺激するので控えます。また、焼く・炒めるより、煮る・ゆでる・蒸すほうが消化にはよい調理法です。

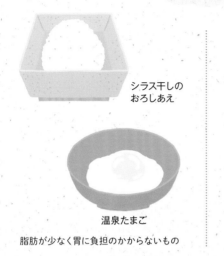

シラス干しの
おろしあえ

温泉たまご

脂肪が少なく胃に負担のかからないもの

梅がゆ

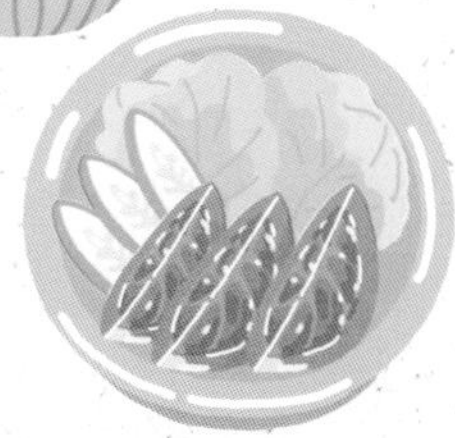

トマトの和風サラダ

酸味が食欲を増進

免疫力が低下しているときの工夫

血液を造っている骨髄がダメージを受けると、白血球が減少して、免疫力が低下し、感染症にかかりやすくなります。仕事でもリハビリでも無理をしない、十分睡眠をとる、外出時にはマスクをする、帰宅したら石けんでていねいに手を洗い・うがいをする、まな板・布巾・包丁などの調理用具は熱湯かアルコールで除菌するなど、感染症の予防に注意しましょう。

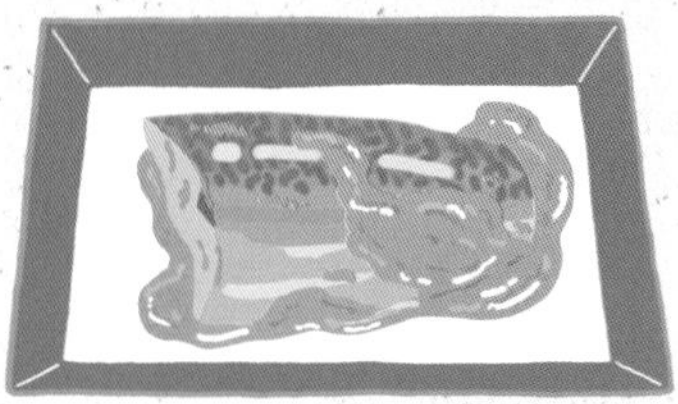

さばのみそ煮

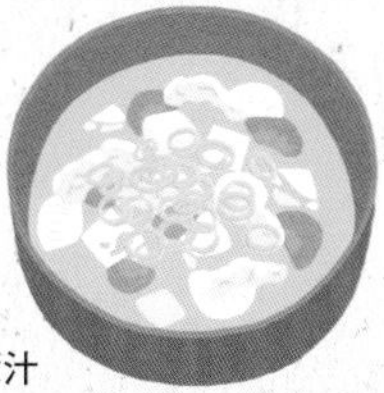

豚汁

タンパク質、脂質、ビタミンなどをバランスよく含むメニューに

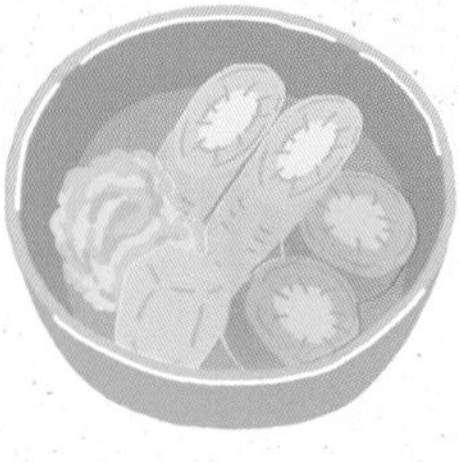

温野菜

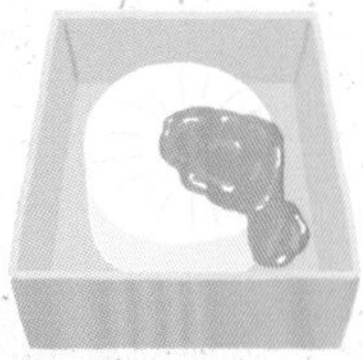

ふろふき大根

十分加熱したものを中心に

抗がん剤治療中・後の皮膚障害のケア

皮膚障害でよく見られる症状

薬物療法では皮膚の表皮や爪にもしばしば副作用が起こります。よく見られるのは色素沈着、手足症候群、爪毒《そうどく》性《せい》、爪囲炎《そういえん》、ニキビ様皮膚炎（ざ瘡様皮膚炎）、乾皮症、日光過敏症などです。

色素沈着は全身に起こる場合と、手足の末端や爪など体の一部に起こる場合があります。日数はかかりますが、薬物療法が終われば消失します。

手足症候群とは手足の末端にさまざまな症状が起こる皮膚炎で、手のひらや足底の紅斑、痛みを伴う発赤、知覚過敏、ほてり、色素沈着などが見られます。爪毒性とは爪が帯状に白くなったり陥没したり、変形したり弱くなったりする症状。爪囲炎とは爪が発育異常や変形や弱くなったりはがれたりすることによって、爪の周囲に肉芽ができたり、化膿する症状です。

乾皮症とは皮膚が乾燥して痒くなる症状で、皮膚が硬くなって手足の末端やかかとにひび割れが生じることがあります。日光過敏症とは日光を浴びることでかゆみ、赤み、発疹などができる症状です。

化粧品

敏感肌用でアルコールフリー、
オイルフリーのもの

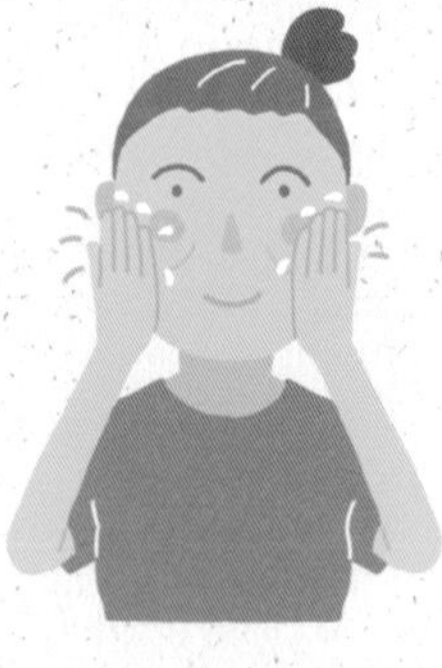

洗顔

刺激の少ない石けんを、
よく泡立てて泡でやさしく洗う

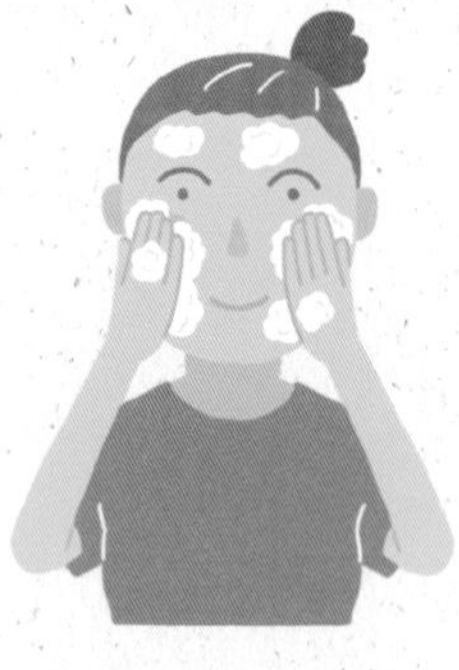

ひげ剃り

カミソリは刺激が強く
傷つけることもあるので、
電気シェーバーを

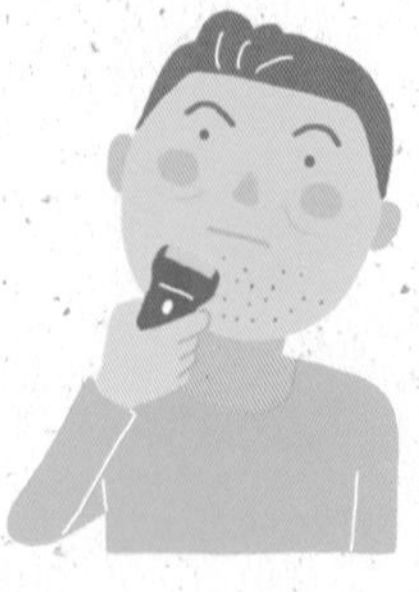

保湿剤で予防

乾燥しているところはもちろん、
その周辺全体に塗る。
入浴後は特に効果的だが、
1日に数回塗り直しを

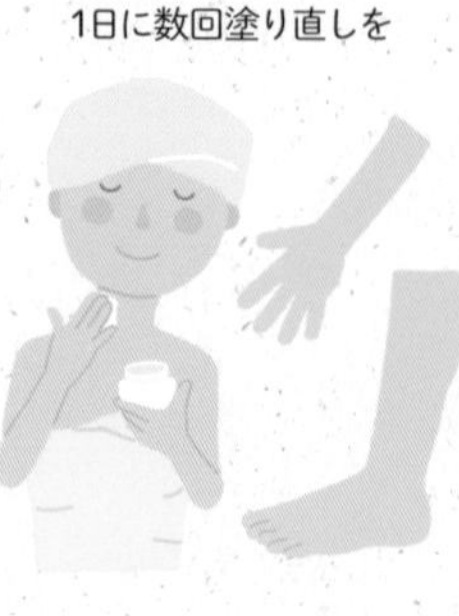

日焼けに注意

外出時には日焼け止め剤を塗り、肌の露出が少ない服装を。庭仕事の際は手袋やアームカバーを利用

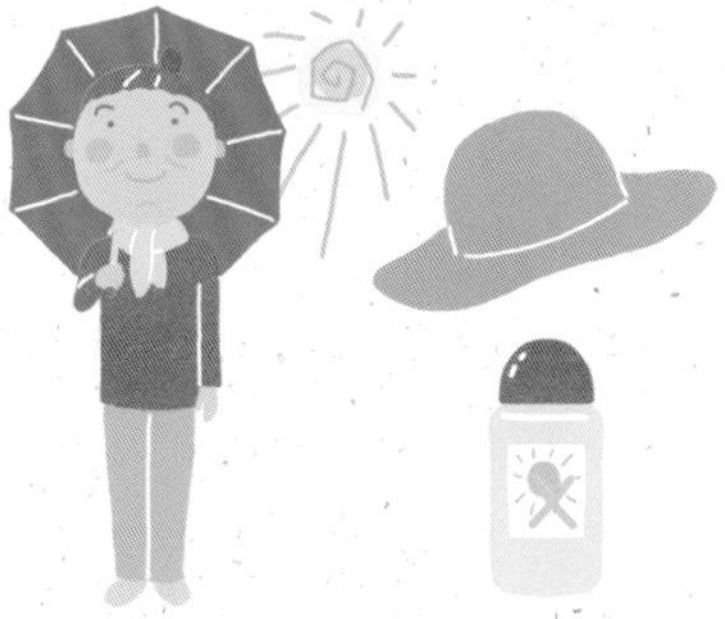

爪切り

深爪しないよう、爪の先を平らに切る。爪が弱くなっているときは、爪切りでなく、爪用ヤスリで

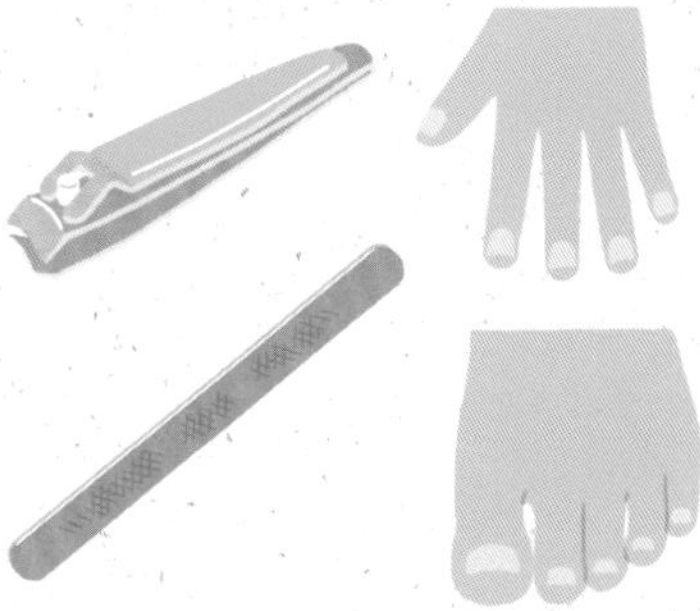

皮膚障害の治療

症状の出ているところだけに塗る。
特にステロイド薬は広く塗らないように注意

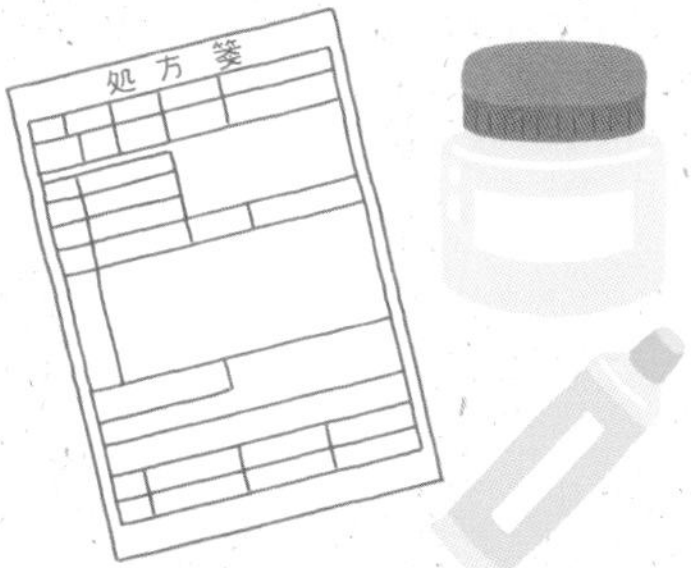

はきもの

つま先が丸くて柔らかい、底も柔らかいバレーシューズ、運動靴、スニーカーなど。ひもがついている靴の場合、ひもをきつく締めない

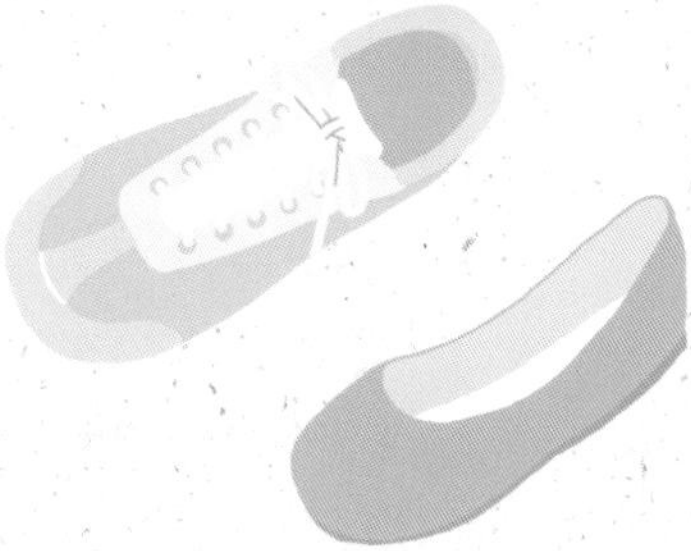

薬を塗っても症状が改善しないとき

主治医に相談して皮膚科を受診

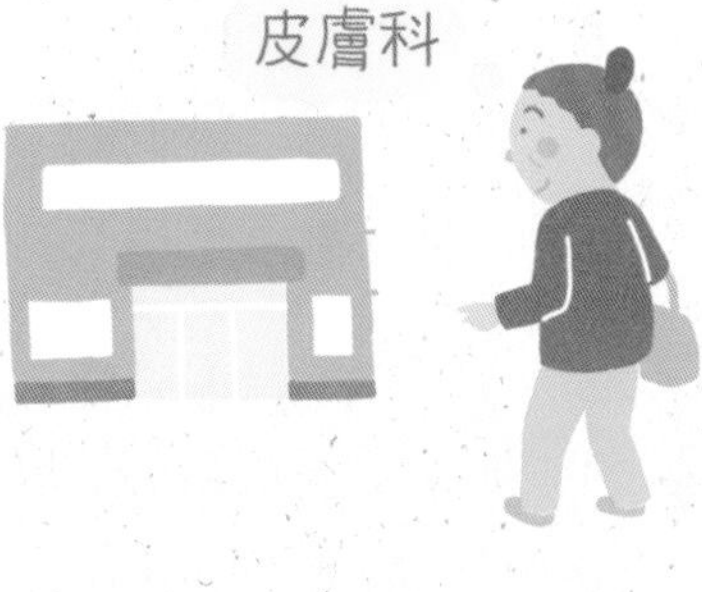

清潔に保つ

刺激の少ない石けんでやさしく洗う。特に足は汚れやすいので、爪囲炎のあるときは、入浴時に足指を広げてていねいに洗う

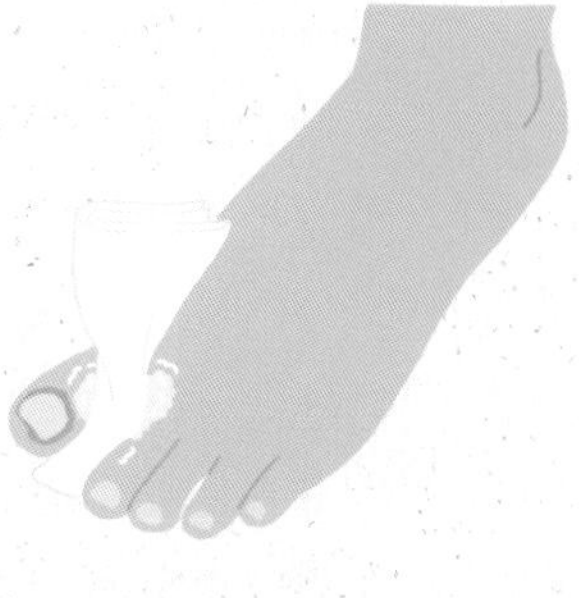

抗がん剤治療中・後の脱毛

抗がん剤投与の3週間後ころから起こる

抗がん剤の中には脱毛を引き起こすものが多数あります。一般に投与を始めて3週間後くらいから起こりますが、治療終了後2～3カ月ころから必ず回復します。眉毛、まつげ、陰毛など、あらゆる毛が影響を受けますが、細胞分裂の盛んな時期が長い毛髪が最も強く影響されます。

ただ、分子標的治療薬のEGFR（上皮成長因子受容体）阻害剤により、まつげが異常成長したり縮れたりする場合もあります。異常なまつげは角膜に触れて傷つけることがありますから、眼科の受診が必要になります。

髪を清潔に

髪は刺激の少ないシャンプー・リンスでやさしく洗う

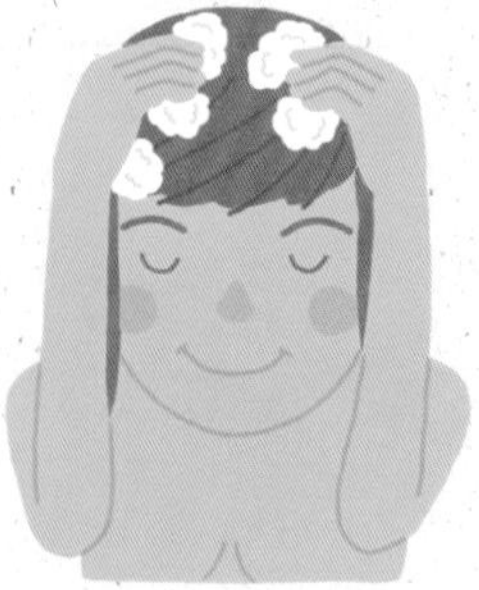

ブラッシング

やさしく、やさしく

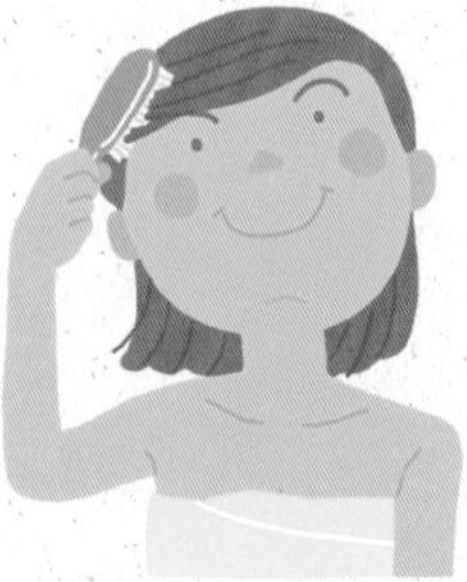

パーマ・カラーリング

刺激になるのでしばらくがまん

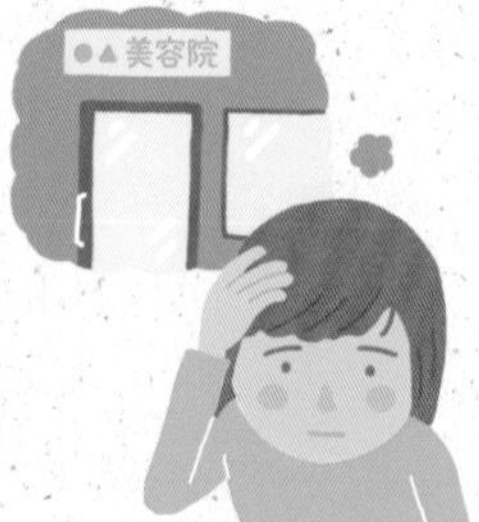

ウイッグ、帽子

前もって用意しておくと気持ちが楽に

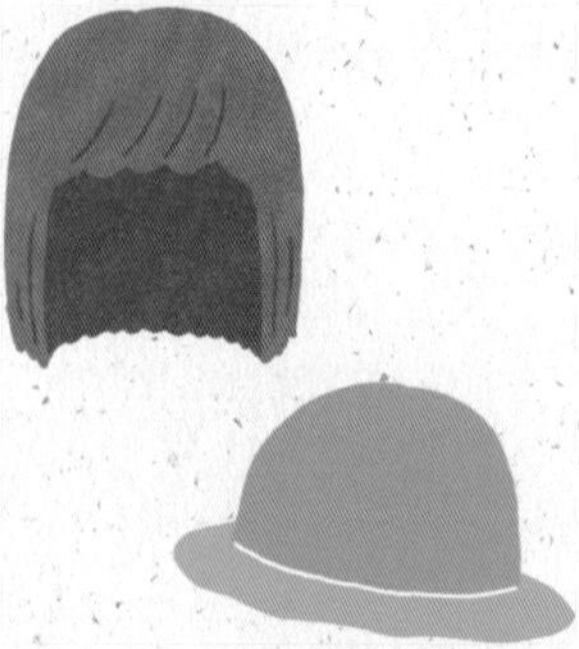

心身の疲れを取り除くための睡眠の工夫

規則的な生活をして睡眠のリズムをととのえる

がん患者さんの多くが睡眠の悩みを抱えています。症状や治療に伴う苦痛、治療の効果や再発への不安、仕事の再開や経済的な問題など、人により要因はさまざまです。その要因が解決できれば睡眠の悩みも解消できますが、すぐには解決できない場合でも、熟睡できる工夫をしてみましょう。

寝坊しない

朝の光を浴びることで体内時計がリセットされ、その15〜16時間後に「睡眠ホルモン」メラトニンが分泌されて眠くなる

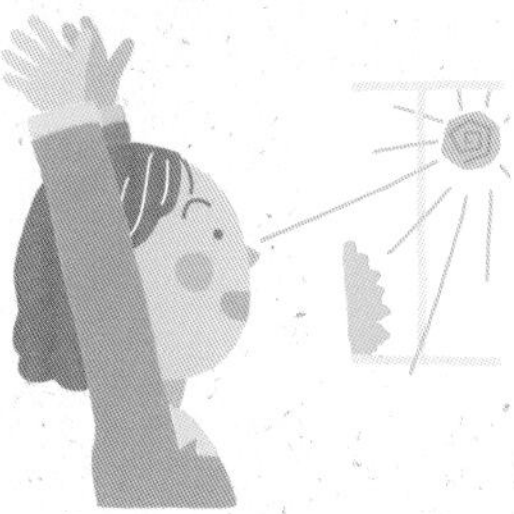

朝食を摂る

朝食の摂取により、体中が目覚める。特にタンパク質の効果が大

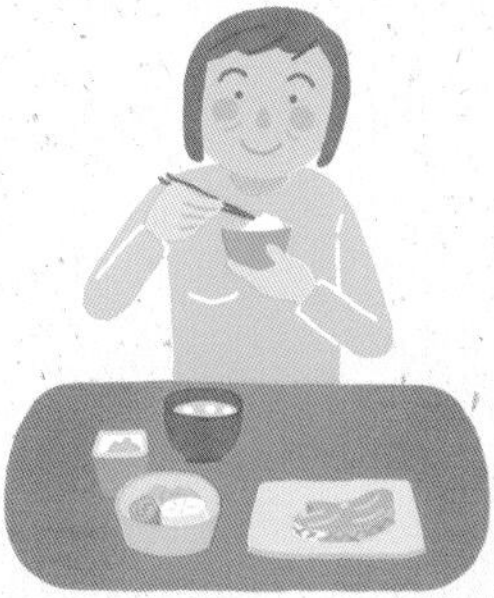

休日、寝だめをしない

平日と休日の就寝・起床時刻のずれが大きいと、休日の夜はメラトニンの分泌が遅くなり、分泌量も少なくなり、寝つきが悪くなる

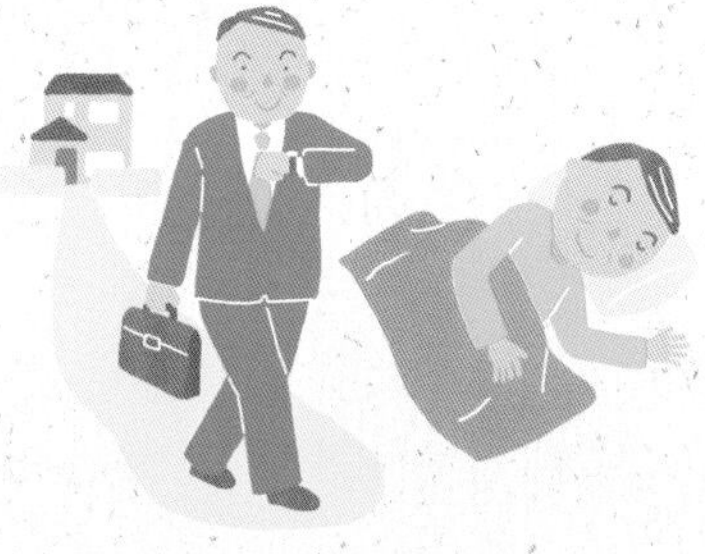

軽い運動

散歩、ジョギング、ラジオ体操、ストレッチなど、軽い運動の習慣を

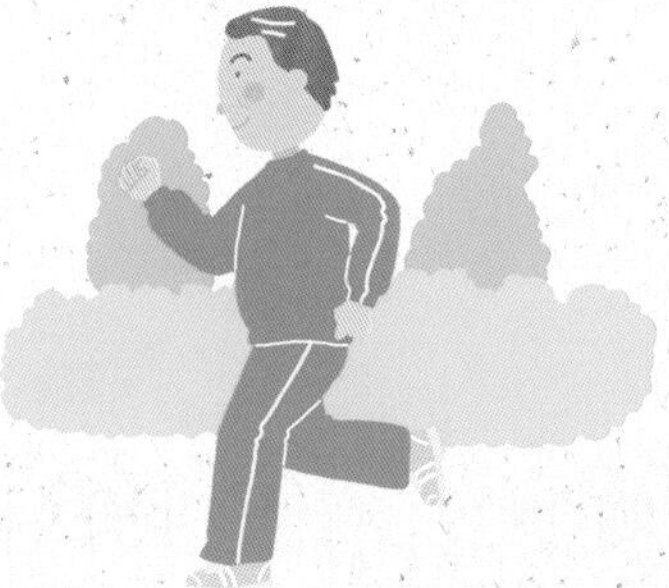

午後は30分以内の昼寝

昼食後は眠くなるもの。体調が戻った人も昼寝を。ただし長時間だと睡眠リズムが乱れる

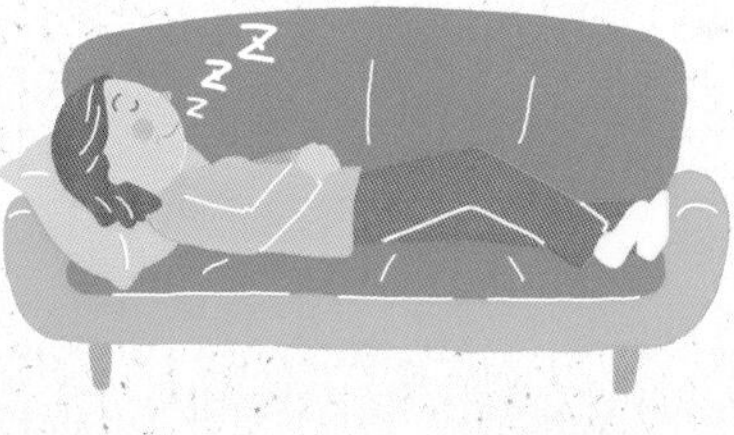

夜間はパソコンやスマホはほどほどに

これらの機器から出るブルーライトには覚醒作用がある

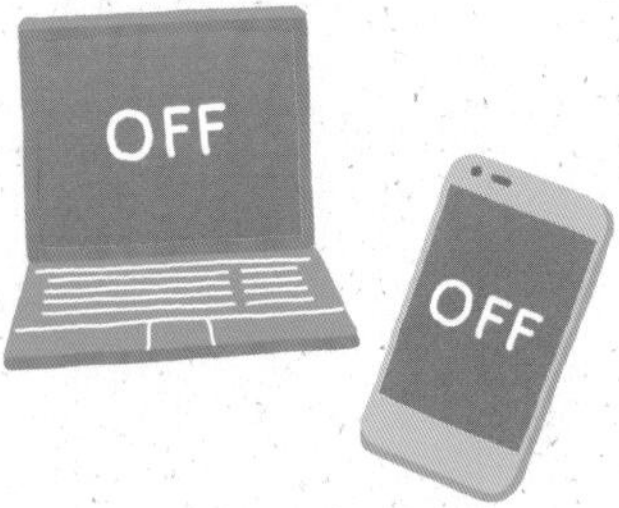

ぬるめのお湯にゆっくりつかる

いったん体の芯まで温めると、体温が冷めていく過程で眠くなる

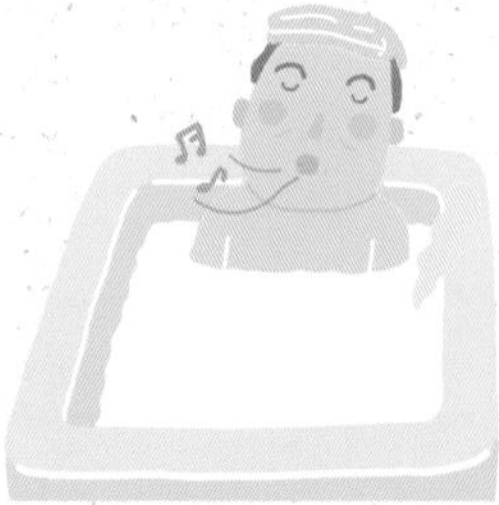

アルコールは控えめに

寝酒で寝つきがよくなることもあるが、途中で目覚める要因にもなる

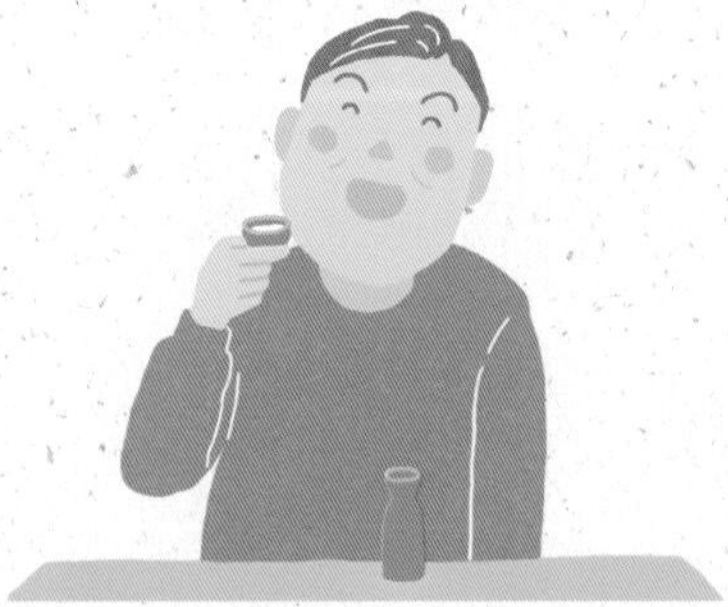

禁煙

肺がんの予防にも治療にも喫煙は厳禁だが、睡眠の妨げにもなる

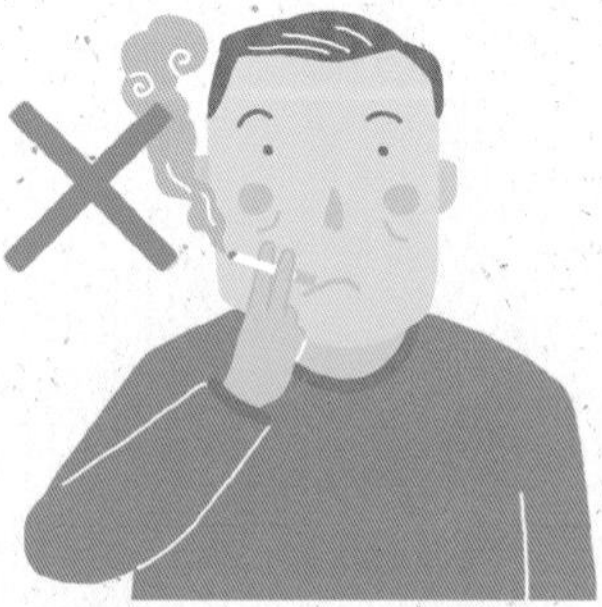

睡眠薬や睡眠サポートサプリ

不眠が続くときは医師に睡眠薬を処方してもらうか、睡眠サポートサプリメントを利用

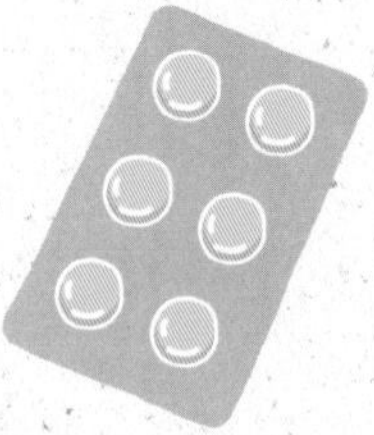

照明は明るすぎないように

夜間は暗いほうがメラトニンの分泌を促進

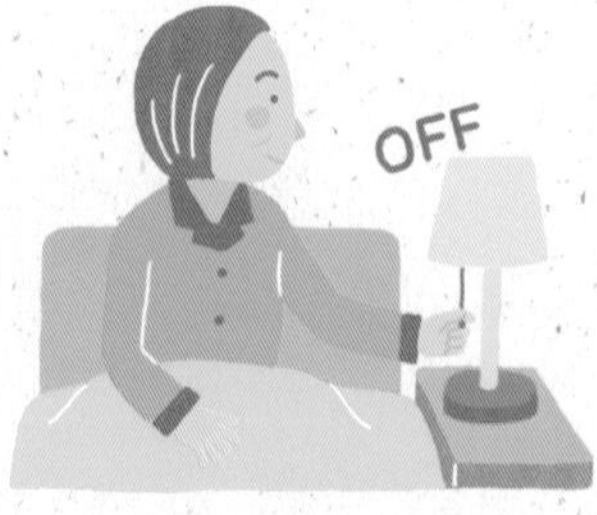

コーヒー、紅茶、緑茶はほどほどに

カフェインには覚醒作用があるので、夜間は避ける

不安・恐怖・ストレスを解消する工夫

不安・恐怖・ストレスはあるのが当然と認めよう

肺がんの中には進行の速いもの、治療の困難なものがありますが、最近では患者さんへの負担が少ない手術の普及、多くの新薬の登場、薬の効果的な使用法などにより、治療の選択肢が大幅にふえました。生存率も上昇しています。期待を抱いて治療に望める時代になったのです。

そうは言っても、やはり再燃や再発への不安・恐怖、ストレスがあるのは当然。多少の差はあれ、だれもが感じることです。医師、看護師、相談室のスタッフなどにサポートしてもらいながら、少しでも解消できるよう工夫してみましょう。

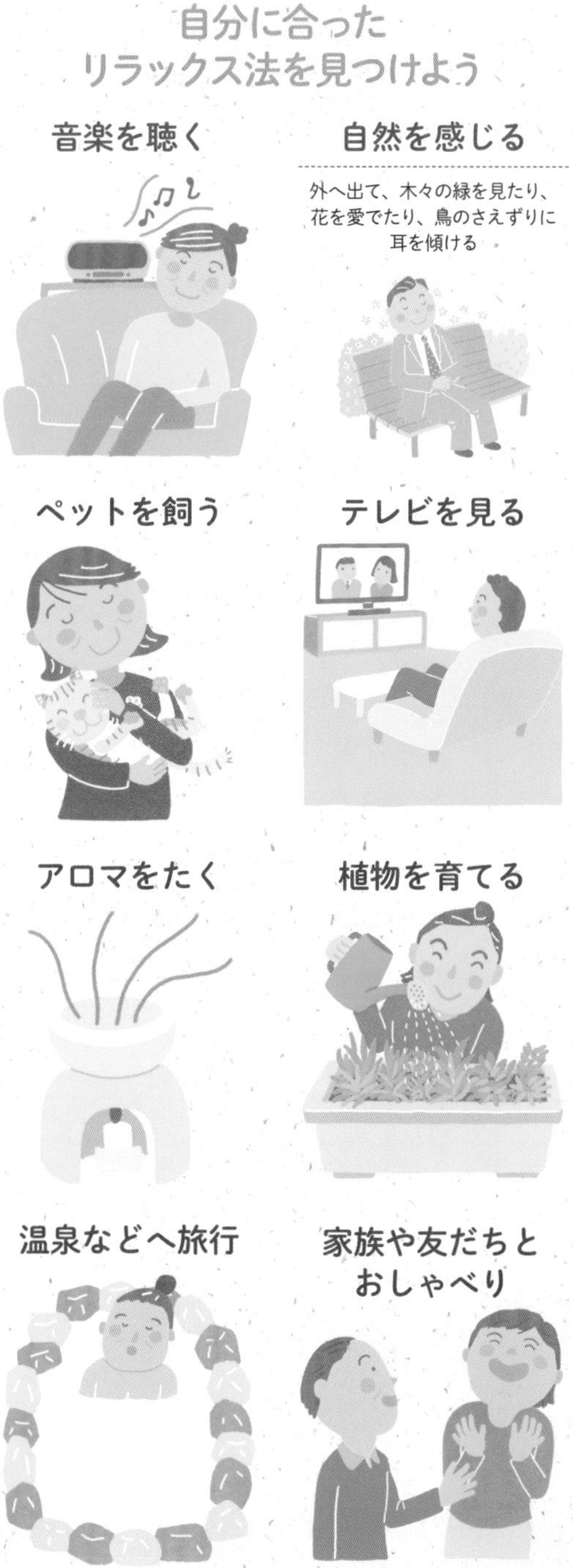
自分に合った
リラックス法を見つけよう
音楽を聴く
自然を感じる
外へ出て、木々の緑を見たり、花を愛でたり、鳥のさえずりに耳を傾ける
ペットを飼う
テレビを見る
アロマをたく
植物を育てる
温泉などへ旅行
家族や友だちと
おしゃべり

高齢者の患者さんと家族へ

体力の衰えや低栄養に注意を

いろいろながんで高齢の患者が増加しています。肺がんも同様で、高齢になるほど罹患する割合が高くなっています。

高齢の患者さんはもともと体力があまりありません。しかも入院中は運動量が少なくなりますし、手術によって負担がかかると、ますます体力が低下する恐れがあります。

体力の低下により活動量が減少すると、食事の摂取量も少なくなりますし、低栄養の状態になり、さらに筋肉量が減って活動量が減るという悪循環になります。そのような悪循環に陥らないようにするには、入院中も手術前から散歩やラジオ体操などのような軽い運動をすることです。

食事については、入院中は心配ないですが、家庭に帰っても低栄養にならないよう、退院前の栄養指導をしっかり受けておきましょう（156ページ参照）。どこの病院でも入院中のスケジュールの中に、栄養士の栄養指導が組み込まれています。家族が食事の用意をしている場合は、食事を担当している人にも栄養指導を受けてもらえば安心です。

誤嚥性肺炎を予防する工夫

高齢になると、食事をのどに詰まらせたり、誤嚥性肺炎を起こしやすくなります。その予防のため、上の表のような方法を試してみましょう。

誤燕性肺炎を予防する工夫

- カラオケを楽しむ（声帯の鍛錬になる）。
- 新聞を声を出して読む（これも声帯の鍛錬）。
- 無理のない運動をする（太ももの筋肉が落ちると肺の機能も落ちる）。
- 食事はよくかんでゆっくり。
- かむ力や飲み込む力に合わせて、軟らかくしたり、刻み食や流動食などを用意する。

家族の接し方のポイント

- 本人の意志を尊重する。
- できるだけ普通に接し、励ましすぎない。
- 安易に手を出さないで、できることは本人にさせる。
- ただし、注意深く見守る。

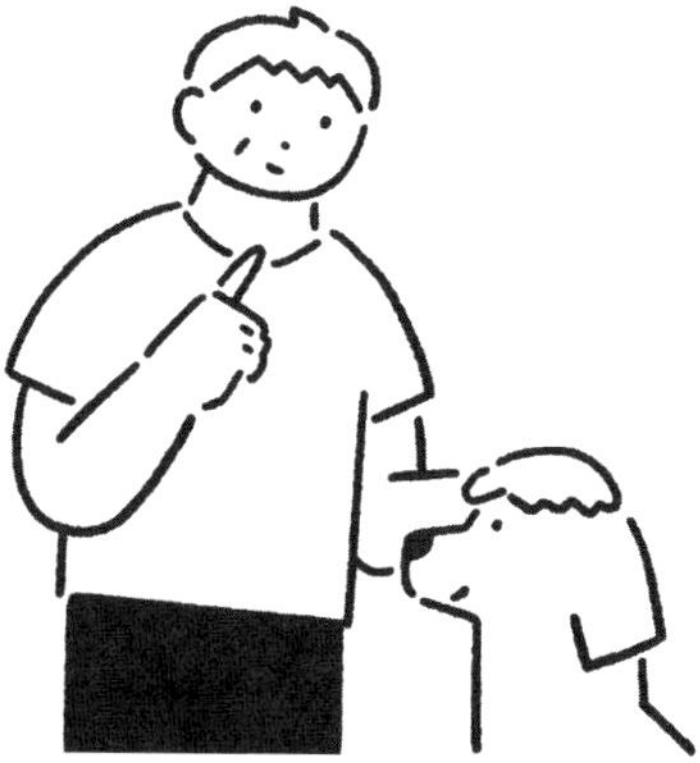

名医が教える

よくわかる

最新医学

肺がん

手術、放射線療法、薬物療法、周術期治療
術後の生活、お金のこと、再発・転移を防ぐ知恵
自分にあう治療法を選ぶために必要な情報のすべて

坪井正博

国立がん研究センター
東病院　呼吸器外科科長

Masahiro Tsuboi
Doctor of Medicine

National Cancer Center, Japan | ncc ·
Thoracic Surgery and Oncology

主婦の友社

はじめに

肺がんに対して、多くの人が、こわい病気というイメージを抱いていることでしょう。しかし、いたずらにこわがらず、自分の病状を理解することが、よりよい治療を受ける出発点になります。

本文の中で何度か紹介していますが、一口に肺がんといっても「十人十色」で、いろいろなタイプがあります。がんという重みに押しつぶされないで、今の体力で何ができるか、どんな種類の治療があり、それぞれのメリット・デメリットは何なのかを医師から冷静に聞いて、自分の受けたい治療を選択し、それを受けることがたいせつだといえます。がん治療のキーワードは「あわてない」「あせらない」「あきらめない」です。最近の医療の進歩で、肺がん全体の5年生存率は大きく延びてきています。特に、この20年間の治療の進歩は目を見張るものがあります。

出発点を間違えると、治療全体の流れがおかしくなることがあります。病状を把握するために、あるいは一般論として肺がんを理解するために、この本をお役立ていただければ幸いです。また、治療の最初に決めたことが、実際に治療を続けていく間に変わってくることはよくあります。がんの治療の多くが効果を期待される一方で、その副作用は必ずありますので、当然といえば当然の話です。その場合も、そのつど、病状と体力と気持ちを考慮し、家族と相談しながら治療を続けていくことが、いい道をつくっていくことになるでしょう。

どういう治療法を選択するのかは、最終的には患者さん自身が決められることです。そんなことなら治療を受けないとか、これ以上治療を続けたくないという選択肢もあります。ただ、私自身は、体力的に治療のチャンスがあるのなら、こわがらないでまずチャレンジしてみたらいいのではないかという姿勢で話をしています。「私を信頼してくださるのなら、いっしょにがんばりましょう」と。治療を途中であきらめるより、可能な方法があるなら積極的に治療を受けられる一方で、ご自分の時間をたいせつにして、社会生活との両立に取り組まれているかたのほうが、元気で長生きをしているという実感を持っています。

現在では、がんであることを患者さん本人に告知することが一般的ですが、中には高齢であることや本人にショックを与えたくないなどの理由から、患者さんに肺がんであることを知らせたくないと思われる家族のかたもいるようです。しかし、冒頭で述べたように、自分の病状を理解することが肺がん治療の出発点です。がんの治療のほとんどは、体に負担がかかるものであり、それを乗り越える体力が必要とされます。たとえば、階段の昇降ができない患者さんに手術をしたり、寝たきりで外来へ通院できない患者さんに抗がん剤を投与するようなことは、患者さんの寿命を縮めてしまうことにもなります。病状を理解しないままに治療法を選択すると、患者さん本人も家族も「こんなはずではなかった」と後悔することにもなりかねないのです。

しかも、抗がん剤による副作用が出たときなども、それを副作用と思わずにがまんして、治療のタイミングを逸してしまい、とり返しのつかないことすらあります。また、患者さんは非常に敏感なので、医師やご家族のかたが隠し事をすると、それを感じとってしまい、信頼関係を失うことになります。患者さん・家族・医師あるいは医療従事者の相互の信頼関係なくしては、いい治療は望めません。ですから、そういう意味でも、医師や医療従事者は患者さんに病状をきちんと話して理解してもらうことがたいせつですし、ご家族も恐れずに、患者さんや医師といっしょに肺がんという一つの病気に向き合ってほしいと思います。最近はチーム医療や地域連携などが充実し、必要に応じて適切な医療機関で診療できるような体制ができつつあります。悩みや不安があるときは、かかりつけ医や看護師に相談してください。

本書では、肺がんという病気について、基本的な知識から最新の情報まで、患者さんに知ってほしいことをできるだけわかりやすい言葉で説明しました。しかし、本書を読んでもわからないこと、迷うことはたくさんあるでしょう。そういう場合は、「こんなことを聞いたら相手にしてもらえないのではないか」などと遠慮しないで、主治医に尋ねましょう。それが、患者さんと医師の信頼関係を築き、いい医療を受けることにつながります。

最後に、私が今日こういった仕事ができるのは、私にかかわっていただいた多くの患者さん、そしてそのご家族とのさまざまな「医療現場」があったからだと思っております。この場を借りて、いつも力を与えていただいた皆さんに感謝申し上げます。また、この本の制作にあたり、東京医科大学病院と国立がん研究センター東病院の関係者のみなさん、主婦の友社とその関係者のかた、ならびにフリーライターの植松文子さんにはたいへんお世話になりました。衷心より御礼申し上げます。

２０２３年11月

国立研究開発法人
国立がん研究センター東病院　呼吸器外科　科長

坪井正博

肺がん 目次

巻頭口絵

(1)など、( )付の数字は、巻頭カラーコーナーのページを示しています。

第3章 肺がんの治療

第4章

再発・転移を防ぐ治療後の生活

写真・資料協力
東京医科大学呼吸器外科・甲状腺外科スタッフ
放射線科スタッフ
病院病理部スタッフ
国立がん研究センター東病院・呼吸器外科スタッフ

編集まとめ／長岡春夫
装丁／川村哲司（アトモスフィア）
カバーイラスト／山本啓太
本文イラスト／竹口睦郁・清水富美江
レイアウト・図表デザイン／（株）ローヤル企画
校正／内藤久美子
編集担当／天野隆志（主婦の友社）

第1章

肺がんとはどんな病気？

日本人の死亡原因の中で最も多いのは〝がん〟。
その中で最も死亡者の多いのが肺がんです。
元気で長生きするために、正しく知っておきたい病気です。

肺がんは意外と身近ながんだった

がんの中で最も死亡者の多いのが肺がんで、統計によると、年間7万人を超える人が肺がんで死亡しています。まず、肺がんは身近ながんであることを心にとめておきましょう。

1年間に37万人以上の人ががんで死亡している

現在の日本人の死亡原因で最も多いのが、がんであることはだれでも知っている事実ですが、昔からこれほど多くの人が、がんで死亡していたわけではありません。

戦前から終戦直後まで猛威をふるっていたのは結核や肺炎などといった感染症でした。特に多かったのが結核で、当時の死因の第1位であり、がんの死亡率は結核の死亡率の半分にもなっていません。

その後、抗生物質の普及や衛生状態の向上により、結核や肺炎による死亡は激減し、脳血管疾患がそれにとってかわりましたが、それも1970年をピークに低下し始めました。

しかし、がんの罹患数と死亡数はこの間もずっと増加の一途をたどり、ついには1981（昭和56）年に脳血管疾患を抜いて日本人の死因の第1位になり、それが現在まで続いているのです。厚生労働省の統計によると、2018（平成30）年には37万3584人もの人ががんで死亡。実に全死亡者の27・4%を占めています。

高齢になるほど罹患率が高くなる肺がんは、突然変異や老化に伴ってある種の遺伝子の働きがおかしくなって起こるとも考えられています。感染症を克服し、栄養状態がよくなって、平均寿命が延びた現在、昔なら結核などで若くして亡くなっていた人が生き延びて、高齢になり、がんによって亡くなっているといえるでしょう。

肺がんの発生は男性では2番目、女性では4番目

がんは人体のどこにでもできますが、臓器や組織により、できやすいところとできにくいところがあります。たとえば、胃がんは日本人には非常に多いがんで、1985年ころからは罹患率が低下しているものの、2014年現在でも罹患数が男性1位、女性3位と、相変わらずおおぜいの人が罹患

主な死因別にみた死亡率（人口10万対）の年次推移

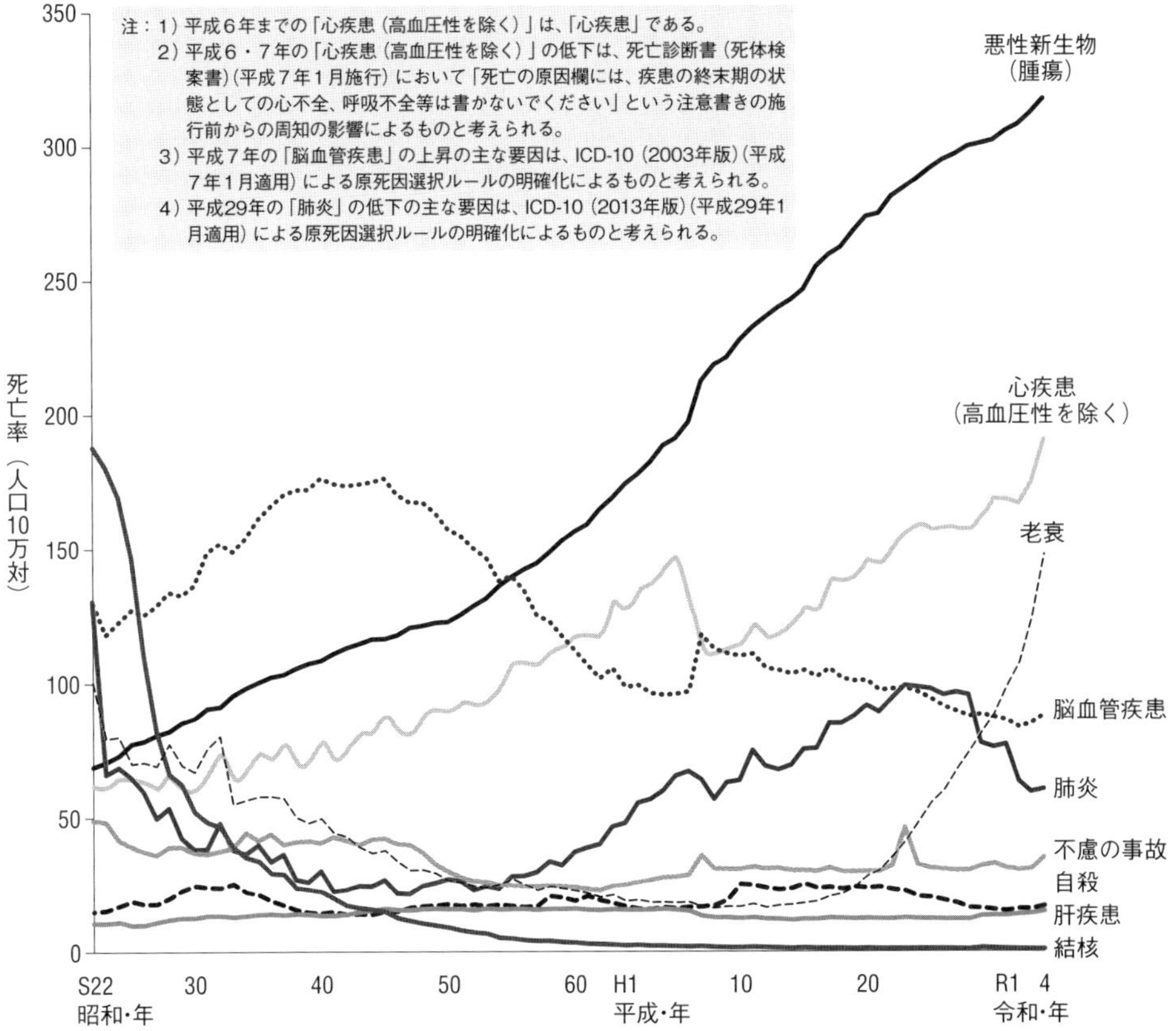
注：1）平成６年までの「心疾患（高血圧性を除く）」は、「心疾患」である。
2）平成６・７年の「心疾患（高血圧性を除く）」の低下は、死亡診断書（死体検案書）（平成７年１月施行）において「死亡の原因欄には、疾患の終末期の状態としての心不全、呼吸不全等は書かないでください」という注意書きの施行前からの周知の影響によるものと考えられる。
3）平成７年の「脳血管疾患」の上昇の主な要因は、ICD-10（2003年版）（平成７年１月適用）による原死因選択ルールの明確化によるものと考えられる。
4）平成29年の「肺炎」の低下の主な要因は、ICD-10（2013年版）（平成29年１月適用）による原死因選択ルールの明確化によるものと考えられる。
死亡率（人口10万対）
350
300
250
200
150
100
50
0
悪性新生物（腫瘍）
心疾患（高血圧性を除く）
老衰
脳血管疾患
肺炎
不慮の事故
自殺
肝疾患
結核
S22
30
40
50
60
H1
10
20
R1
4
昭和・年
平成・年
令和・年

（出典：「令和4年（2022年）人口動態統計（概数）」厚生労働省　2023.6.2より作図）

しています。

また、大腸がん（結腸がん＋直腸がん）も1975年以降ふえ続け、最近は増加が横ばい傾向にあるものの、現在でも罹患数の多いがんの一つです（同じ消化器ではあっても、小腸にはあまりがんはできません）。

では、肺がんはどのくらい発生しているのでしょうか。

罹患率は、男性では1975年から増加し続けており、2019年には前立腺がん、大腸がん、胃がんに次いで4番目になっています。年齢が上がるほど罹患率も高まり、60歳以降になると急激にふえます。

女性の罹患率も増え続け、2019年には乳がん、大腸がんに次いで3番目に多いがんとなっています。

男女の罹患数の合計では、肺がんは、わが国では大腸がんに次いで2番目に多いがんです。

がんの中で、死亡者の最も多いのが肺がん

肺がんが本当に問題なのは、罹患者の多さではなく、死亡者の多さです。次ページの下に示した「部位別がん死亡数」を見ると、男性では肺がんによる死亡が最も多いことがわかります。女性では大腸がんに次いで2位ですが、男女合わせた死亡者は肺がんが1位です。

厚生労働省の統計によると、肺がんの死亡者が胃がんを上回って1位になったのは1993年です。2020年には、7万5585人もの人が肺がんで亡くなっています。特に肺がんの死亡は男性に多く、5万3247人です。女性は男性にくらべると少ないものの、それでも2万2338人もの人が死亡しています。肺がんは他人事ではない、身近ながんであることを銘記しておきましょう。

COLUMN

高齢者は肺炎にも注意！

最近の死亡原因で注意しなければならないのが肺炎です。肺炎は戦後激減しましたが、1960年代後半からじわじわと増加し始めました。

その後も減少している年はありますが、長い期間で見ると増加しており、2011（平成23）年には脳血管疾患を抜いて3位となりました（11ページ参照）。

2017年には死因の記入の仕方により（11ページの図の注4参照）、5位になっていますが、依然として肺炎の死亡者が多いことは確かです。肺がん同様、肺炎も高齢になるほど増加します。40才を過ぎたら年1回は肺炎の検査を受け、65才になったら5才間隔で行われている肺炎球菌の予防接種を受けましょう。

性・年齢階級別にみた主な死因の構成割合（2020年）

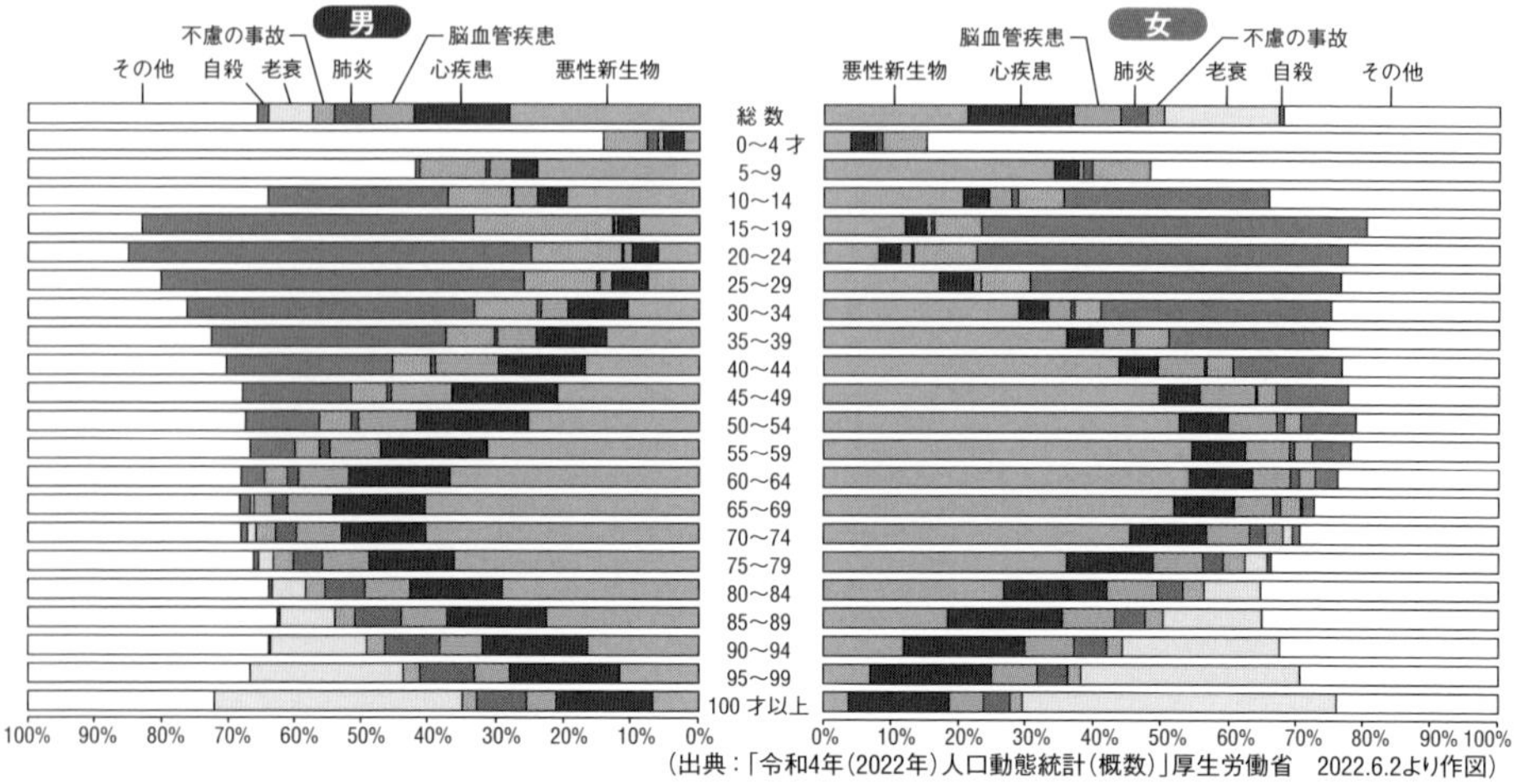

（出典：「令和4年（2022年）人口動態統計（概数）」厚生労働省　2022.6.2より作図）

部位別がん罹患数（2018年）

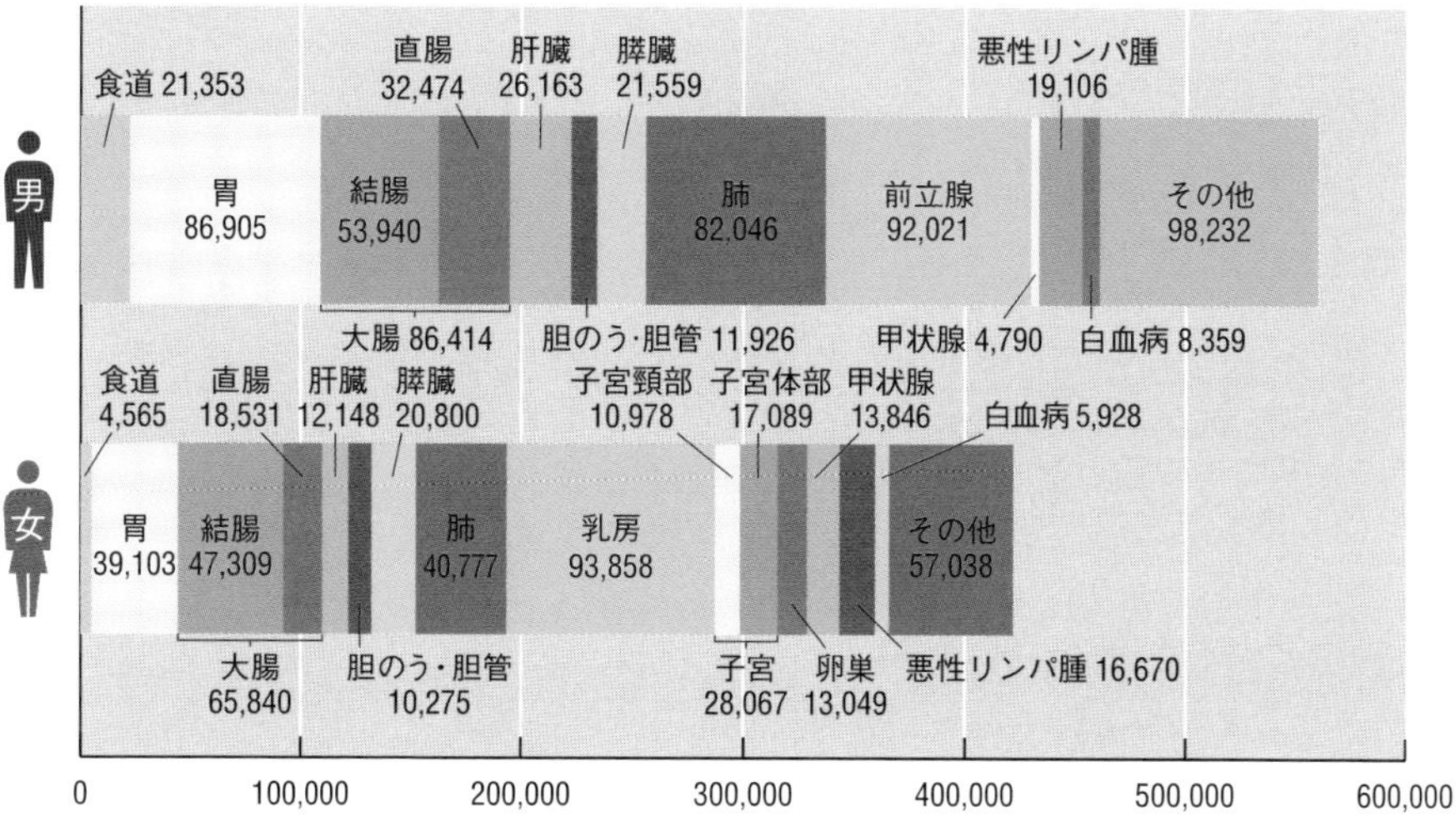

（国立がん研究センター　がん対策情報センター『がん登録・統計』）

部位別がん死亡数（2020年）

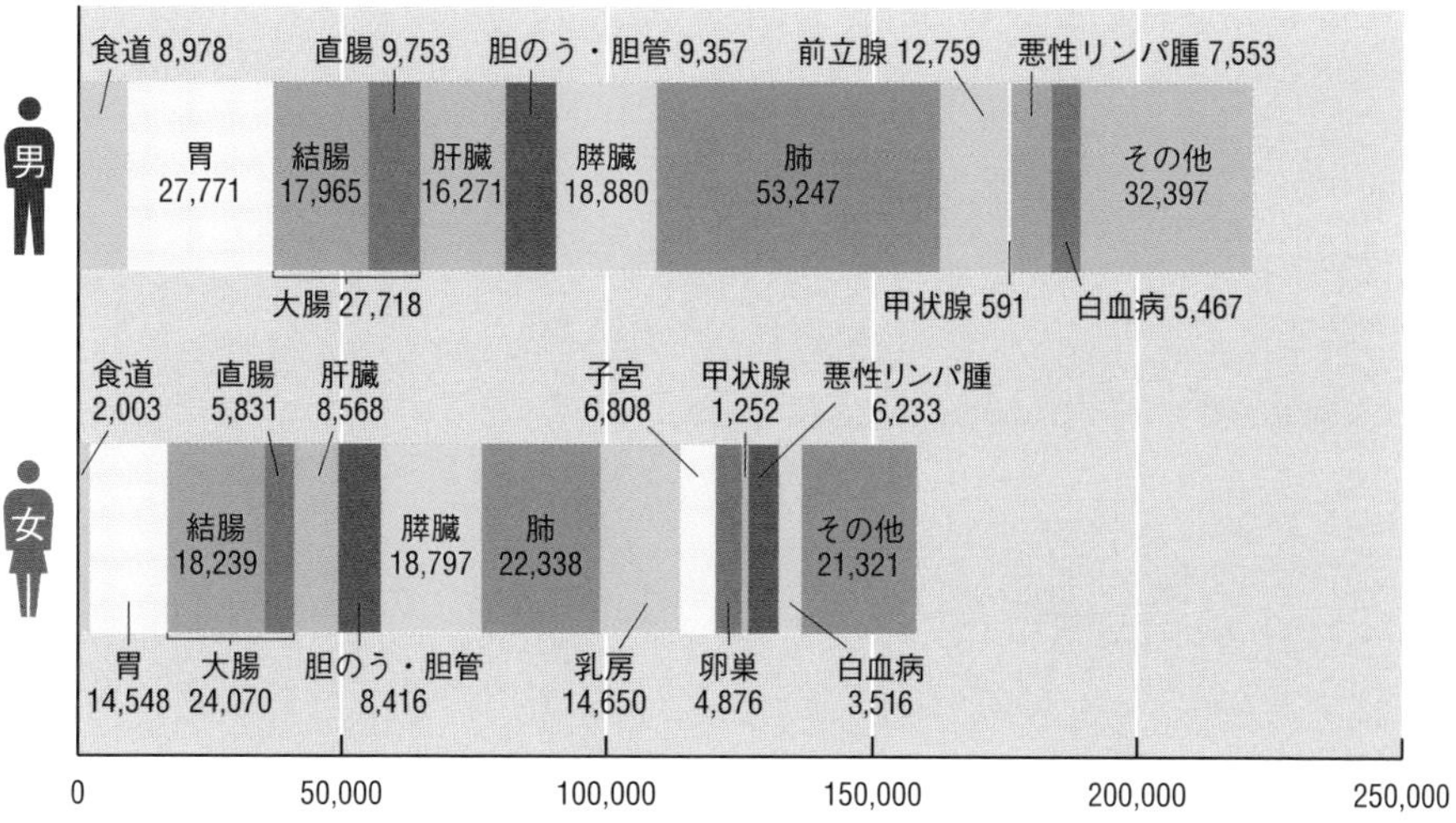

（国立がん研究センター　がん対策情報センター『がん登録・統計』）

病状と治療は十人十色、百人百様

一口に肺がんといっても、がん細胞の形、できた場所、発見時の進み具合、患者さんの体力や気力や薬に対する反応など、さまざまな違いがあり、治療も一様ではありません。

肺がんは顔つきが多彩 病状も経過もさまざま

医師から肺がんの疑いがあるといわれて、動揺しない人はほとんどいないでしょう。知り合いに肺がんの患者さんがいる場合は、その人の闘病の様子などが浮かんでくるかもしれません。しかも、たいていは悪いケースを想像しがちなので、患者さんも家族も落ち込んでしまうことが少なくありません。

しかし、肺がんという病名は同じであっても、病気の状態は十人十色です。特に、肺がんは顔つきが多彩であるといわれています。顔つきとは、細胞の形をいいますが、人間の顔つきが一人一人違うように、がんも顔つきにより病気の進み具合や治療に対する反応などが違います。つまり、肺がんにはいろいろな性質のがんがあるということです。

肺がんと聞いただけで絶望しないで

肺がんの進み具合は、がんの大きさ、リンパ節や他の臓器への転移の有無などにより、Ⅰ期からⅣ期までに分類されています。がんを治すためには早期発見・早期治療が肝要といわれています。それは肺がんにもあてはまり、早期に適切な治療を受ければ、治る確率がそれだけ高くなります。

たとえば、2000年から2010年までの国立がん研究センター東病院の肺がん切除例の5年生存率を例にとってみても、ⅠA期という比較的早期のがんでは77・8％になっています（164ページ参照）。ですから、肺がんという病名を聞いただけで、絶望す

COLUMN

顔つきのいいがん、悪いがん

がんは、細胞が異常に増殖する病気ですが、もともとは私たちの正常細胞から発生します。

私たちの体を構成している細胞は、その数、数十兆個。想像できないような

ることはないのです。

治らないと決めつけて適切な治療を受けないのも、治る可能性の芽をみずからつみとってしまうことになりかねません。また、他人の病状と比較して一喜一憂するのも賢明とはいえないでしょう。

肺がんの疑いがあるといわれたときは、速やかに適切な検査を受けて、正しく診断してもらうことです。患者さん一人では冷静に話を聞くことができないかもしれないので、家族や知人などに同行してもらい、医師の説明をきちんと聞いてきましょう。

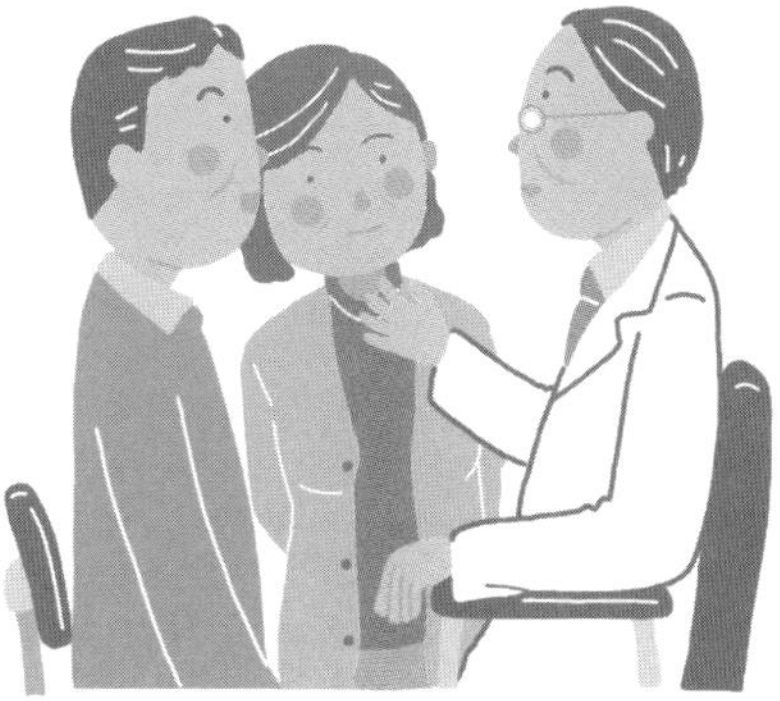

進み具合や患者さんの状態で最適の治療法も異なる

肺がんの治療には大別して手術、薬物療法（抗がん剤治療）、放射線療法、レーザー療法などがあります。このような方法を単独で行ったり、2種類以上の方法を組み合わせたりして治療します。

実際にどのような治療をするのかは、がんの進み具合、細胞の形、遺伝子異常の状態、患者さんの病状・体力・気力・治療後の生活など、さまざまな要素を考慮しながら、医師と患者さんや家族が話し合って選択することになります。

ですから、タイプや進み具合が似ている肺がんであっても、治療法が異なることはよくあることです。治療法も百人百様といえます。


数ですが、これら一つ一つの細胞にも寿命があり、古いものは細胞分裂によってできた新しい細胞に置き換えられています。しかし、新しくできた細胞が、元の細胞と形や性質が違ってしまうと、そのような細胞が集まった組織は正常に働くことができません。したがって、細胞分裂は一定のルールに従って行われます。そのルールを無視して暴走してしまうのが、がんなのです。

元の細胞に近づいていく過程を「分化」といい、分化の程度によって、元の細胞の形に近い段階まで分化したがんを「高分化がん」、分化があまり進まないがんを「低分化がん」、ほとんど分化が進んでいないがんを「未分化がん」と呼んでいます。

分化の程度が高ければ、さらに分化する余地はあまりないので、細胞分裂の暴走もさほどひどくありません。このようながんは「顔つきのいいがん」とか「顔つきのおとなしいがん」といわれ、比較的予後のいいがんと考えられています。それに対して、低分化がんや未分化がんは暴走する余地がたくさんあるため、予後がよくないと考えられています。

治る肺がん、治りにくい肺がん

肺がんの5年生存率は残念ながら、がん全体の中で低い部類に入りますが、早期に発見すれば治癒する率が高くなります。特に、超早期のがんはほぼ100%治ります。

肺がんの再発の多くは手術後3年以内に起こる

がんの場合、手術によって完全にがんを切除したと考えられても、100%再発しないとは言い切れません。がん細胞が血液にのって他の臓器にたどり着き、そこでひそかに生きている可能性があるからです。それが「転移」であり、がんの特徴の一つなのですが、微小なうちはさまざまな検査を行っても発見できません。5㎜や1㎝などといった一定の大きさになって初めて、画像検査などで見えるようになるのです。

ただ、そのような場合でも、再発はおおむね5年以内に起こることから、がんの多くが5年間再発しなければ、治癒とされているのです。肺がんの場合も、一般的には、5年間無再発であれば、治癒と判断されます。

次ページの図は、主ながんの5年相対生存率を示したものです。5年相対生存率とは、がんであると診断された人のうち5年後に生存している人の割合が、性別や年齢別などの分布を同じくする日本人の集団の生存割合にくらべてどのくらいであるかをあらわしたものです。ここでは、再発の有無は問われていませんが、生存率が100%に近ければ近いほど、長生きできるがんということになります。

この図で見る限り、残念ながら肺がんの場合、5年相対生存率が男性では29・5%にしかすぎません。女性は男性よりよいものの、46・8%です。肺がんは、手術後3年以内に約75%が再発すると考えられています。

ほぼ100%治る肺がんがあることがわかってきた

肺がんの病期については57ページでくわしく説明しますが、進行具合によってⅠ期からⅣ期までに分類されています。Ⅰ期であれば治癒率は高くなりますが、ここ20年の研究により、Ⅰ期の中にもっと早期の、いわば超早期がんも見つかるようになりました。

これは、普通のX線検査には映らないのですが、高分解能を持つ薄切（高分解能）CTで、すりガラスのような影として映ります。これを「すりガラス状陰影」（7・52ページ参照）といい、1個だけ見つかる人もいれば、2～3個見つかる人もいます。

すりガラス状陰影がすべて典型的ながんの進行をするわけではなく、長期間変化しないものも含まれていますが、観察を続けると、将来、治療を必要とするものがあります。

ただし、すりガラス状陰影の多くはゆっくり進行します。つまり、がん化の兆候があらわれた段階で治療すれば、ほぼ100％治癒する肺がんなのです。したがって定期的に経過を観察して、がんである可能性が高いと判断されると気管支鏡検査（気管支鏡下生検）や胸腔鏡《きょうくうきょう》検査（手術）で診断されたあと、手術や放射線などの治療を行います。

部位別がん患者5年相対生存率

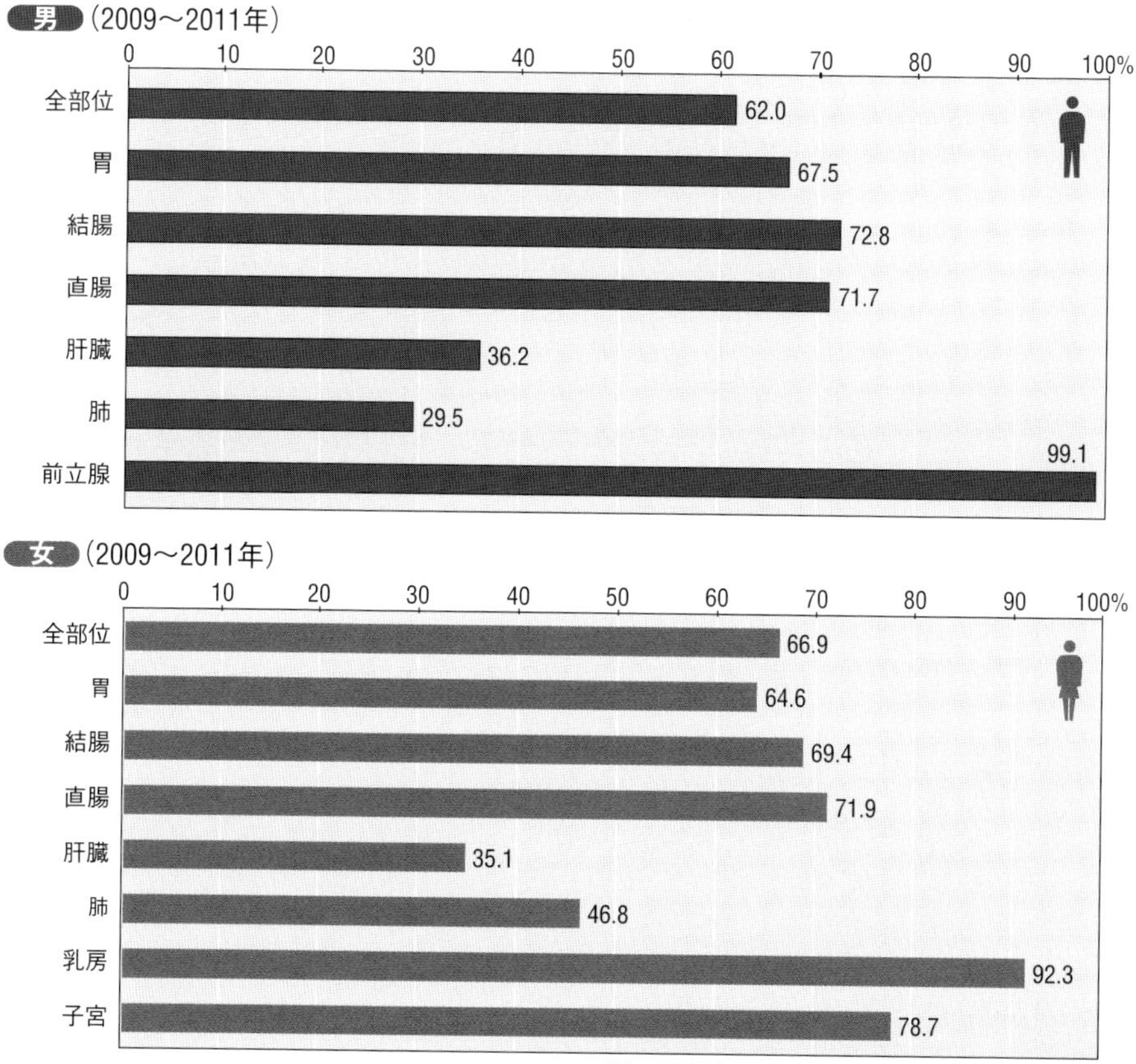

（国立がん研究センター がん対策情報センター『がん登録・統計』）

タバコをやめて検診を受けよう

肺がんの発症リスクをみずから減らす最も確実な方法は禁煙です。タバコは肺がん以外にも、ほとんどのがんの発がんリスクを高め、喫煙者本人だけでなく、周囲の人も巻き添えにします。

禁煙は年齢にかかわらず肺がん予防の効果がある

肺がんもほかのがんと同様に、初期には自覚症状がありません。症状が出た段階になると、ある程度がんが進行していると考えられます。したがって、肺がんで命を落とさないためには、肺がんにならないように努める「一次予防」と、定期的に検診を受けて早期に発見するための「二次予防」を心がけるべきです。

一次予防で最も確実な方法は禁煙です。喫煙は肺がんの最大のリスクファクター（危険因子）であり、喫煙者は非喫煙者にくらべて、男性では約4・5倍、女性では約3倍も肺がん発症のリスクが高くなることが知られています。もし、タバコを吸わなければ、男性の肺がん患者さんの68％が発症せずにすむと考えられています。それほどタバコは肺がんのリスクを高める要因となっているのです。

肺がんだけではありません。次ページに示したように、喫煙はほとんどの発がんリスクになることも知られています。喫煙者は非喫煙者にくらべてすべてのがんのリスクが1・65倍になると考えられているのです。

また、喫煙はがん以外にも、高血圧、動脈硬化、心臓病、歯周病、糖尿病など、多くの生活習慣病の発症や促進にもかかわっています。禁煙のもたらす効果は、どんな薬にもまさるものといえましょう。

また、喫煙の影響は本人だけでなく、「受動喫煙（パッシブ・スモーキング）」といって、煙を吸い込んでしまう周囲の人にも及びます。受動喫煙による肺がん死のリスクは、1・19倍と考えられています。喫煙者本人に対する肺がんリスクは自業自得ともいえますが、そのために愛する家族を巻き添えにするのだという自覚はしっかり持ったほうがいいでしょう。

なお、禁煙は何才で実行しても効果があります。何十年も吸ってしまったのでいまさら禁煙しても効果がないなどと、自分に対する言いわけをしないで、すぐ実行してください（禁煙についてのくわしい説明は165ページ参照）。

● タバコが関係する「がん」

非喫煙者と比較した喫煙者のがんによる死亡の危険性（男性）

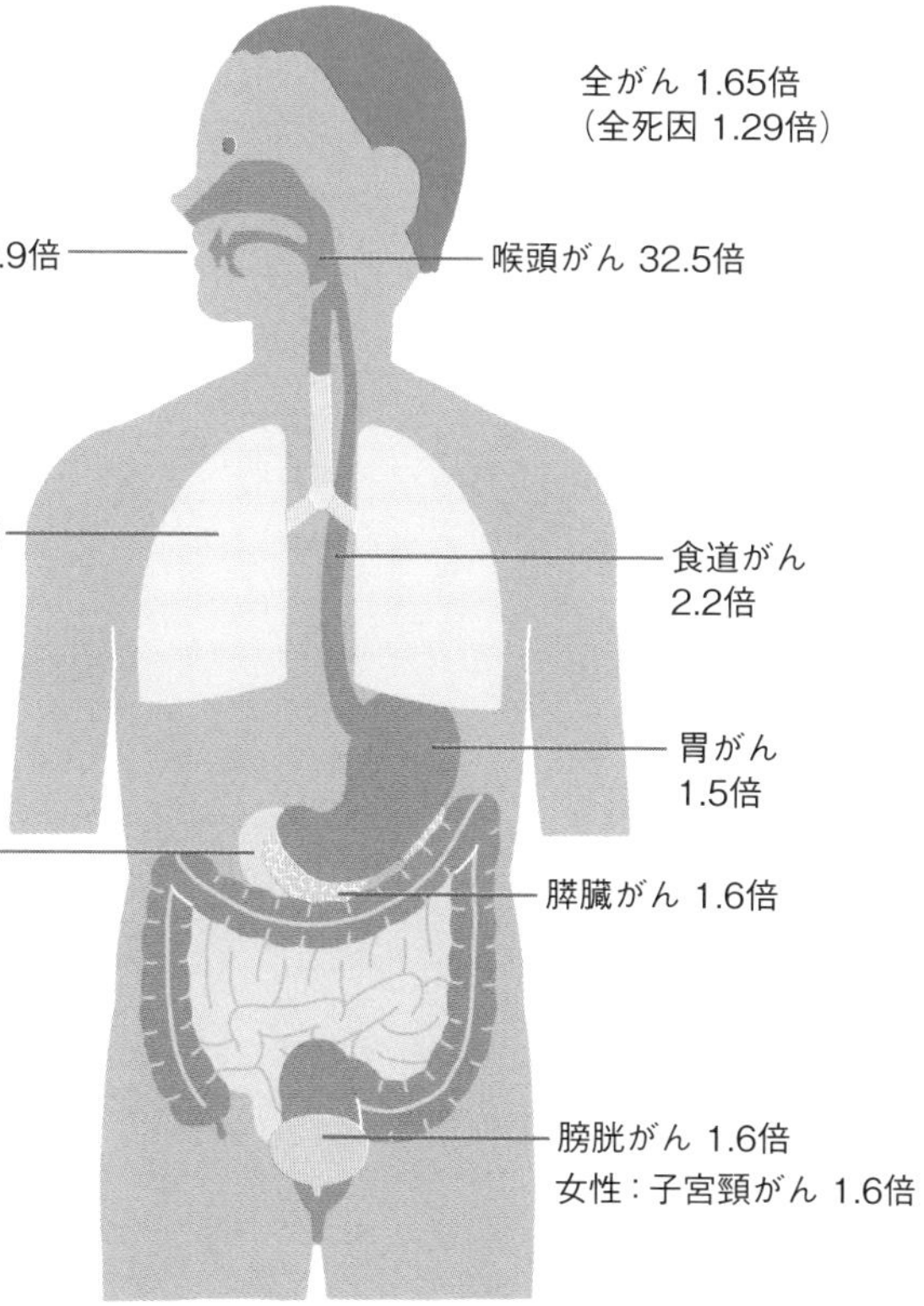

（平山雄「計画調査<1966～1982年>」）

50才以上のヘビースモーカーは年に1回CT検査を

二次予防のために行う検査としては、単純胸部X線検査、胸部CT検査、PET（ポジトロン断層撮影法。42ページ参照）のほか、痰《たん》をとってがん細胞の有無を調べる喀痰細胞診《かくたんさいぼうしん》などが代表的なものです。

40才を越えたら、年に1回は胸部X線検査を受け、さらに50才以上で喫煙習慣のある人は、喀痰細胞診検査もあわせて受けるようにしましょう。単純胸部X線検査は細い気管支から肺の端にできる末梢型の肺がんを、喀痰細胞診検査は太い気管支にできる中心型の肺がんを発見するのに有効です。

ただし、早期発見の観点からは胸部X線検査よりCT検査のほうが適しています。2010年にアメリカで行われた調査によると、ヘビースモーカーの人は年1回のCT検査を行うことで、肺がん死亡のリスクを約20％減らせたとのことです。ヘビースモーカーの人は、毎年CT検査を受けて肺がんの有無をチェックしましょう。

（検査のくわしい説明は30ページ参照）

肺がんの原因

タバコのほか、アスベスト、ディーゼル排ガス、PM2・5など、肺がんの発症にかかわっている物質がいくつかわかっています。また、老化もがんの発症にかかわっている大きな因子です。

肺がんは高齢者に多いがん　遺伝子との関係はまだ未解明

がんは遺伝子に傷がつくことで発生します。遺伝子の傷は特別なことではなく、健康な人の体内でも絶えず起こっていますが、健康な人の場合には、遺伝子に傷がついても、修復する能力があり、がんになりません。ところが、老化すると修復能力が低下し、がん化しやすくなります。がんが中高年以上に多いのはそのためです。肺がんは、男性は40代後半から、女性は50才ころから増加、高齢になるほど罹患する人の割合が高くなっていきます。

最近は遺伝子の研究が盛んに行われて、多くのがん種で、がんの発症に深くかかわる遺伝子異常が発見されています。また、乳がんや大腸がんでは、生まれつき遺伝子に異常があって、同じがんが多発する家系があることもわかっていて、遺伝子検査や、カウンセリングなども行われています。

肺がんでも、関係のある遺伝子の候補はいくつかあがっていて、複数の遺伝子が関係しているのではないかと考えられています。しかし、どの遺伝子がどうかかわっているのかは、まだはっきりとは特定されていません。

PM2・5などの大気汚染情報にも注意

アスベスト、クロム、コールタールなど、さまざまなものが肺がんの発生にかかわっていますが、最近注目されているのがPM2・5です（5ページ参照）。PM2・5が問題なのはそのサイズ。ごく微小なことから肺の奥深くまで入り込んで、肺がんなどの呼吸器疾患や循環器疾患のリスクになるのです。PM2・5の1日平均値が70㎍／㎥になると健康に影響が出る可能性があります。特に春先には中国の大気汚染が気流に乗って流れてきて、九州や北陸などで上昇します。環境省のホームページや気象情報などで数値を調べて、外出を控えたり、洗濯物を部屋干しにするなど注意しましょう。

年齢・部位別のがん罹患数割合（2018年）

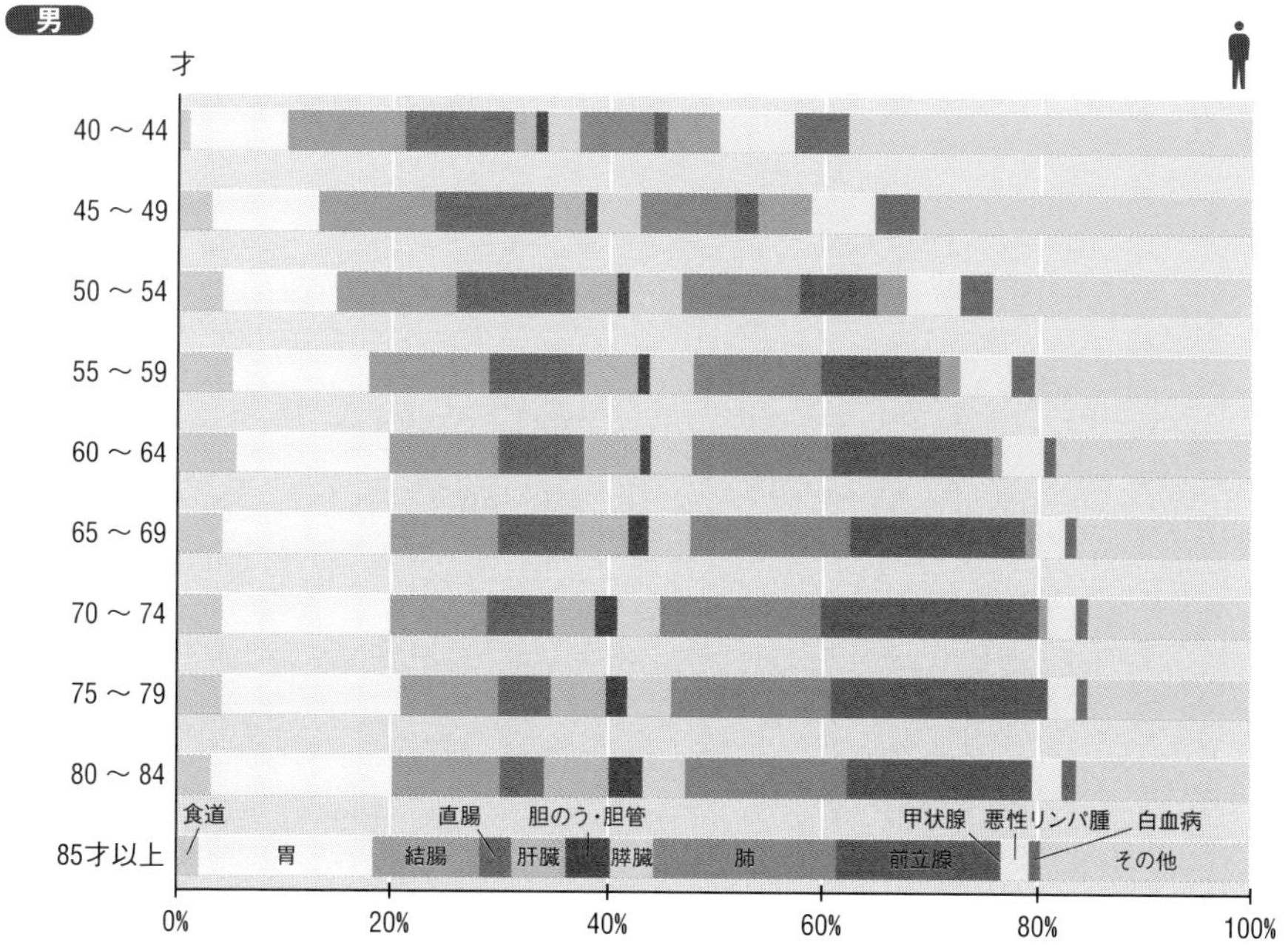

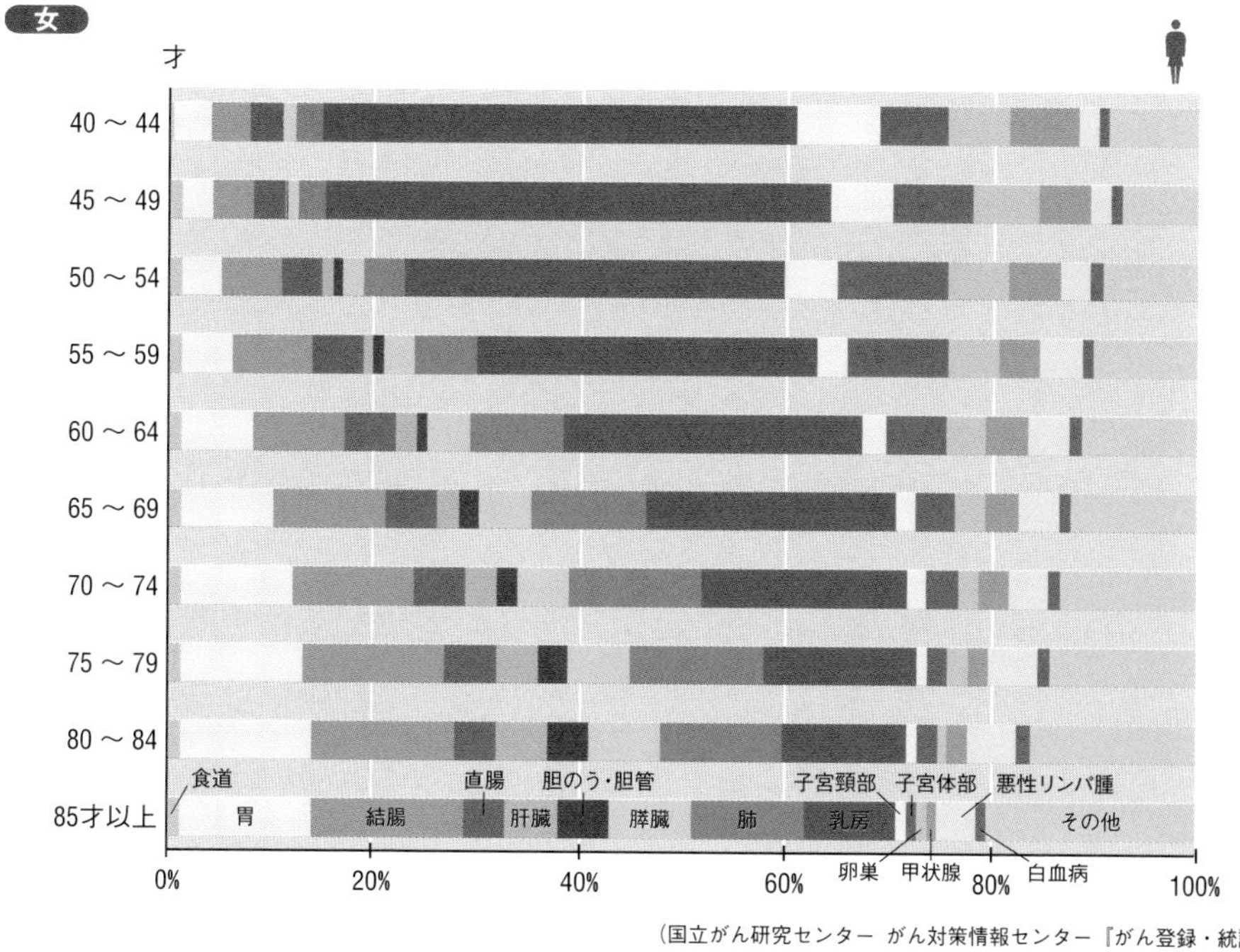

（国立がん研究センター がん対策情報センター『がん登録・統計』）

ここが気がかりQ&A

Q がんが治るとはどういう意味？

がんが治るとは、再発の心配がなくなったということですか？

A 再発のリスクがほとんどなくなったということ

がんの場合、10年たっても再発する人がいるので、どの時点であっても再発のリスクが0であるとは言えません。しかし、肺がんの場合、治療が終わってから5年間再発がなければ、その後の再発はほとんどなくなるので、5年間無再発であれば、治ったと考えていいでしょう。ただし、次のがんが出てくるリスクもあるので、国立がん研究センター東病院では原則10年目まで経過を見ています。

Q 転移したら治る可能性はない？

転移が起こったら、がんが治る可能性はまったくなくなるのでしょうか？

A 治るチャンスが少なくなる

がんの転移が起こったときは、全身治療の効果がなければ、治る確率は低くなります。

たまたま、私の患者さんで、手術後の抗がん剤による補助療法を本人の希望で受けずにいたところ、両肺に再発・転移したかたがいます。このかたは、再発がわかってから抗がん剤治療を6コース受けたところ、その後10年以上経過した現在でも、再々発は起こっていません。

ですから、最近は治療が進歩してきているので、希望がまったくないのではないのですが、治るチャンスが少なくなることは、ある程度、覚悟しなければならないので、今後の人生をどうするかを視野に入れて、主治医とよく話し合うことが必要でしょう。

Q 笑いはがん再発の予防になる？

笑うと免疫力が高まり、がんの再発の予防になるとか。本当ですか？

A データはないが、笑いは免疫力アップに有用

笑いががん再発の予防になるというデータはありませんが、私自身はその可能性を秘めていると考えています。笑いと血圧・血糖・免疫などとの関係を研究しているがんセンターや国立大学もあります。笑いの効果を科学的に証明するのはむずかしいとは思いますが、がん治療後の生活を豊かにするという意味でも、できるだけ明るい気持ちで過ごしてほしいものです。

第2章 肺がんの検査と診断

肺がんは進行の早いがんなので、定期的に適切なチェックをする必要があります。最近は、100%近く治る超早期のがんも発見されるようになっています。いつ、どんな検査をすればいいのか、どの検査で何がわかるのか、おおまかにでも知っておきましょう。

呼吸器と肺の構造

炭素のガス交換を行っている肺は、横隔膜の上に左右一つずつある臓器で、右は3つに、左は2つの部分に分かれています。

左側には心臓があるため、右肺のほうが大きい

上半身の背骨と肋骨に囲まれた、かごのような部分を胸郭（胸腔）といいますが、肺はこの胸郭の中に、左右に一つずつおさまっています（左の図参照）。2つの肺の間を縦隔といい、ここには、気管、大きな血管、心臓、食道があります。

肺の形は上が細く、下が広がった半円錐形をしていて、上端は鎖骨の上に飛び出し、下は横隔膜に接しています。肋骨に接している面には切れ込みがあり、その切れ込みによって、右は上葉、中葉、下葉の3つの部分に、左は上葉と下葉の2つの部分に分けられています。胸郭の左には心臓があるため、左側の肺は右よりやや小さくなっています。

葉と呼ばれている部分はさらに区域という部分に細分化されています。区域は(3)ページの表でも示しましたが、右肺の上葉はS1、S2、S3の3区域に、中葉はS4、S5の2区域に、下葉はS6、S7、S8、S9、S10の5区域に分かれています。

左肺の上葉には上大区と舌区があり、上大区にはS1+2とS3の2区域、舌区にもS4とS5の2区域があり、合わせて4区域となっています。下葉にはS6、S8、S9、S10の4区域があり、通常S7はありません。

区域はさらに亜区域、亜区域はさらに細分化され、最終的に多角形の小葉になります。酸素と炭酸ガスの交換をしている肺胞はこの小葉にあります。

体内に入った空気は肺の奥の肺胞に流入

肺の最も重要な働きは体内に酸素をとり入れ、炭酸ガス（二酸化炭素）を排出することです。

空気は鼻や口からとり入れられると、鼻腔、咽頭、喉頭、気管を通っていきます。気管は肺の入り口である肺門の前で、左右に枝分かれして気管支となります。空気も左右の気管支に分

● 肺の位置

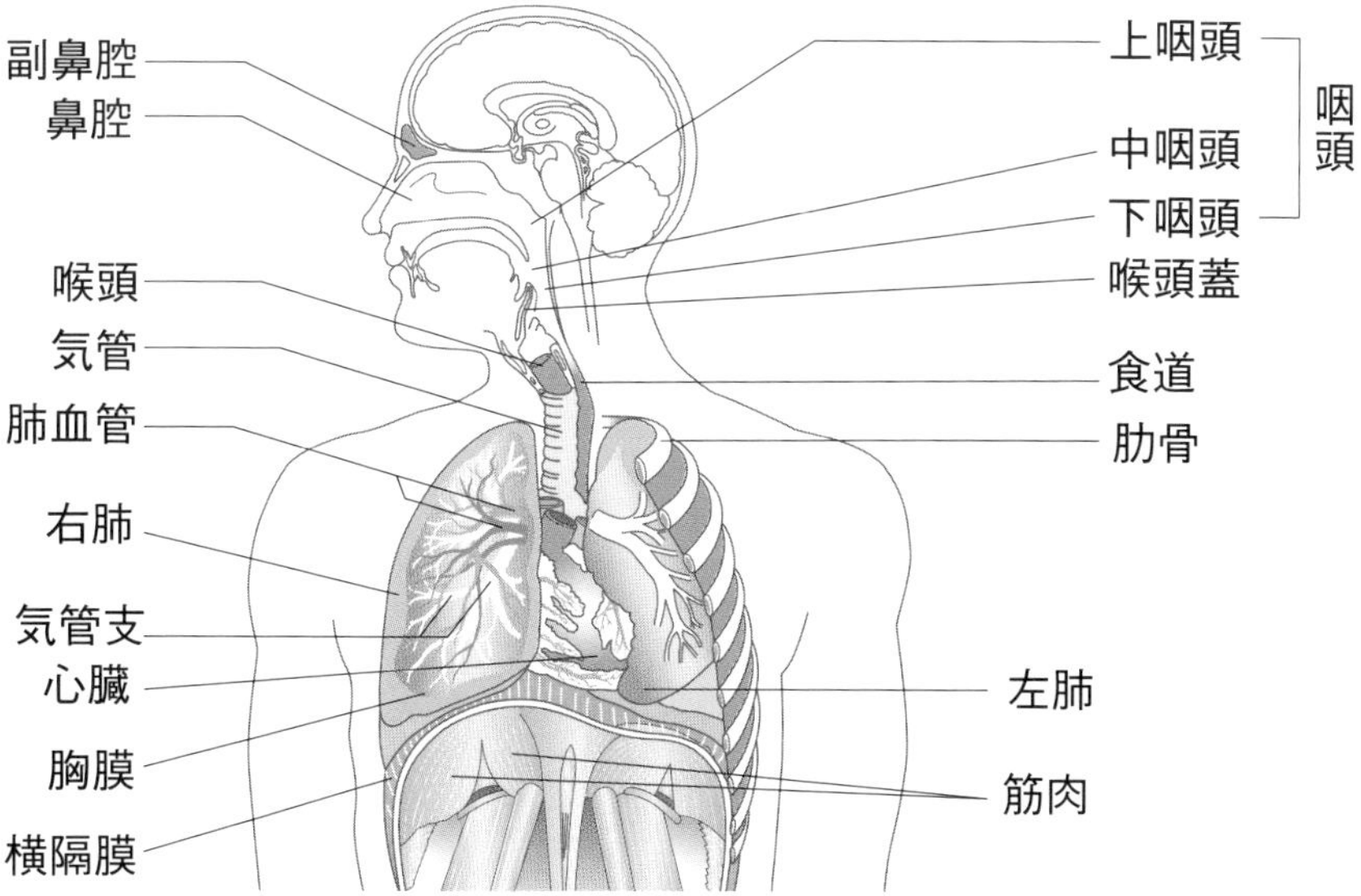
副鼻腔
鼻腔
喉頭
気管
肺血管
右肺
気管支
心臓
胸膜
横隔膜
上咽頭
中咽頭
下咽頭
咽頭
喉頭蓋
食道
肋骨
左肺
筋肉

● 肺の構造

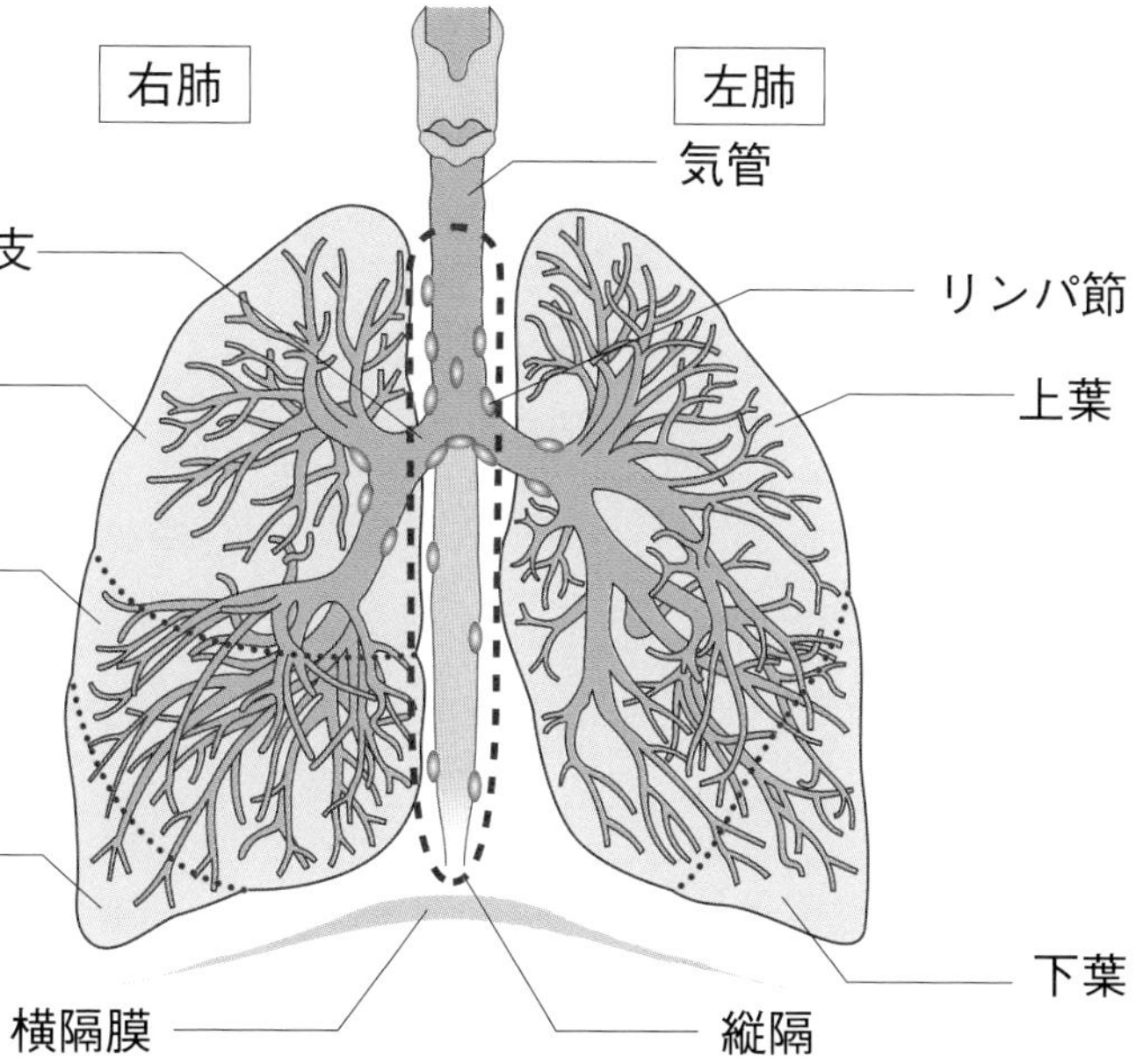
右肺
左肺
気管
気管支
リンパ節
上葉
上葉
中葉
下葉
下葉
横隔膜
縦隔

かれて通過し、それぞれの肺の中に流入していきます。

気管支は肺に入ってからも枝分かれを繰り返しながら細くなっていきます。その終末部を呼吸細気管支といいますが、その先には数本の肺胞管が続き、それぞれの肺胞管の先には肺胞という半球状の部屋が数個ずつ開いています。ブドウの房を想像するとわかりやすいでしょう。

ここが、体内に流れ込んできた空気の終着点になります。左右に分かれた気管支が、肺胞に到達するまでに繰り返される枝分かれの回数は、実に20回以上にも及びます。

肺でのガス交換は肺胞の膜を通して行われる

肺胞は弾力に富んだ非常に薄い膜に包まれていて、その周囲を毛細血管がとり囲んでいます。鼻や口から入った空気がこの肺胞の中に入ると、酸素は

● 空気の流れと気管支の枝分かれの回数

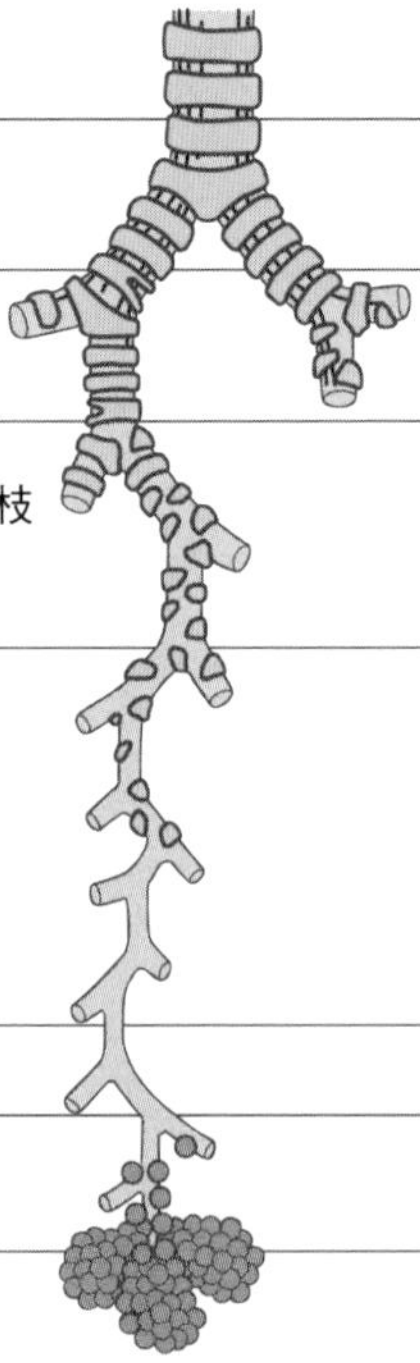

	枝分かれの回数	
鼻腔・口腔		上気道（常在菌）
喉頭		
気管		下気道（無菌）
主気管支	1	
（肺）葉気管支	2	
区域気管支・区域気管支枝 亜区域気管支	3～10	
細気管支	11～14	
終末細気管支	15～16	
呼吸細気管支	17～19	中間領域
肺胞管（肺胞道） 肺胞嚢・肺胞	20～23	ガス交換器

肺胞の構造とガス交換

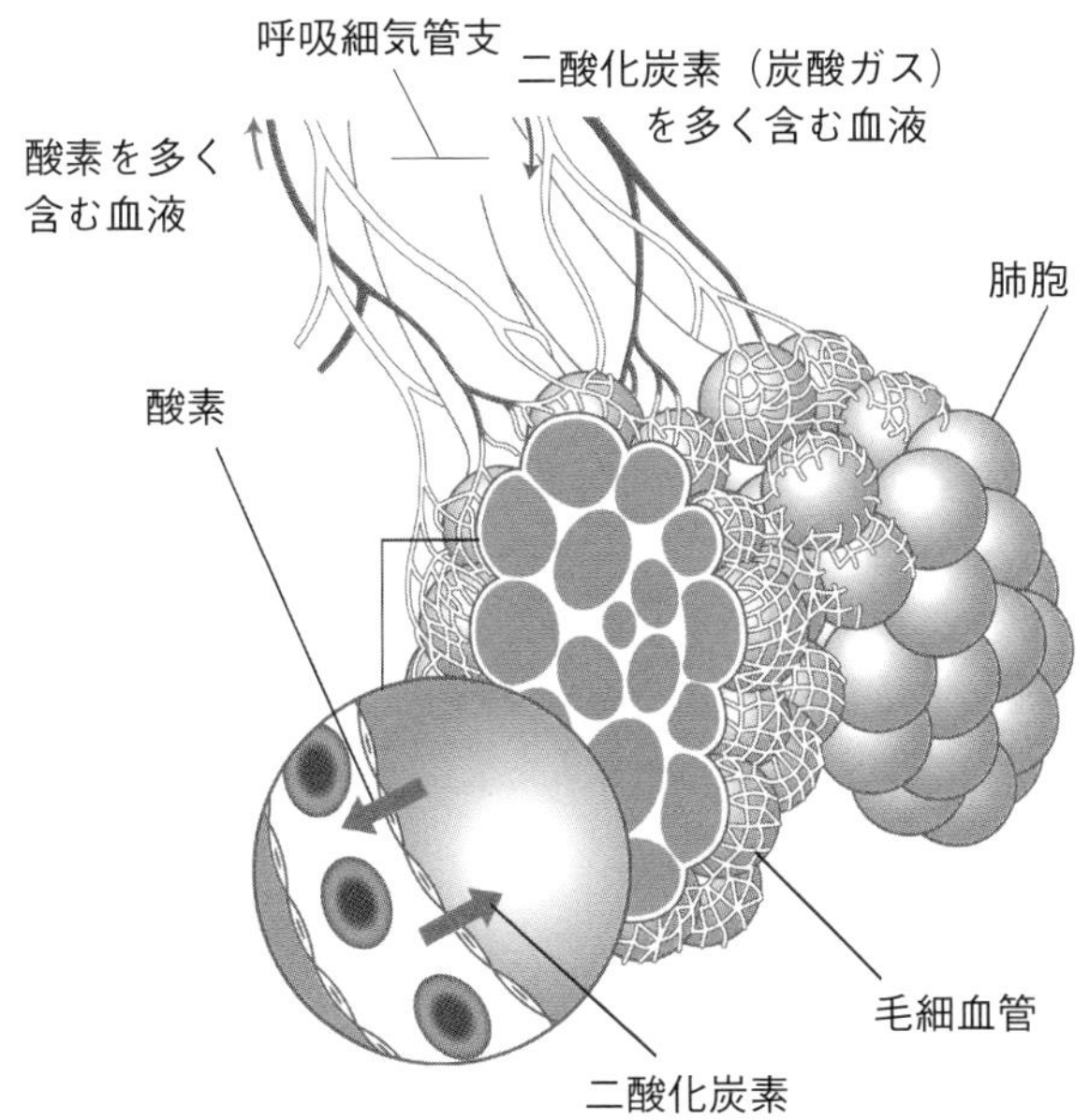

血液の流れ

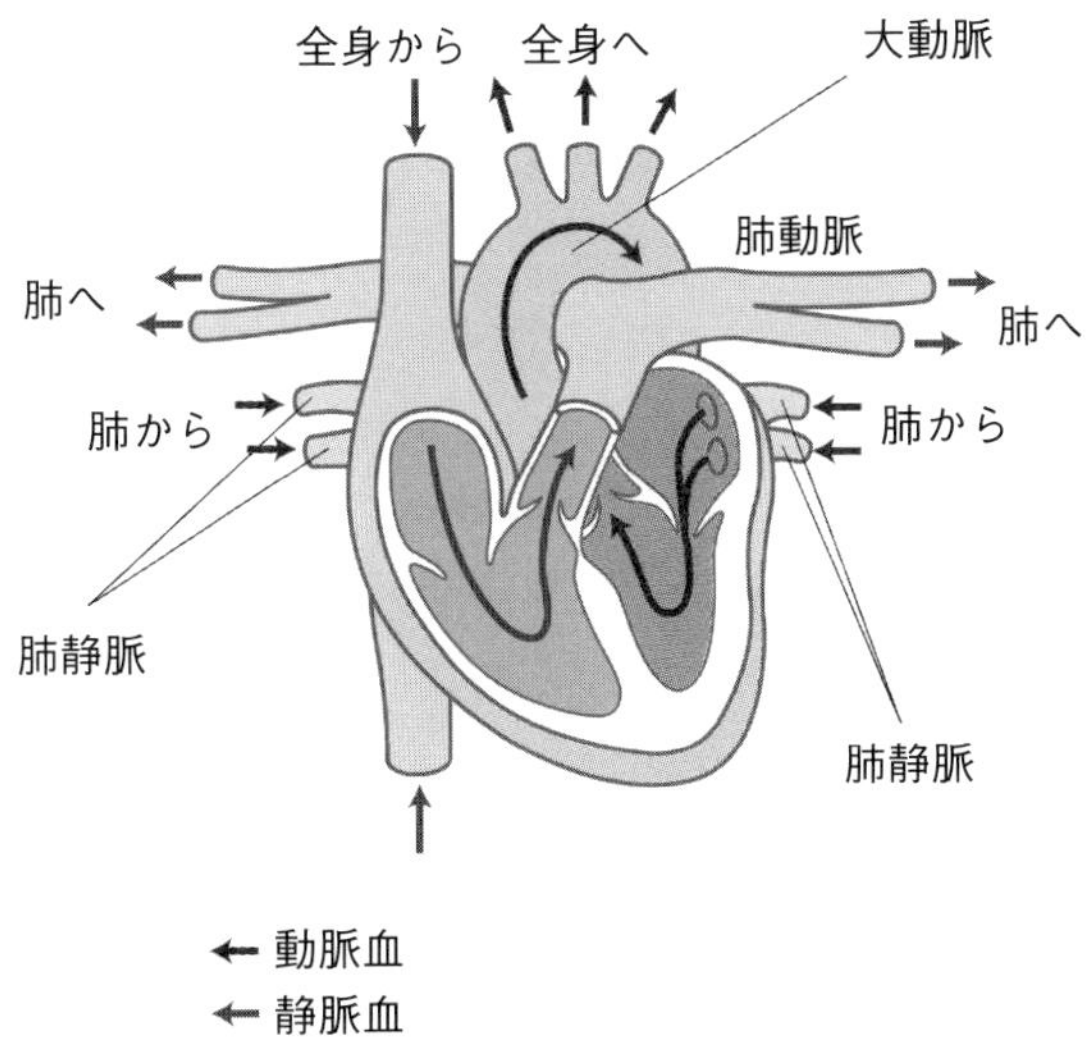

薄い膜を通って、毛細血管に流れ込みます。

一方、炭酸ガスは、その逆に、毛細血管から膜を通って肺胞内に流れ込みます。つまり、肺胞は酸素と炭酸ガスの交換を行う専用の部屋なのです。

全身を巡るうちに炭酸ガスを含んだ静脈血は、すべて心臓へ戻ると、肺動脈を通じて肺の中へ流れ込みます。そして、肺胞でガス交換をして、ここで酸素をたっぷり含んだ動脈血となって肺静脈から心臓へと送られます。

肺動脈と肺静脈だけは、呼び名と逆に、それぞれ静脈血と動脈血が流れているのです。

左右の肺にある肺胞の総数は約7億～8億個もあるといわれています。その全表面積は、約90㎡にも達します。これだけの表面積があるからこそ、全身へ酸素を送るためのガス交換を効率よく行うことができるのです。

肺がんの診断の流れ

肺がんが疑われるときに、多くの医療機関で行われているおおまかな検査と診断の流れを図に示しました。正確な診断をしてもらうために、必要な検査をきちんと受けましょう。

集団検診で行われるほか、自覚症状があるために肺がんを心配して受診したときにも、最初に行われるのがスクリーニング検査です。

スクリーニング検査で疑わしい点がなければ検査はそこで終了します。肺がんをはじめとする異常が疑われるとき、次のステップである確定診断の検査が行われることになります。

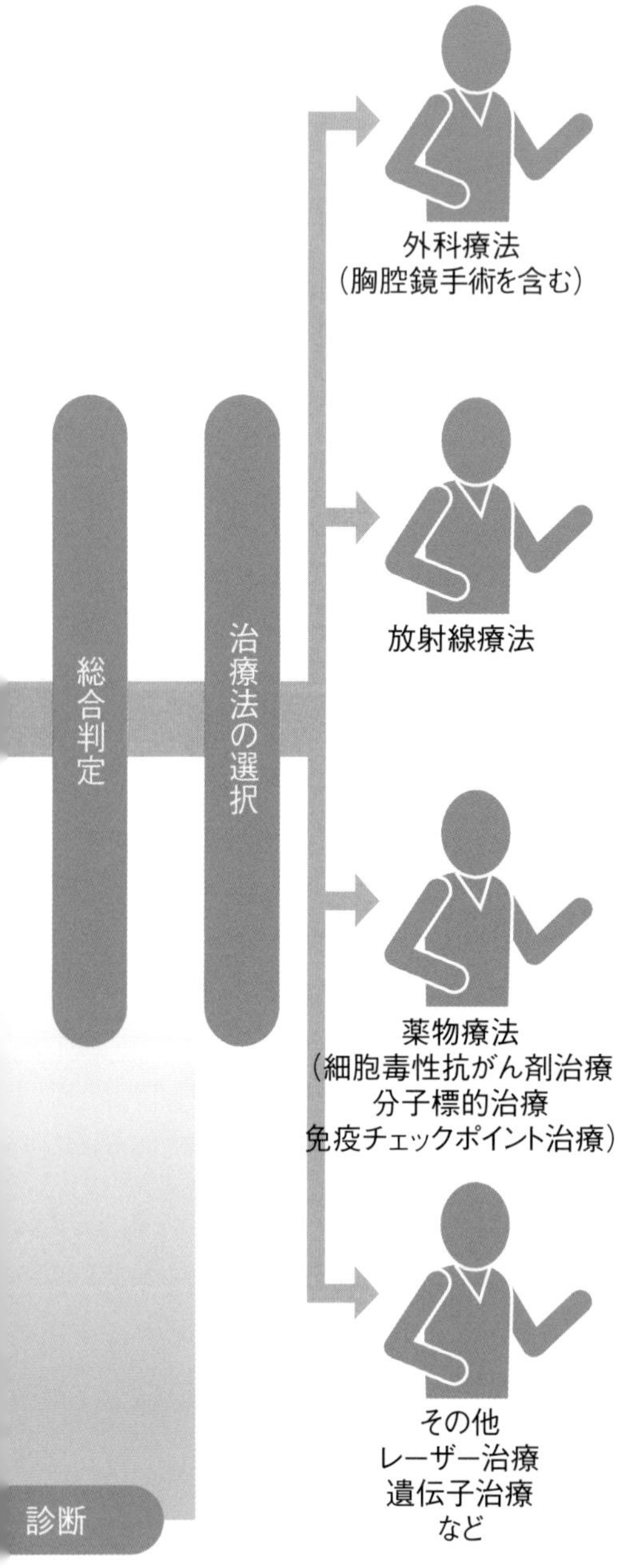

肺がんの診断の流れ

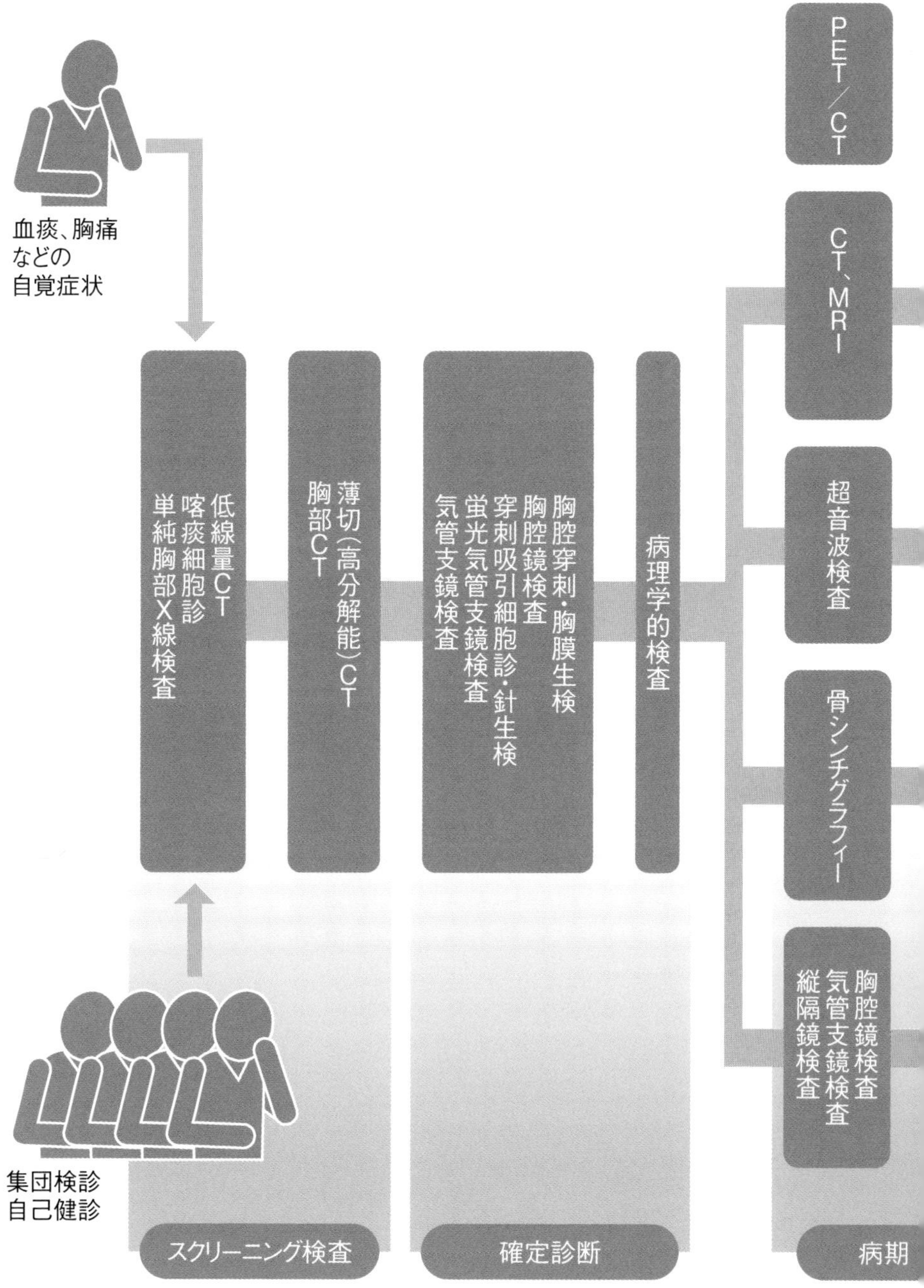
血痰、胸痛
などの
自覚症状
集団検診
自己健診
低線量CT
喀痰細胞診
単純胸部X線検査
薄切(高分解能)CT
胸部CT
胸腔穿刺・胸膜生検
胸腔鏡検査
穿刺吸引細胞診・針生検
蛍光気管支鏡検査
気管支鏡検査
病理学的検査
PET/CT
CT、MRI
超音波検査
骨シンチグラフィー
胸腔鏡検査
気管支鏡検査
縦隔鏡検査
スクリーニング検査
確定診断
病期

スクリーニング検査

自治体では40才以上を対象に単純胸部X線検査を行い、50才以上のヘビースモーカーの男性や血痰のみられる人を対象に喀痰細胞診を行っています。

単純胸部X線検査

胸部におけるなんらかの異常を発見する検査

自治体では年1回、40才以上の人を対象にした肺がん検診が行われています。主な検診内容は問診、単純胸部X線検査、喀痰細胞診《かくたんさいぼうしん》です。

単純胸部X線検査とは、背中側からX線を照射する直接撮影で、肺全体を見ることができますが、主に、肺野型《はいや》（末梢型）肺がんといって、肺の奥のほうにできたがんを発見するのに有効です。

X線検査では、心臓や骨は白く映り、肺は黒く見えます。黒い肺に白い部分（陰影）が映るとき、がんの可能性があります。

陰影がすべてがんとは限らない

集団検診の単純胸部X線検査で異常があると疑われると、精密検査を受けるようにすすめられます。ただし、異常の疑いがあるからといって、必ずしも肺がんとは限りません。肺結核、肺炎、肺の良性腫瘍、じん肺、肺真菌症《はいしんきんしょう》など、肺がん以外のいろいろな病気も陰影として映るからです。単純胸部X線検査は、肺になんらかの異常の可能性がないかを見つけるものと考えたらいいでしょう。

しかし、異常の疑いが肺がんとは限らないということは、すすめられた精密検査を受けなくてもいいということではありません。本当に肺に病気があるのか、あるとしたらどんな病気なのかを調べることが必要なので、すぐに精密検査を受けましょう。

また、逆に、X線検査で異常が見つからないからといって、肺がんがないとも言い切れません。小型のがんは単純胸部X線検査では見つけにくいからです。骨などの陰にがんがあるために見えない場合もあります。

がんを早期発見するためには、喫煙者では喀痰細胞診も必要ですが、一般的にはCT検査を行うことで2㎝より小さいがんを発見する確率が高くなります。

喀痰細胞診

専用の容器に痰をとり、がん細胞の有無を調べる

採取した痰《たん》を、顕微鏡で見て、がん細胞の有無を調べる検査で、50才以上のヘビースモーカーの人と、40才以上で6カ月以内に血痰のあった人が受けられます。また、単純胸部X線検査で肺がんの疑いがあるときにも行われます。

なお、ヘビースモーカーとは、ブリックマン・インデックスという喫煙指数によると、1日20本なら20年以上、1日40本以上なら10年間以上吸い続けた人をさします。

起床後、うがいをして口の中をきれいにしたあと、溶解液の入っている容器に、大きなせきをして痰をとります。このとき唾液や鼻汁がまざらないように気をつけます。痰は3日間採取します。

痰の出にくい人は、蒸気を吸い込んで、痰を出やすくして採取しますが、どうしても痰が出ない場合は、検査できません。

痰は比較的太い気管支から分泌されるので、喀痰細胞診は肺門《はいもん》型（中心型）肺がんといって、肺の入り口に近いところにできるがんを発見するのに適しています。

CT検査

2㎝以下の肺がんを発見することもできる

CT検査とは、X線とコンピュータを組み合わせて行うもので、人体を輪切りの状態にして、その断面を画像にします。

単純胸部X線検査より精度が高く、

● 単純胸部X線検査

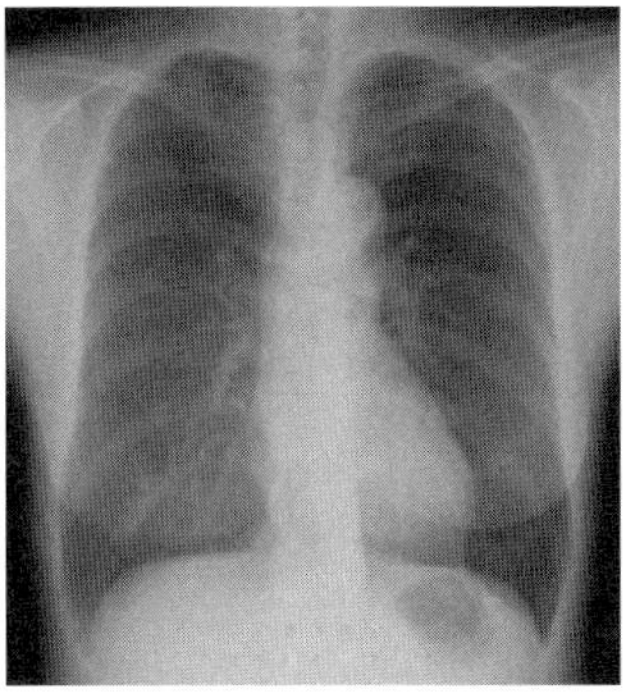

正常な肺

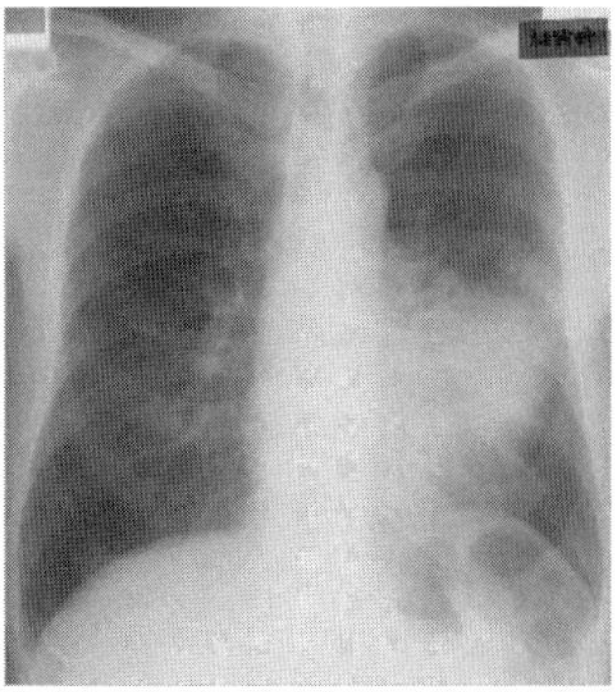

肺がん

２cm以下のがんや骨に隠れたがんを見つけることも可能です。

CT検査はメリットとデメリットを考えて判断を

CT検査をスクリーニングとして毎年行うべきかどうかについては放射線被曝《ひばく》の問題もあり、専門医の間でも統一した見解は出ていません。特に、若い年代から毎年CT検査を受け続ければ、放射線被曝の量が多くなります。確率は低いとはいえ、20年後、30年後のがんの発生につながるのではと危惧されています。今後、効率的なCT検診の方法が確立されることを望みます。

29ページの図で、低線量CT検査がスクリーニング検査に入れてあるのは、専門医として低線量CT検査の有効性を感じているからです。単純胸部X線検査しかなかった時代にはだれもが２cm以下の肺がんは見つけることがむずかしかったので、CT検査はデメ

● 喀痰細胞診

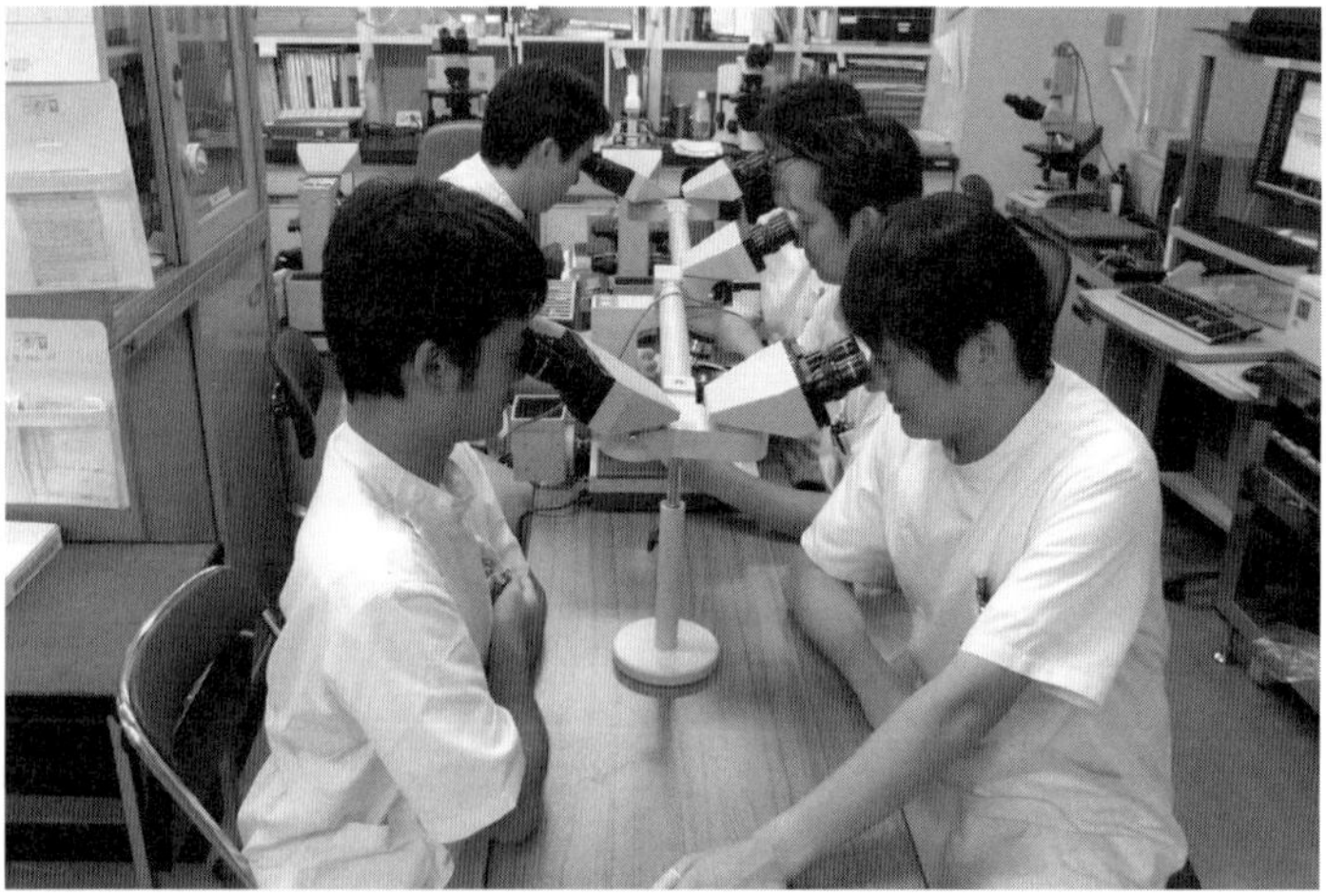

痰をスライドガラスに移し、顕微鏡で観察する

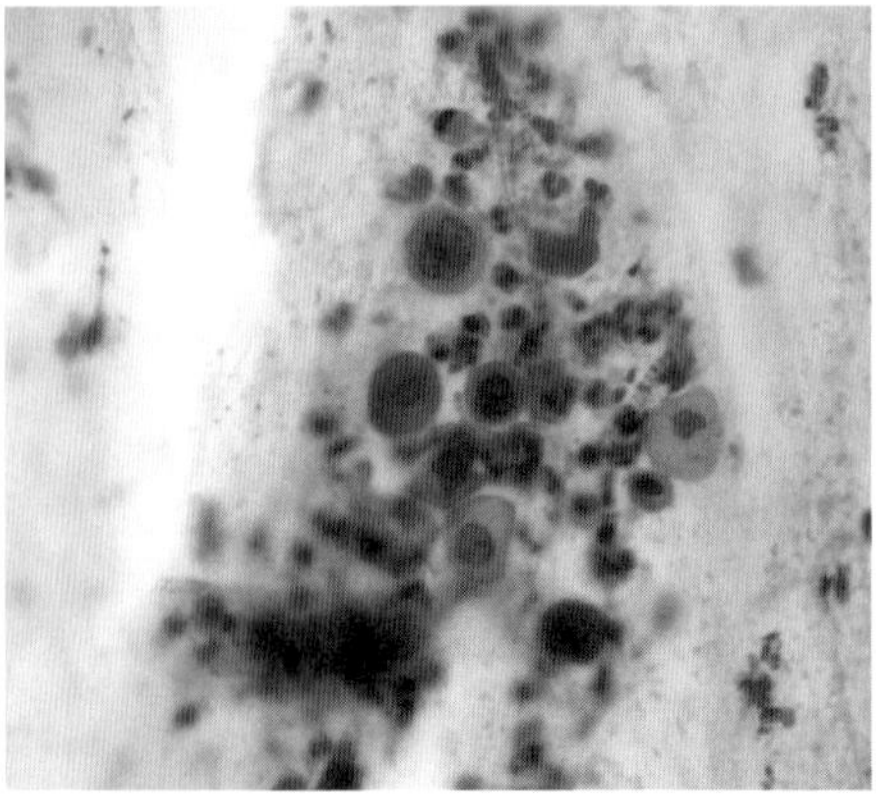

扁平上皮がんの細胞。大小不同のがん細胞が固まっている

リットよりメリットのほうが大きいと私自身は考えています。

実際、単純胸部X線検査では異常が発見できない場合でも、「虫の知らせ」とでもいったらいいのか、どうしても気になるのでCT検査をしたところ、疑っていなかった場所に初期のがんを発見したという例に、私はしばしば遭遇しています。

CT検査を受けるかどうかは、最終的には一人ひとりに判断してもらうことになります。私は放射線被曝のデメリットも説明し、「たぶん、胸部X線検査で何も映らないので大丈夫だと思いますが、もし、心配だったらCT検査のほうがくわしくわかるので、無駄になるかもしれませんが、受けてみますか」といって、判断してもらっています。

ただし、19ページでも説明したように、ヘビースモーカーの人はCT検査によって肺がん死亡のリスクを減らすことが可能です。50才以上のヘビースモーカーの人は肺がんの早期発見のために、年に1回CT検査を受けることをおすすめします。また、タバコを吸わない人でも、環境因子を考えて家族の中に肺がんになった人がいる場合は、低線量CT検査が有効であると報告されています。

CT検査（胸の位置のCT画像）

同じ位置の輪切りでも条件によって違う画像が得られる

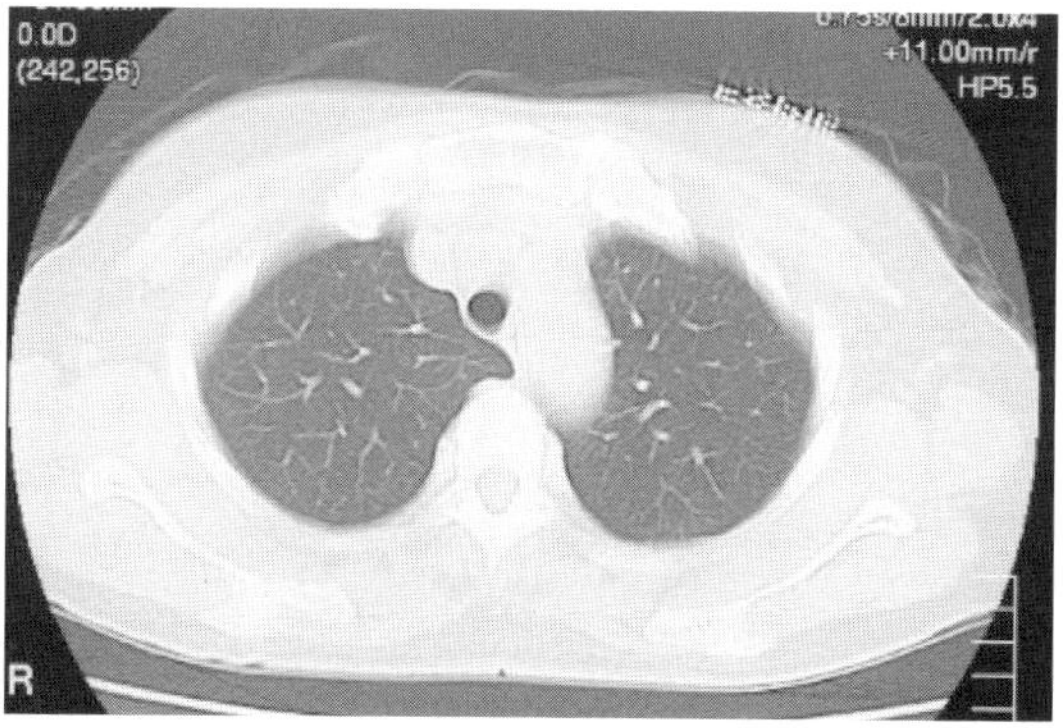

肺野条件…
主に肺を見るCT画像

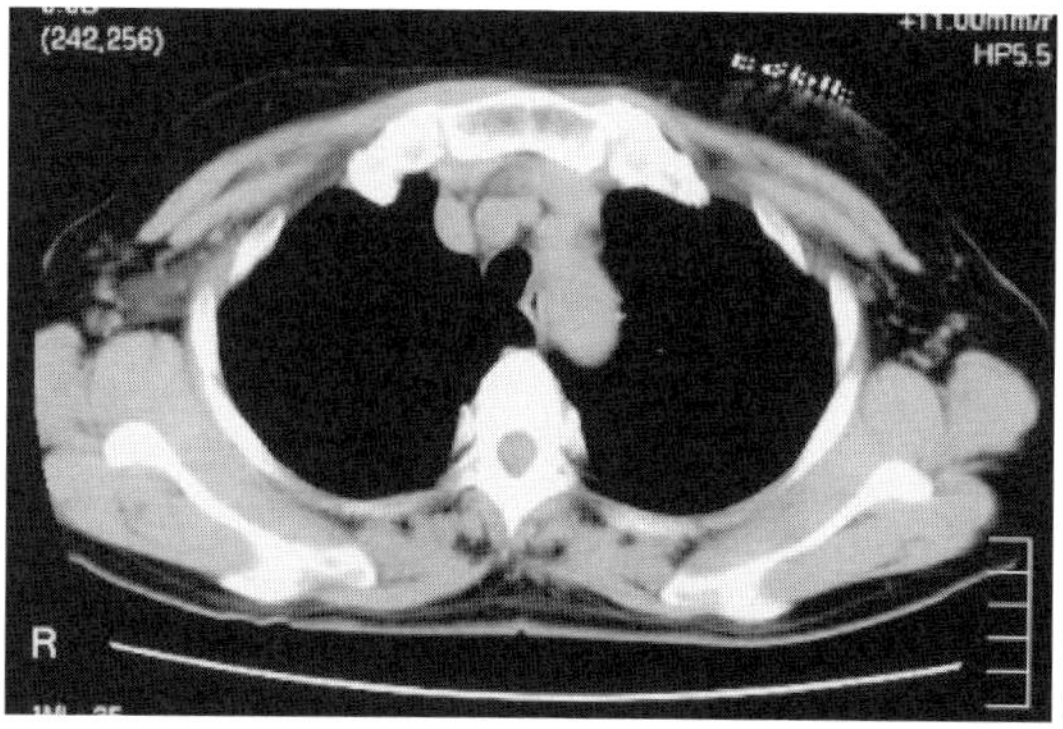

縦隔条件…
主に心臓などを見るCT画像

薄切（高分解能）CT検査

人体を輪切りにした状態で画像にできるCT検査。短時間で低線量、しかもごく薄切りの鮮明な画像が、肺がん検出に効果を発揮しています。

らせん状に回転しながら連続撮影する検査

体を輪切りにした状態でX線撮影するCT装置が開発されたのは1970年代のことです。その後、スライスの幅をより薄く、被曝量をより少なくする工夫がされる一方で、1990年にわが国でヘリカルCT装置が開発されました。それをさらに発展させた薄切《はくせつ》（高分解能）CTも登場。最近、大きな病院ではこちらが主流になっています。

ヘリカルとは、「らせん」という意味です。初期のCT検査では人体を1枚1枚輪切りの状態で撮影しました。ヘリカルCTでは、X線を連続的にらせん状に照射します（次ページの図参照）。その結果、連続した画像が撮影できます。しかも、10秒前後息をとめるだけで、肺全体を撮影することができるので、画像のブレも起こりません。

薄切（高分解能）CTでは1㎜というごく薄いスライスで撮影します。

最新の装置では、1280列といって、一度に1280枚のスライス撮影もできるようになっています。

この装置により、見たい方向の画像が撮れ、臓器を立体化する画像も可能となりました。特に、心臓や血管などのように絶え間なく動いているところを検査したり、肺がんの手術をする際にも利用されています。

ただし、何列のCTを使っているのかは病院によって異なりますし、病気によっても適切な枚数が異なります。たとえば心臓や血管の場合は枚数が多いほど有用ですが、肺がんの検査では64列あれば十分です。不安や気がかりがあるときは、担当の医師に質問しましょう。

すりガラス状陰影の検出に威力を発揮

このような高性能のCTの登場により、単純胸部X線検査では心臓や背骨の陰になってしまうがんも発見することができるようになっています。

また、直径5㎜程度の肺がんや、す

りガラス状陰影（52ページ参照）という、ほぼ100%治癒する超早期の肺がんも発見できるようになりました。

治りにくいといわれている肺がんですが、ごく小さながんや、すりガラス状陰影を発見する率が高くなれば、それだけ、治癒率も高くなるわけです。

現在のところ、CT検査を自治体の集団検診に用いるところはほとんどありません。人間ドックでは検査項目の中に含まれていたり、オプションで選択できるところもあり、会員制の検診で低線量CT検査を導入しているところもあります。

ヘビースモーカーの人やなんらかのがんにかかったことのある人、家族ががんにかかったことのある人などは、スクリーニングとして低線量CT検査を選択肢に入れてもいいでしょう。

CT検査とは

初期のCT検査

1枚1枚、輪切りの状態で撮影

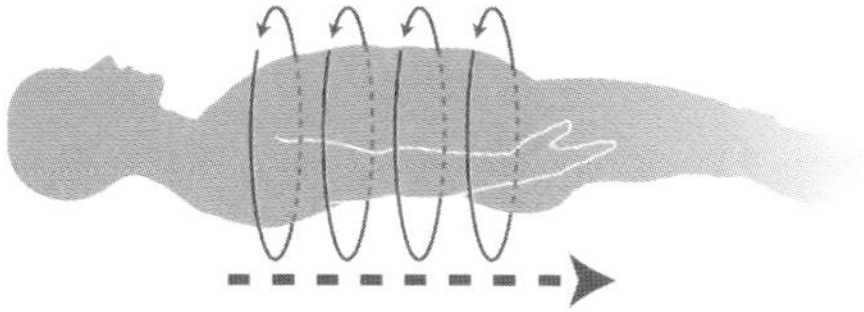

ヘリカルCT検査

連続してらせん状に撮影

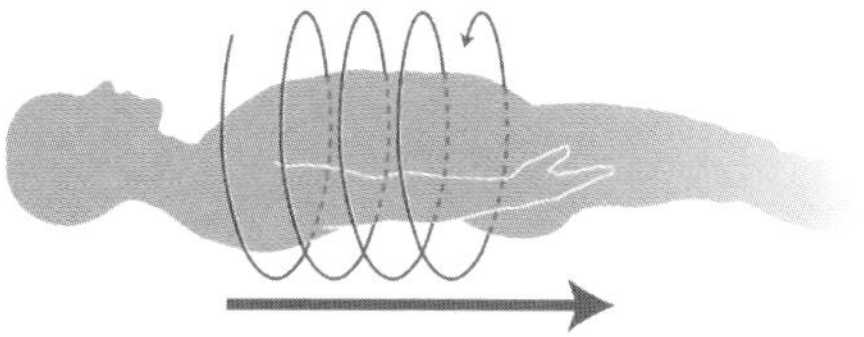

薄切（高分解能）CT検査

一度に複数枚を撮影
最新の装置は一度に1280枚の撮影ができる

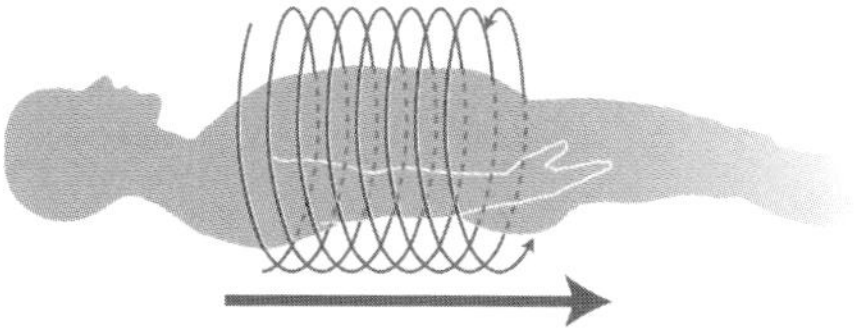

低線量CTと薄切CTの画像比較

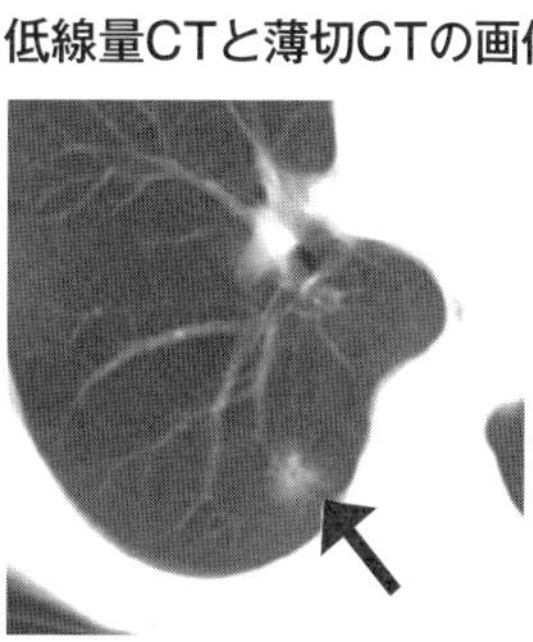

低線量 CT

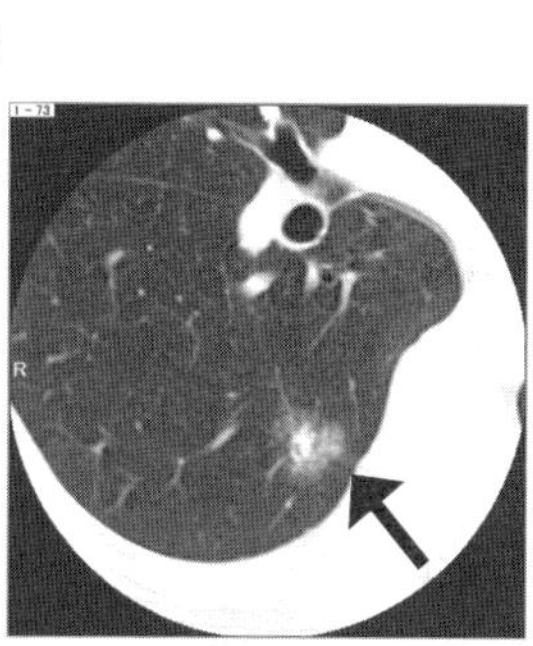

薄切 CT

スクリーニングの低線量CT画像ではすりガラス状陰影のみと見えるが、治療方針の決定につながる薄切（高分解能）CTでは画像がより鮮明になり、すりガラスの中に濃い充実成分が認められる。CTで異常を指摘されたら専門医へ

確定診断

気管支鏡検査、蛍光《けいこう》気管支鏡検査、穿刺吸引細胞診《せんしきゅういんさいぼうしん》、透視下針生検《とうしかはりせいけん》、超音波気管支鏡を用いた検査、胸腔鏡《きょうくうきょう》生検・開胸生検（手術）、胸腔穿刺、胸膜生検、病理学的検査

スクリーニング検査で肺がんが疑われるときは、本当に肺がんかどうかを確定するための検査を行います。疑われる肺がんの部位や種類により、検査方法を選択します。

気管支鏡検査

肺門型肺がんの診断に有効な検査

先端に電子カメラが内蔵された、太さ５～６㎜程度のファイバースコープという細い管を気管支の中に入れて、内部を直接観察する検査です。病理学的検査をするために、（生検）鉗子《かんし》と呼ばれているハサミを使って、異常が疑われる組織を採取することもあります。痛みや刺激をやわらげるために、のどに局所麻酔液をスプレーし、モニターで見ながらファイバースコープを挿入するので、検査中も意識がありますし、呼吸もできます。外来で行うことができる検査です。

ファイバースコープは気管支が４回枝分かれするところまでしか入らないので、肺の入り口に発生する肺門型肺がんの診断に使われます。ファイバースコープが届かない細い気管支や肺胞の細胞を採取するときは、ファイバースコープを挿入したあと専用の器具を入れて生理食塩水を注入し、液体を吸引したり、気管支鏡の先からブラシを伸ばして細胞をこすりとったりする検査も行われます。前者の検査を気管支肺胞洗浄法（ＢＡＬ）、後者の検査をブラッシングと呼んでいます。

また、鉗子を伸ばして細い気管支や肺胞の組織を採取する経気管支肺生検（ＴＢＬＢ）も行われています。

蛍光気管支鏡検査

気管支内部をより鮮明に観察できる

気管支の内部をよりはっきりと観察するために、ファイバースコープの先端に、ある特定の波長の光を発する器具をつけて行う検査です。この光が正常な粘膜に当たると粘膜が自家発光しますが、がん細胞は発光しないので、暗く見えます。早期の肺門型肺がんや前がん病変を発見するのに有効な検査です。

気管支鏡検査

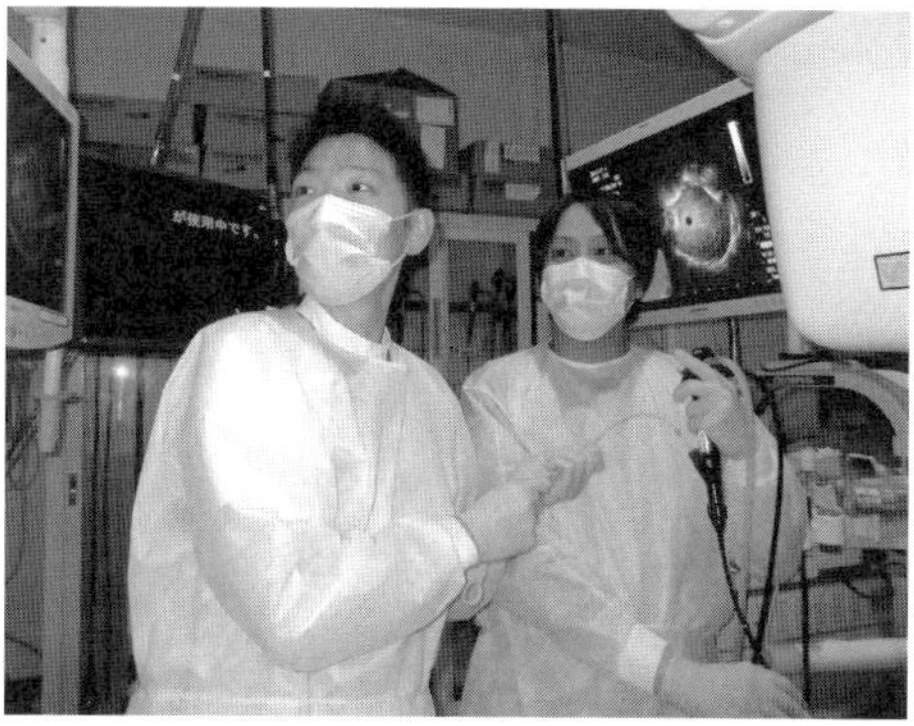

気管支鏡検査をしているところ

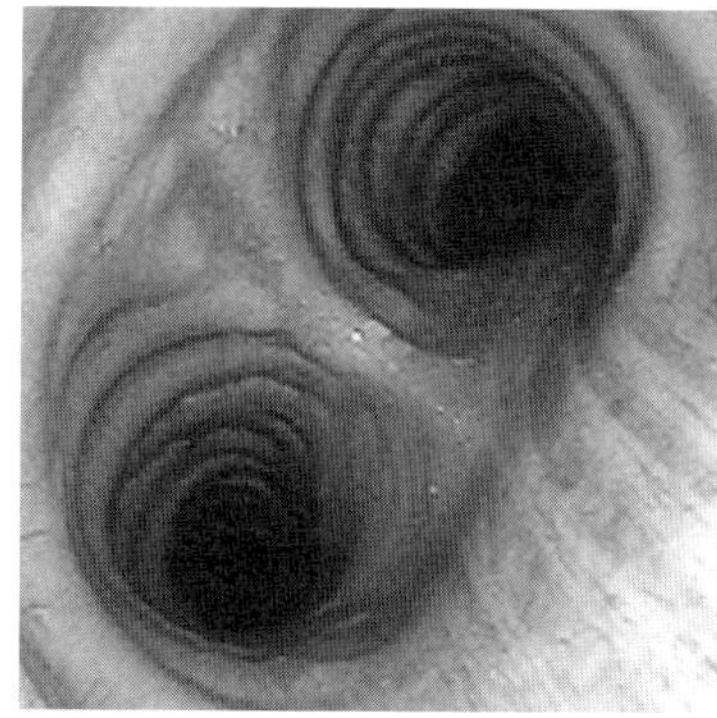

気管支鏡で見た気管支

蛍光気管支鏡検査

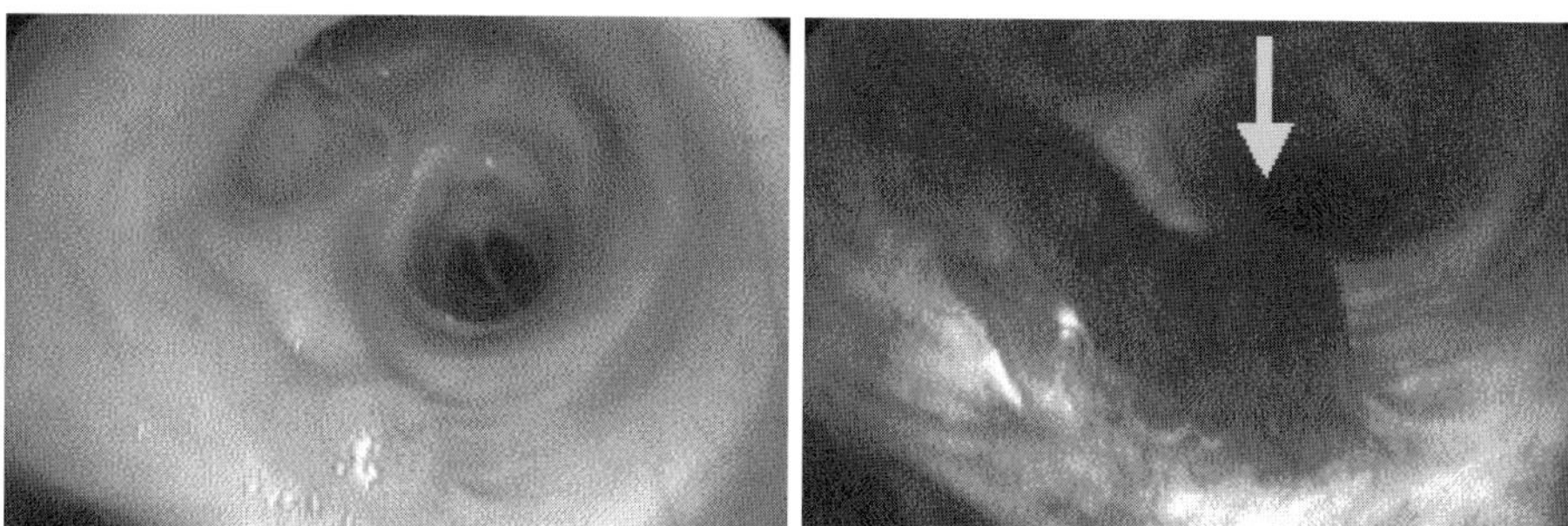

血痰のあった72才の男性の左上葉入り口に存在する扁平上皮がん。左は通常の気管支鏡検査での画像で、右が蛍光気管支鏡検査での画像。蛍光気管支鏡検査ではがん細胞が発光しないので、がんをより鮮明にとらえることができる

穿刺吸引細胞診・透視下針生検

気管支鏡が届かない部位の細胞や組織を採取

穿刺吸引細胞診とは、皮膚の上から細い針を刺して、異常が疑われる部分の細胞を採取して、がん細胞の有無を調べる検査です。透視下針生検とは、局所麻酔をしたあと、X線透視下やCTガイド下で、針を刺す方向や深さを確認し、肋骨の間から針を入れて、異常が疑われる部位に針を刺す検査です。

生検（組織診）の場合は、細胞だけでなく、組織を採取するので、採取量が多くなりますが、より正確な診断が可能になります。通常は、CTガイド下で組織の採取を行います。

透視下針生検は、ファイバースコープが届かない部位の細胞を採取するときに行われます。

超音波気管支鏡を用いた検査

リンパ節の細胞や組織の採取を行う針生検

最近では超音波を用いた気管支鏡検査が広く行われるようになりました。一つは、超音波と気管支鏡が一体となった内視鏡の先端に穿刺針を装着し、気管支の外壁を観察しながらリンパ節に針を刺し、細胞液や組織液を吸引、採取する超音波気管支鏡ガイド下針生検（EBUS－TBNA）です。採取した細胞液や組織液は細胞診、タンパク質の検査、遺伝子の検査を行います。

この方法により、縦隔へのがんの広がりも調べることができます。従来は、気管のまわりの縦隔リンパ節への広がりを知るには縦隔鏡生検（45ページ参照）が行われていましたが、これらの検査では全身麻酔や入院が必要でした。超音波気管支鏡ガイド下針生検の開発により、患者さんへの負担が少なくなりました。

ただし、超音波気管支鏡が届かない左の縦隔リンパ節や下縦隔のリンパ節には胸腔鏡生検を行うことがあります。

肺の末梢の細胞を採取するのに有用な検査

気管支鏡が届かない肺の末梢のがんを調べるには、X線透視下やCT透視下で細胞や組織を採取しますが、最近、ガイドシース併用気管支腔内超音波検査（EBUS－GS）も行われるようになりました。これは気管支内にごく小さな超音波プローブにガイドシースというやわらかいチューブをかぶせて目標の部位まで進め、プローブを抜き取ってガイドシースを残し、その中に鉗子やブラシを入れて細胞や組織を採取する方法です。

目的の病変に届いたかどうかを確認

●CTガイド下針生検

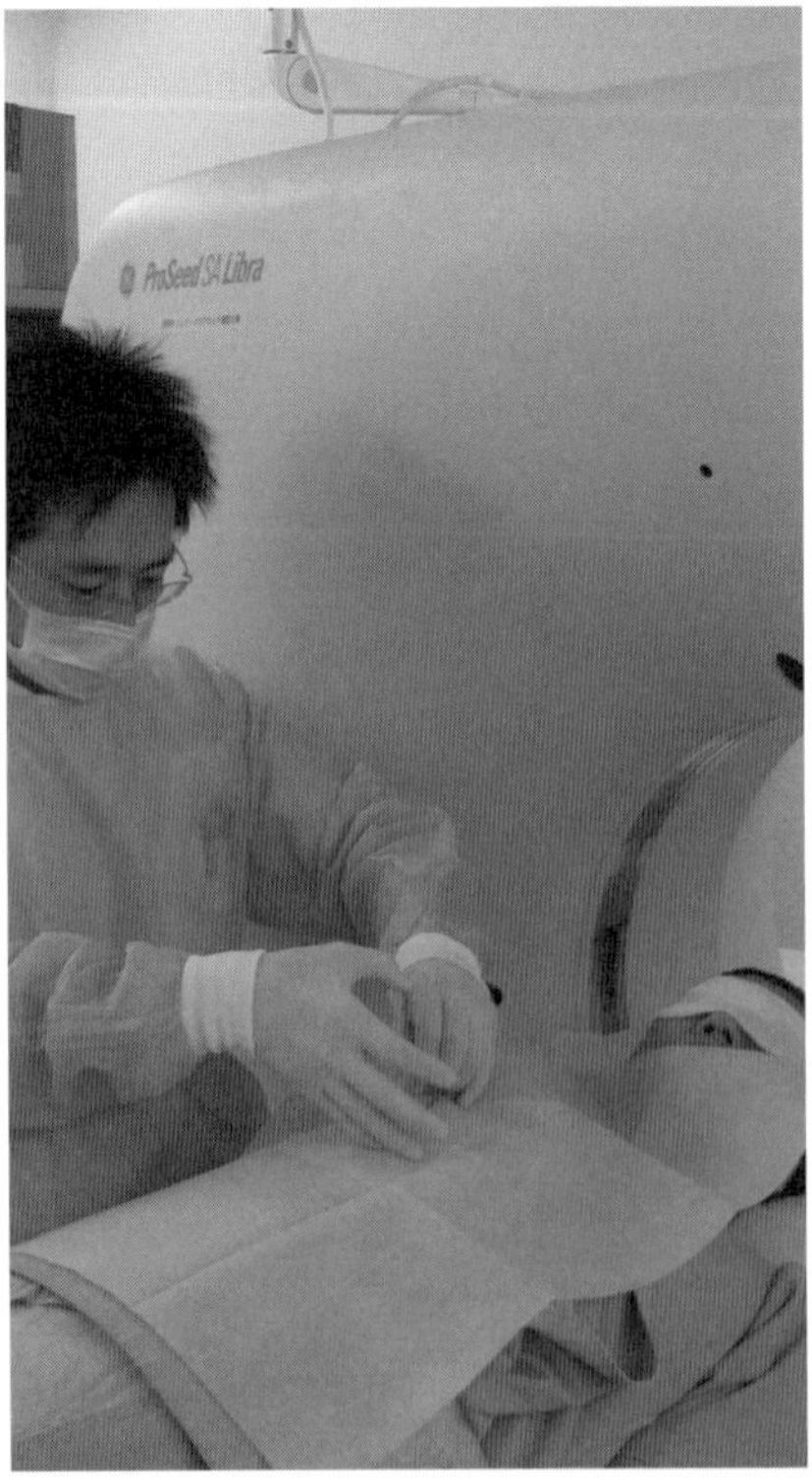

CTガイド下で針生検をしているところ

して検査を進めるので、診断がより正確になります。実際、この方法で小型のがんを発見できる確率が高くなっています。

胸腔鏡生検・開胸生検（手術）

胸壁にあけた穴から内視鏡を入れて行う

気管支鏡検査や針生検で診断がつかないときは、胸壁の3カ所に小さな穴をあけ、そこから胸腔鏡と呼ばれる胸部専用の内視鏡を胸腔（肺の外側）に挿入し、肺を見ながら肺、胸膜、リンパ節などの組織を採取することがあります。胸腔鏡検査では基本的には全身麻酔が必要で、患者さんへの負担も大きいので、通常は気管支鏡検査や針生検が優先されます。しかし、これらでは組織が採取しにくい場合や、採取した組織からがん細胞が発見されないが画像検査の陰影の状態などからがんの疑いが捨て切れない場合などもあります。そのようなとき、患者さんに胸腔鏡検査のメリットとデメリットをよく説明し、希望する人に行います。

治療のための手術ができる状態で胸腔鏡検査に臨み、検査中に迅速病理診断を行って、がんであることがわかったら、そのまま手術に踏み切ることも少なくありません。

また小型のがんが疑われるが、他の検査で診断がつかないとき、診断と治療を兼ねて手術を行うこともあります。

胸腔穿刺・胸膜生検

胸水や胸膜を採取してがん細胞の有無を調べる

肺がんの症状として、胸腔に水（胸水）がたまることがあります。局所麻酔をして胸腔にコープ針という針を刺し、胸水を抜きとって、がん細胞の有無を調べるのが胸腔穿刺です。最近で

胸腔穿刺

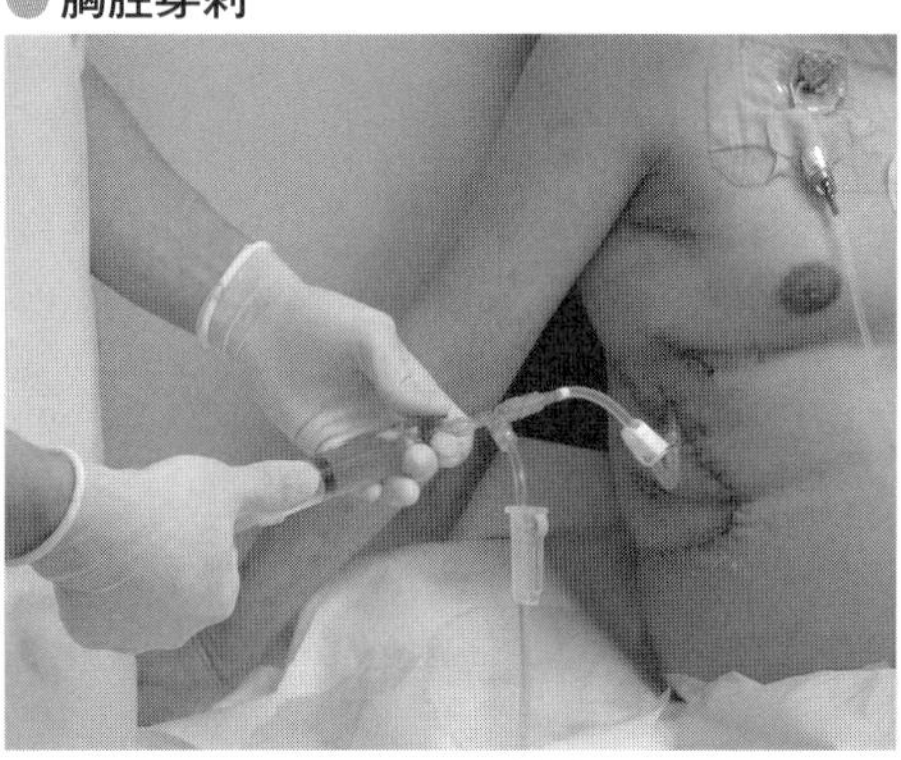

胸腔穿刺をしているところ

穿刺吸引細胞診

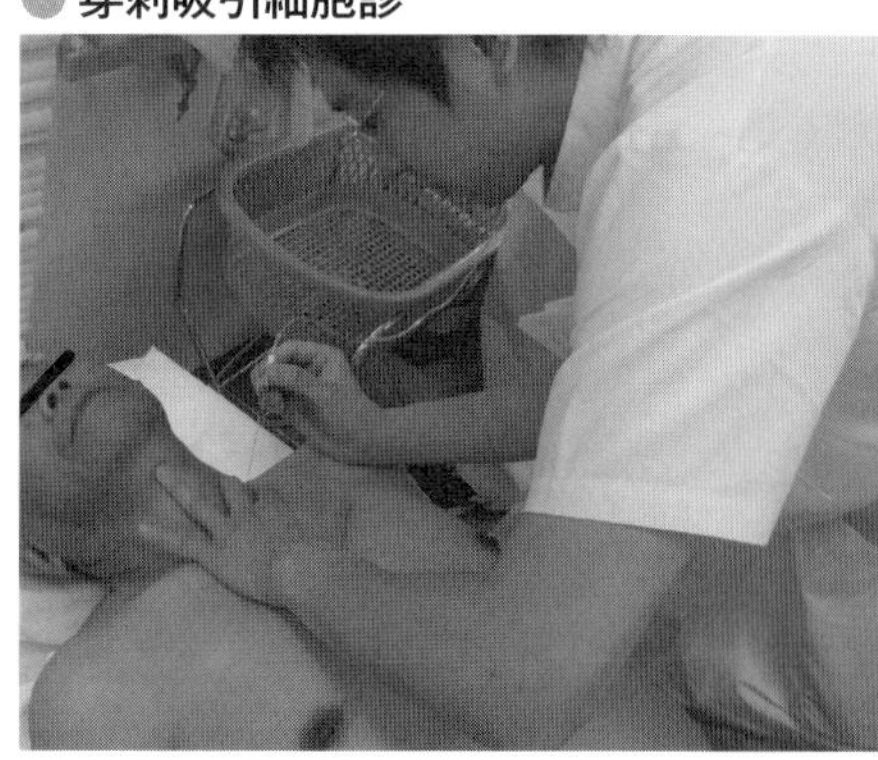

穿刺吸引細胞診をしているところ

は、胸水の細胞を固めてしまい、遺伝子異常の解析もできるようになりました。

胸水がたまると、肺が圧迫されて息苦しくなったり、肩が張るような感じや背中が痛くなったりします。胸水を抜くと、そのような症状も改善します。

胸膜生検とは、局所麻酔後に胸膜に針を刺して組織を採取し、がん細胞の有無を調べる検査です。

病理学的検査

顕微鏡でがん細胞の有無や細胞集団の状態を調べる

がんであるかどうかの確定診断をするうえで欠かせない検査が病理学的検査です。病理学的検査には細胞診と生検があります。細胞診とは、異常が疑われる部分をこすりとったり吸引したりして細胞を採取し、顕微鏡で細胞の形の異型度を調べるものです。

判定は下の表のように、陰性、擬陽性、陽性の3段階に分類されています。異型とは、細胞が正常でない形になることで、正常細胞からの隔たりを異型度であらわします。つまり、異型度が高いほど、がんに近い細胞ということになります。

集団検診で行われている喀痰細胞診の判定は、次ページの表のようにⅠからⅤまでの5段階に分類され、それぞれの判定に応じて指導が行われます。

生検は、異常が疑われるところの組織を鉗子などで切りとって、顕微鏡で細胞の異型度や細胞集団の構造を調べて、がんかどうかを診断する検査です。組織を直接調べるため、高い確率で正確な診断ができます。

また、生検はがんであるかどうかの診断だけでなく、小細胞がん、扁平上皮《へんぺいじょうひ》がん、腺がん、大細胞がんなどといった、病理学的な組織型の診断や、最近ではがんの原因になったと思われる遺伝子の異常の診断にも必要な検査です。

● 細胞診の判定区分

陰性	悪性腫瘍あるいは良性悪性の境界病変に由来する異型細胞を認めない
擬陽性	悪性腫瘍の疑われる異型細胞あるいは良性悪性の境界病変に由来する異型細胞を認める
陽性	悪性腫瘍細胞を認める

確定診断に伴う合併症

頻度が高いのは気胸と出血

肺の生検や細胞診で最も起こりやすい合併症は、肺から空気が漏れてしま

喀痰細胞診の判定

判定区分	細胞所見	指導区分
Ⅰ	喀痰中に組織球を認めない	材料不適、再検査
Ⅱ	正常上皮細胞のみ 基底細胞増生 軽度異型扁平上皮細胞 線毛円柱上皮細胞	現在異常を認めない 次回定期検査
Ⅲ	中等度異型扁平上皮細胞、核の増大や濃染を伴う円柱上皮細胞	程度に応じて6カ月以内の追加検査と追跡
Ⅳ	高度（境界）異型扁平上皮細胞、または悪性腫瘍の疑いのある細胞を認める	ただちに精密検査
Ⅴ	悪性腫瘍細胞を認める	

（日本肺癌学会）

う気胸です。特に、皮膚の上から針を刺すCTガイド下針生検では、気胸のリスクが高くなります。気胸は起こっても軽いことが多いのですが、ときに肺から漏れた空気が胸腔にたまって肺が圧迫され、痛みや息苦しさを感じることがあります。漏れた空気が多いときは、胸腔ドレーンという管で空気を抜く処置が必要になります。

また、気管支や肺胞などからの出血、血痰《けったん》、喀血《かっけつ》（肺や気管支などからの出血で、せきとともに吐き出される）などが起こることもあります。いずれの出血も量が少なく、自然に止まることがほとんどです。ただ、気管支からの出血が正常な肺へ流れ込むことがあり、その場合は正常な肺を上にして横になり、ただちに止血処置を行うことが必要になります。

気管支鏡検査では、のどの局所麻酔に使うリドカイン（商品名キシロカイン）に対するアレルギーや中毒が起こることがあります。重症の場合は意識がなくなったり、けいれんが起こったりするので、緊急処置が必要になります。非常にまれですが、重篤な合併症として、肺に針を刺したとき空気が入り、それが冠動脈や脳血管に詰まる空気塞栓が起こることもあります。

肺がんの確定診断を行うための検査には、このようにさまざまなリスクがありますが、命にかかわる合併症はまれです。外来で検査をする場合も、検査後しばらく安静を保つよう指示があり、医師や看護師が経過を観察してくれます。問題が起こったときは、速やかに対処してくれるはずです。

検査にしても治療にしても、メリットとデメリットを秤《はかり》にかけて選択することになりますが、過剰な心配から早期がん発見の可能性をなくさないようにしましょう。気になることは医師や看護師に遠慮なく質問し、納得して検査を受けるようにしてください。

病期診断

肺がんの治療方針を決めるための重要な要素の一つが、がんの進み具合、すなわち病期です。病期を診断するために行われる検査についても知っておきましょう。

CT検査、MRI検査
胸部のほか、脳、腹部などのCT、MRIを行う

従来のCT検査では人体を輪切りにした断面が画像化されますが、最近では薄切（高分解能）CT装置により0・5㎜や1㎜というごく薄いスライス断面画像、いろいろな方向の断面画像、三次元画像などを見ることができるようになっています。

MRI検査では、縦、横、斜めなど、自在な断面の画像を撮ることができます。

肺がんの進み具合、病期（ステージ）については57ページでくわしく説明しますが、発生したがん自体の進展（広がり）と、リンパ節転移の有無、遠隔転移の有無によって分類されます。肺がんの病期を診断するために行うCT検査とMRI検査は、がんの広がりとともに遠隔転移の有無を調べることが目的です。

肺がんが転移しやすいところはリンパ節、脳、肝臓、副腎、骨などで、そのため、肺がんの治療前には、胸部のほか、脳、腹部などのCT検査やMRI検査を行い、他の臓器への転移がないかどうかを調べます。

PET、PET／CT、PET／MRI
リンパ節や全身への転移を調べることができる

PETとは、ポジトロン・エミッション・トモグラフィ（ポジトロン断層撮影法）の略です。

がん細胞は増殖のために多量のブドウ糖を必要としています。そこで、ブドウ糖をつけたFDGという薬品に、ポジトロン（陽電子）を放出するアイソトープ（弱い放射線を放出する物質）をつけて注射をすると、盛んに増殖しているがんにFDGがとり込まれま

す。そこから発する放射線をとらえて画像化したものがPETです。

PETは脳を除いた全身を1回の検査で画像化することができます。したがって、一つ一つターゲットを絞る手間をかけずに、がんが全身のどこに転移しているのかを調べることが可能です。特に、骨転移やリンパ節転移の発見・評価に使われます。

ただし、がん以外の病気でも描出されることがあるので、他の画像も合わせて総合的な評価をすることが必要です

●MRI画像

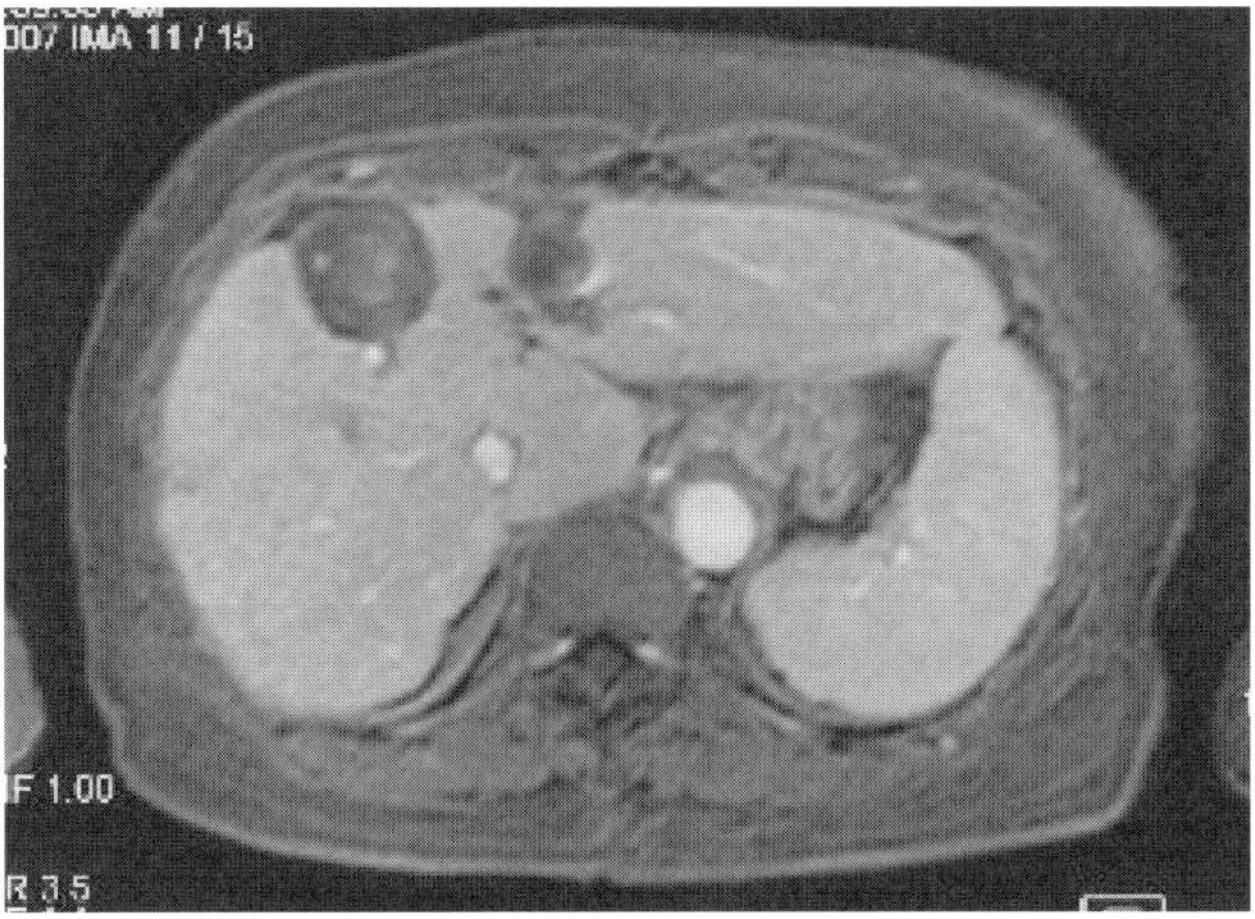

左上方に丸く見えるのが肝臓に転移した肺がん

●PET／CT画像

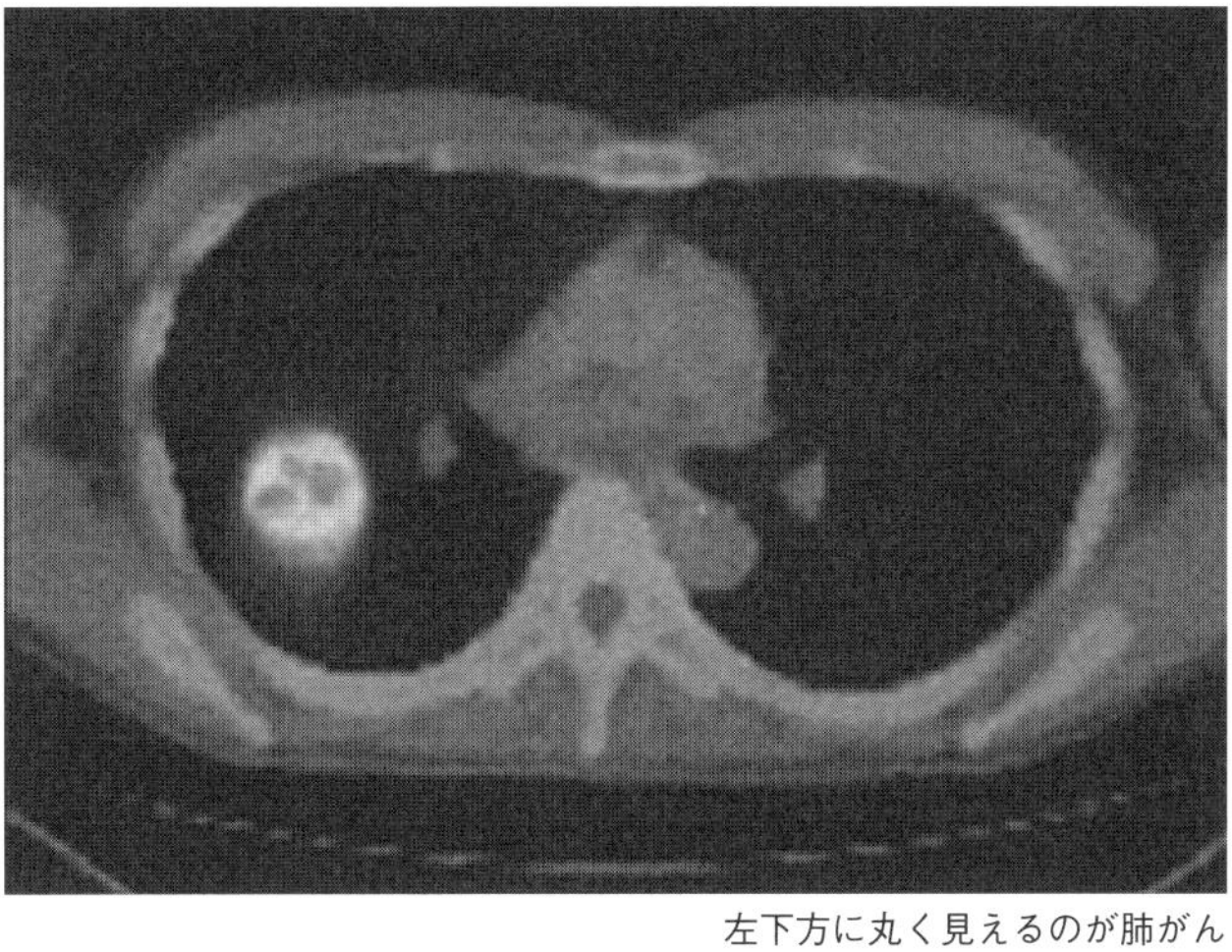

左下方に丸く見えるのが肺がん

す。CT検査やMRI検査にくらべて、画像が鮮明ではなく、がんの正確な位置をつかむのには適していません。

脳にPETを行わないのは、脳はブドウ糖の消費が盛んなところなので、がんを鑑別しにくいからです。

また、尿や便にはブドウ糖が排泄されるので、尿路や大腸も鑑別しにくい部位です。

PETとCTが一体となったPET／CT装置では、ほぼ同時にPETとCTによる画像を撮ることができ、2つの画像を合成することもできます。PETによって全身の転移の有無を調べるとともに、正確な位置をCTによって知ることも可能なのです。現在ではPETよりPET／CTを行う病院、健診施設がほとんどです。

また、最近はPETとMRIの画像を同時に得ることができるPET／MRIも開発され、使われるようになりました。

超音波（エコー）検査

肝転移の有無を調べるのに有効

超音波とは、人の聴覚ではとらえることができない高い周波数のことで、この音波を使って体内の様子を画像化するのが超音波検査です。

これは、皮膚にゼリーを塗り、その上から超音波の発振機であるプローブ（探触子《たんしょくし》）を当てて、映し出します。

超音波検査は出血や痛みを伴わず、放射線被曝の心配もないことから、さまざまな臓器の検査に使われていますが、特に肝転移の有無を調べるのに有効です。

骨シンチグラフィー

骨への転移を調べる検査

体内に放射性物質を注入し、そこから発する放射線の分布を画像にしたものをシンチグラフィーといい、骨に対する放射線の分布を調べたものが骨シンチグラフィーです。

骨にがんが転移すると骨が壊されるので、再生が盛んになります。アイソトープを血管に注射すると、骨の再生や代謝が盛んなところにとり込まれるため、骨にがんがあると、そこにアイ

● 超音波検査の画像

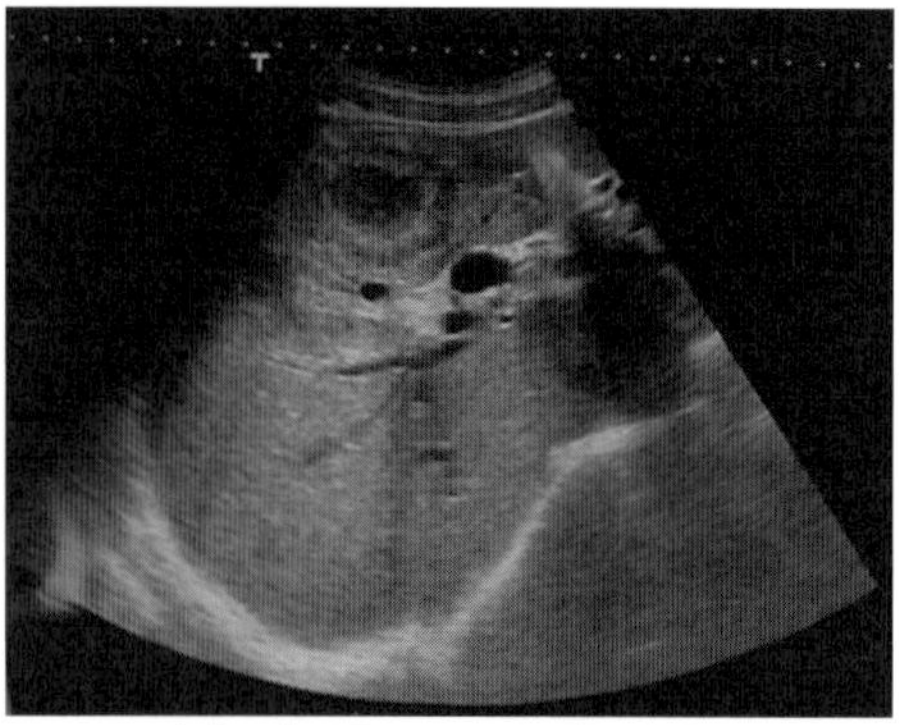

上方に丸く見えるのが肝臓に転移した肺がん

ソトープが集まってきます。シンチグラフィーではアイソトープの集まったところは黒く見えます。

骨シンチグラフィーは1回の検査で全身の骨への転移がわかるので、骨転移を調べるのに便利な方法です。

ただし、アイソトープは外傷や炎症のために骨の再生が盛んになっているところにも集まります。ですから、アイソトープの分布が高いからといって、必ずしもがんであるとはいえません。その部分のCTやMRIの画像などと合わせて判断する必要があることもあります。

なお、最近では、骨シンチグラフィーのかわりに、PETで骨転移を調べる医療機関もあります。

● 骨シンチグラフィー

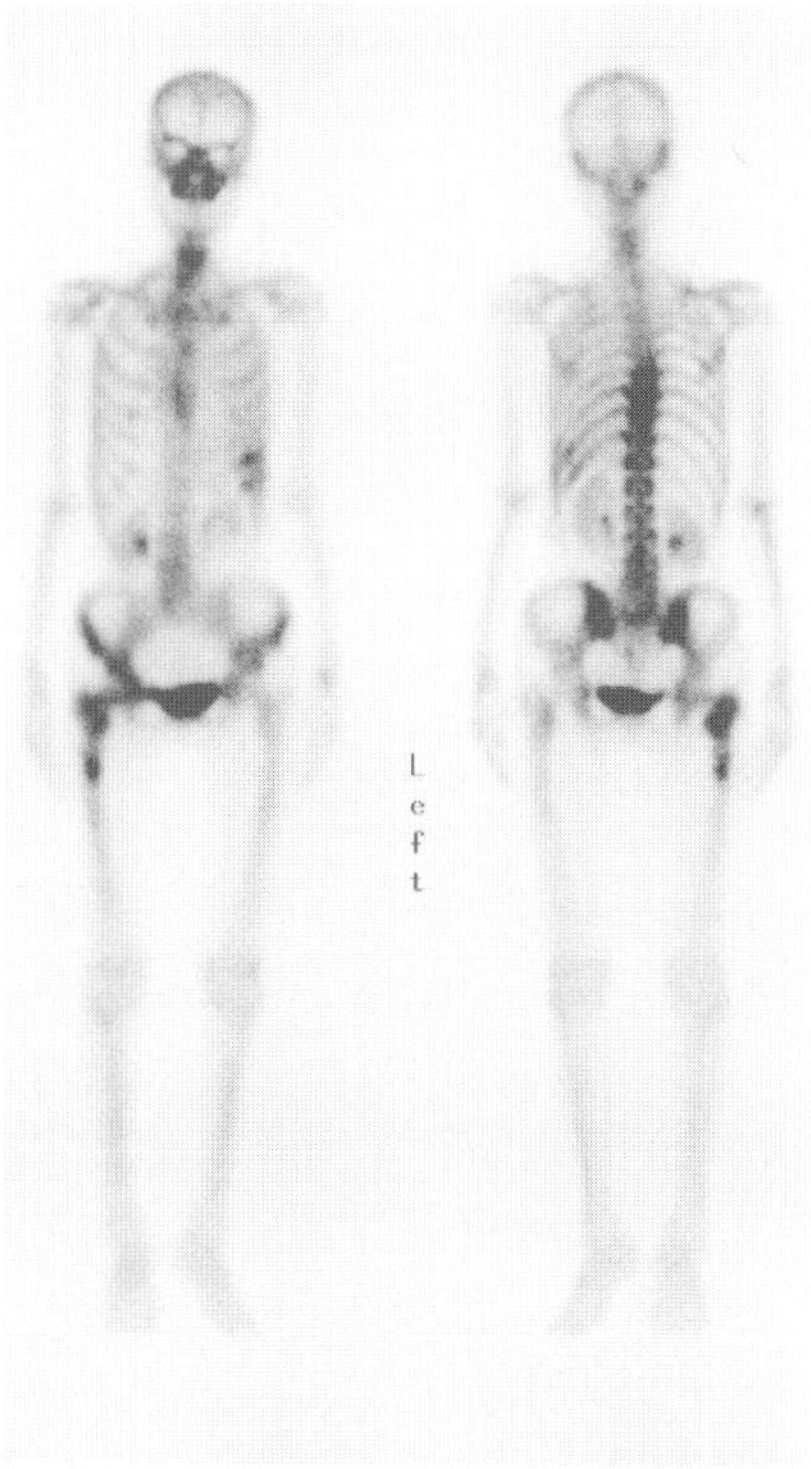

黒く見えるのが骨に転移した肺がん

縦隔鏡検査

縦隔リンパ節転移の有無を調べる検査

縦隔とは左右の肺の真ん中にある部位ですが、ここには心臓、気管、食道、胸腺、リンパ節などがあります。縦隔鏡検査とは、全身麻酔をしたあとで胸部を小さく切開し、縦隔鏡という内視鏡を胸の中に入れて、縦隔を観察したり、縦隔リンパ節（気管の周囲のリンパ節）を採取して、転移の有無を調べる検査です。

しかし、縦隔鏡を入れても届かないリンパ節もあり、すべてのリンパ節転移を調べることができるわけではありません。しかも、全身麻酔が必要なことや、胸を切開するために出血や気胸などの合併症が起こる可能性もあります。

日本では限られた施設で行われています。

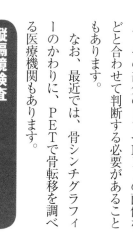

気管支鏡検査

縦隔リンパ節を採取して転移の有無を調べる

肺がんの確定診断をするために、気管支鏡（36ページ参照）を使って、縦隔リンパ節に針を刺して組織を吸引し、転移の有無を調べることもあります。縦隔鏡検査にくらべて気管支鏡検査は患者さんの負担が少ないというメリットがあります。しかし、気管支鏡を用いた場合、大きく腫れたリンパ節は吸引しやすいものの、10㎜以下になると、確実に吸引できないこともあります。

前述した超音波気管支鏡を用いた検査（38ページ参照）は病期診断にも有用です。

胸腔鏡検査

● リンパ節の部位

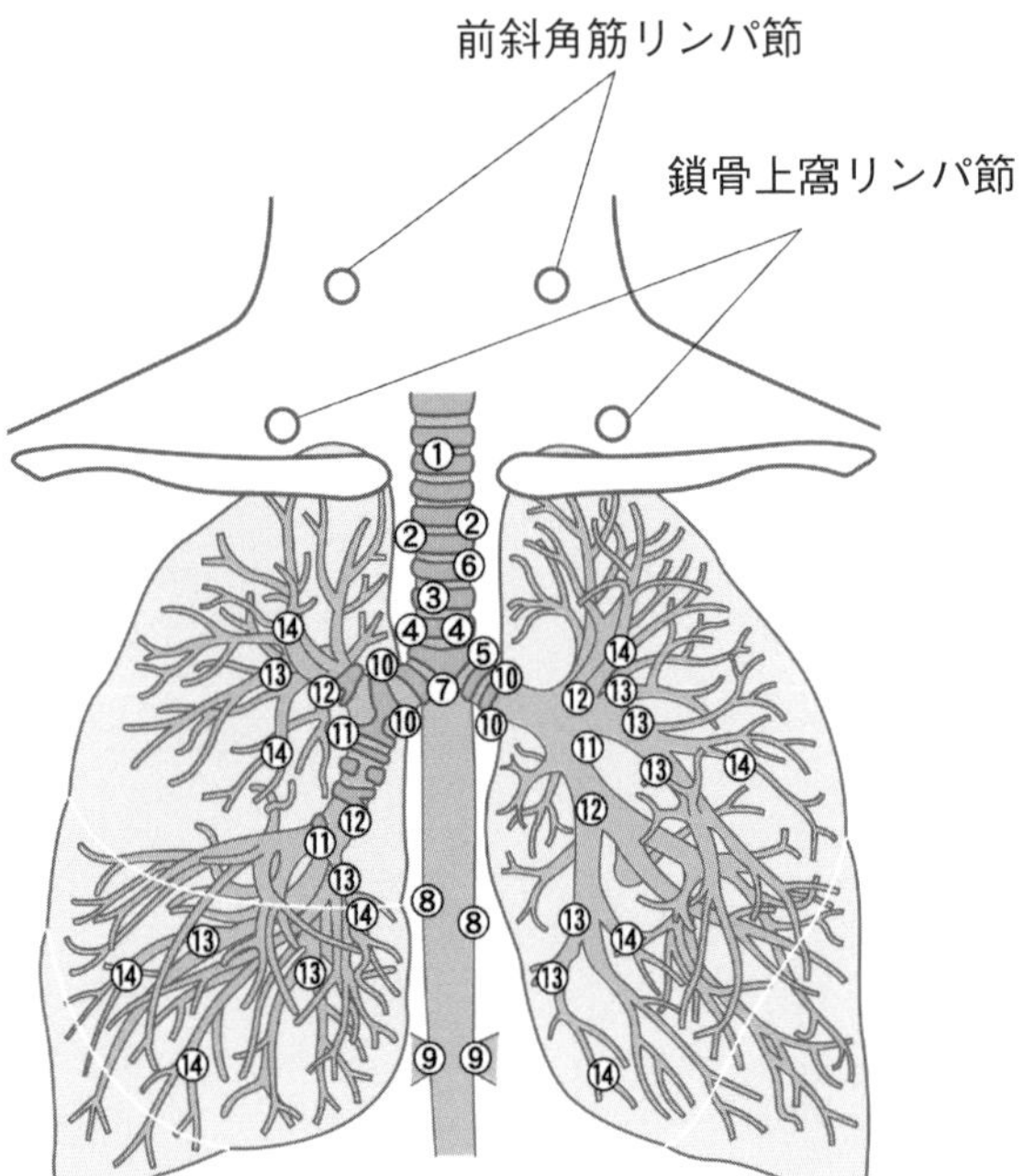

縦隔リンパ節

①上縦隔上部リンパ節　②気管傍リンパ節　③気管前リンパ節
④気管気管支リンパ節　⑤大動脈下リンパ節　⑥大動脈傍リンパ節
⑦気管分岐部リンパ節　⑧食道傍リンパ節　⑨肺靱帯リンパ節

肺門リンパ節

⑩主気管支周囲リンパ節
⑪葉気管支間リンパ節
⑫葉気管支周囲リンパ節

肺内リンパ節

⑬区域気管支周囲リンパ節
⑭亜区域気管支周囲リンパ節

● 肺がんで頻繁に用いられる腫瘍マーカー

腫瘍マーカーの種類	特徴
CEA	ヒトの大腸がんから抽出された糖タンパク 手術後の再発を調べるために用いることが多い 肺がんでの陽性率は低くないが、肺の炎症、肺線維症、糖尿病などの病気のほか、喫煙などでも高くなることがある
CYFRA21-1	細胞骨格に含まれるタンパクの一部分。非小細胞がんでの陽性率が高い
SCC	子宮頸がんに関係の深い物質で、扁平上皮がんで高値となる
ProGRP	小細胞がんの増殖因子の一つで、小細胞がんがあると数値が高くなる 治療効果が上がると数値が下がるが、腎機能障害があると高くなる 再発すると、画像検査に異常があらわれるより早く高値になる
NSE	酵素の一つであり、神経組織との関係が深い。小細胞がんで高値となる
SLX	糖タンパクの一種であり、がんの血行性転移と関係しているといわれているが、陽性率は低い
I-CTP	骨転移のマーカーとして用いられるが、骨折や手術の際の肋骨切除でも高値になる
CA19-9	膵臓がんや胆道がんで高い陽性率を示すが、肺がんでも高値になる

縦隔鏡や気管支鏡が届かないリンパ節を採取

画像上、腫れたリンパ節が縦隔や肺門に認められる場合には、もし縦隔鏡や気管支鏡で診断がつかなければ胸腔鏡を使って調べることもあります。

リンパ節の採取のためには全身麻酔が必要であり、出血、術後の痛みなどといったリスクが伴います。

腫瘍マーカー

補助的な検査だが再発・転移の目安になる

がん細胞やがん細胞に反応した細胞が産生して血中や尿中に放出した物質のうち、がんの有無を知る目的で利用されているものを腫瘍マーカーといいます。現在、腫瘍マーカーとして使われている物質は約30種類ですが、肺がんの腫瘍マーカーとして主に使われているのは6種類です。そのほか、肺がんでは骨転移のマーカーを検査することもあるので、それを含めた8種類の腫瘍マーカーを上の表に示しました。

ただし、前立腺がんのPSAのように、早期診断として有用な腫瘍マーカーもありますが、今のところ、肺がんにはこれに匹敵する腫瘍マーカーはありません。

腫瘍マーカーの多くは、がん特有のものではなく、がん以外の病気でも産生されています。

したがって、腫瘍マーカーの数値だけでがんの有無やがんを診断することはできません。あくまでも補助的な手段です。治療後、いったん下がった腫瘍マーカーの数値が上昇したときは再発・転移が疑われるなど、転移を知る一つの手がかりになることは事実です。

また、抗がん剤の効果を調べるために利用することもあり、ほとんどの医療機関で治療前に検査をしています。

肺がんの発生部位による分類

肺がんは発生する部位により、肺門《はいもん》型肺がんと、肺野《はいや》型肺がんの2つに大別できます。発生する部位が違うと、検査や特徴も異なります。

肺門型肺がんは、喫煙者に発症しやすい肺がん

肺がんは一般に、発生する部位と、組織型により分類されます。これらを分類することは、単にタイプ分けということにとどまらず、がんの特徴を知ったり治療方針を立てたりするうえで、重要な情報になります。

まず、肺がんの発生部位による分類ですが、肺の入り口付近にできる肺門型（中心型）肺がんと、肺の奥のほうにできる肺野型（末梢型）肺がんに大別できます。

発生部位の違いにより、ハイリスクグループか否か、発見方法や確定診断をするための検査、治療方法なども異なります（次ページの下表参照）。

肺門型肺がんは、太い気管支の壁の細胞ががん化したものと考えられています。

ヘビースモーカーに多く、１日の本数×喫煙年数が４００以上になると発生しやすいといわれています。

肺門付近は、単純胸部X線検査では心臓や骨の陰になりやすいため発見しにくいのですが、喀痰細胞診で発見することができますし、気管支鏡検査で直接観察することもできます。肺門型肺がんは、比較的早い時期から、せき、痰、血痰などの症状が出やすいのも特徴です。

肺野型肺がんは、非喫煙者にもできる肺がん

一方、肺野型肺がんは細気管支《さいきかんし》や肺胞に発生するがんで、非喫煙者にも発生する肺がんはこのタイプです。最近、わが国など先進国では、このタイプの肺がんが増加しています。

その一因として、フィルターつきのタバコの普及も候補にあがっています。フィルターを通すとニコチンなどの成分の粒子が小さくなるため、肺の奥のほうに作用するのではないかと考えられているのです。

肺門型肺がんと違って症状が出にくいのですが、比較的早いうちから単純

胸部X線検査やCT検査などで発見することができます。

ただ、肺野型肺がんは肺の奥のほうにできるために気管支鏡が届きにくいという特徴があります。したがって、細胞診や生検をするときには気管支鏡に特殊な器具をつけたり、X線透視下やCTガイド下で、皮膚の上から針を刺して行うことになります。

肺門型肺がんと肺野型肺がん

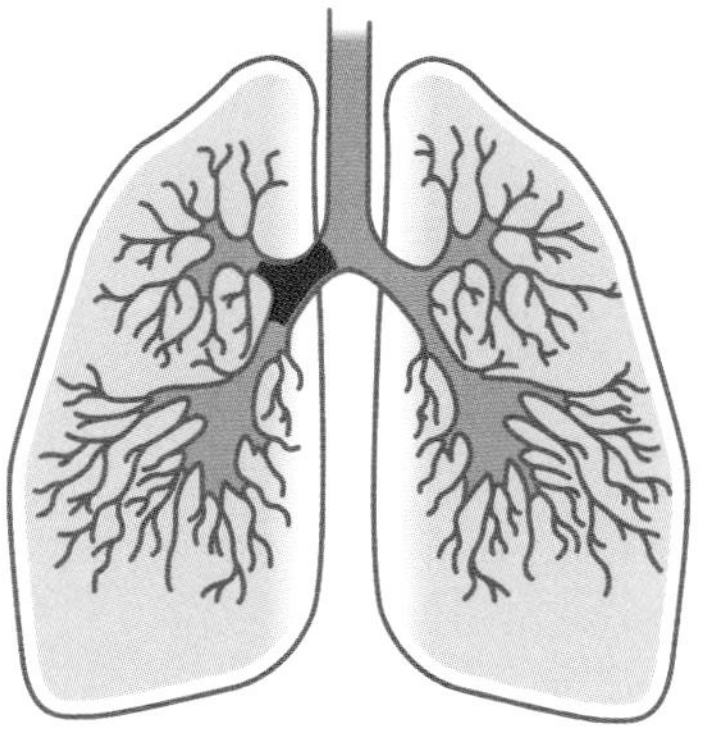

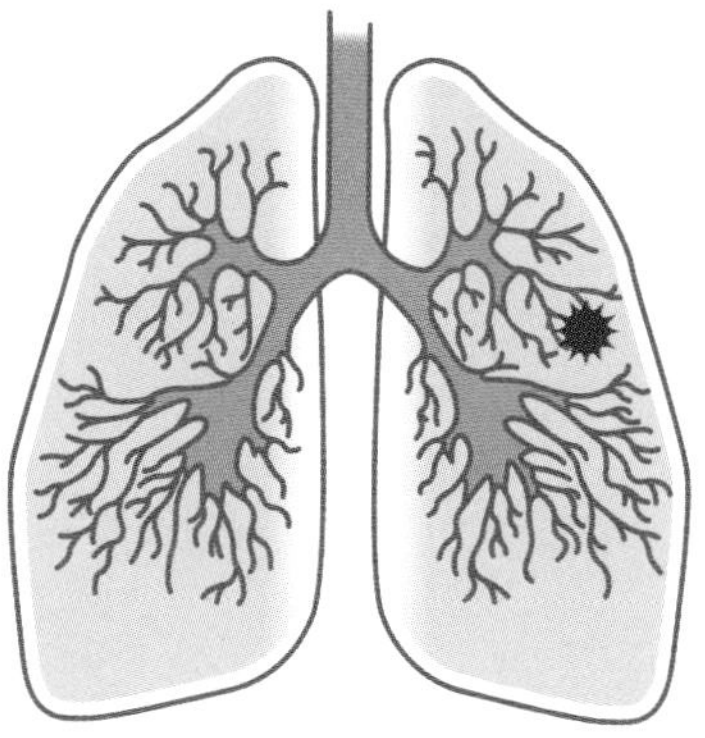

肺門型肺がんと肺野型肺がんの特徴

	発生部位	ハイリスクグループ	症状	スクリーニング検査	主な確定診断
肺門型肺がん	太い気管支	ヘビースモーカー	比較的早い時期から出るせき、痰、血痰など	喀痰細胞診	気管支鏡検査
肺野型肺がん	細気管支や肺胞	喫煙に関係なく発症	症状が出にくい	単純胸部X線検査 CT検査	気管支肺胞洗浄法（BAL） 経気管支肺生検（TBLB） 穿刺吸引細胞診 透視下針生検

組織型と病期による判定

肺がんの組織型による分類

がん細胞の組織型が違うと、増殖のスピードや薬に対する反応などが異なります。納得のいく治療を受けるために、自分のかかっている肺がんの組織型と、その特徴を知っておきましょう。

治療方針の決定に重要な一因となる組織型

肺がんの治療法を決めるうえで重要な要素が5つあります。「組織型」「病期」「遺伝子異常の状態」「体力」「気力」です。このうち、組織型と病期と遺伝子異常の状態は肺がん自体の要素、体力と気力は患者さん側の要素ということになります。ここでは、肺がん自体の要素である組織型と病期について説明します。

まず、がんの組織型とは何なのか、がんを治療するうえでどういう意味を持つものなのかをみていきましょう。

組織型とは、がんの組織を顕微鏡で病理学的に検査したときの、細胞の大きさ、形、細胞の集まり具合などによる特徴のことをいいます。肺がんを組織型で分類すると10種類以上ありますが、それらは、小細胞がんに代表される高悪性度神経内分泌細胞がんと非小細胞がんに大別することができます。非小細胞がんは、さらにこまかく分類されますが、その中で発生頻度の高い肺がんは、腺《せん》がん、扁平上皮《へんぺいじょうひ》がん、大細胞がんの3種類です（次ページの下図参照）。

小細胞がんと非小細胞がんでは、病期も異なります。小細胞がんはごく早期は別として初期治療から抗がん剤を使った薬物療法を行うのに対して、非小細胞がんでは早期のものに対して手術を行うことが多いなど、治療方針も全く異なるので、この2種類を見分けることは非常に重要です。

高悪性度神経内分泌細胞がんと非小細胞がんがはっきり区別できるのに対して、非小細胞がんの中の分類は、腺がんの中に扁平上皮がんがまじっているものがあるなど、組織型が明確にしにくい例もあります。

高悪性度神経内分泌細胞がん

ほかの組織型にくらべて増殖が速く、転移しやすい

高悪性度神経内分泌細胞がんには小細胞がんと大細胞神経内分泌がん（LCNEC）があり、この2種類は区別がつきにくく、手術によってがんを切除してから診断をつけることがあります。どちらも進行が速く、転移も速いので、早期に確実な診断をすることが重要です。

肺がん全体に占める高悪性度神経内分泌細胞がんの割合は10～15％といわれています。

小細胞がん

● 主な肺がんの組織型分類

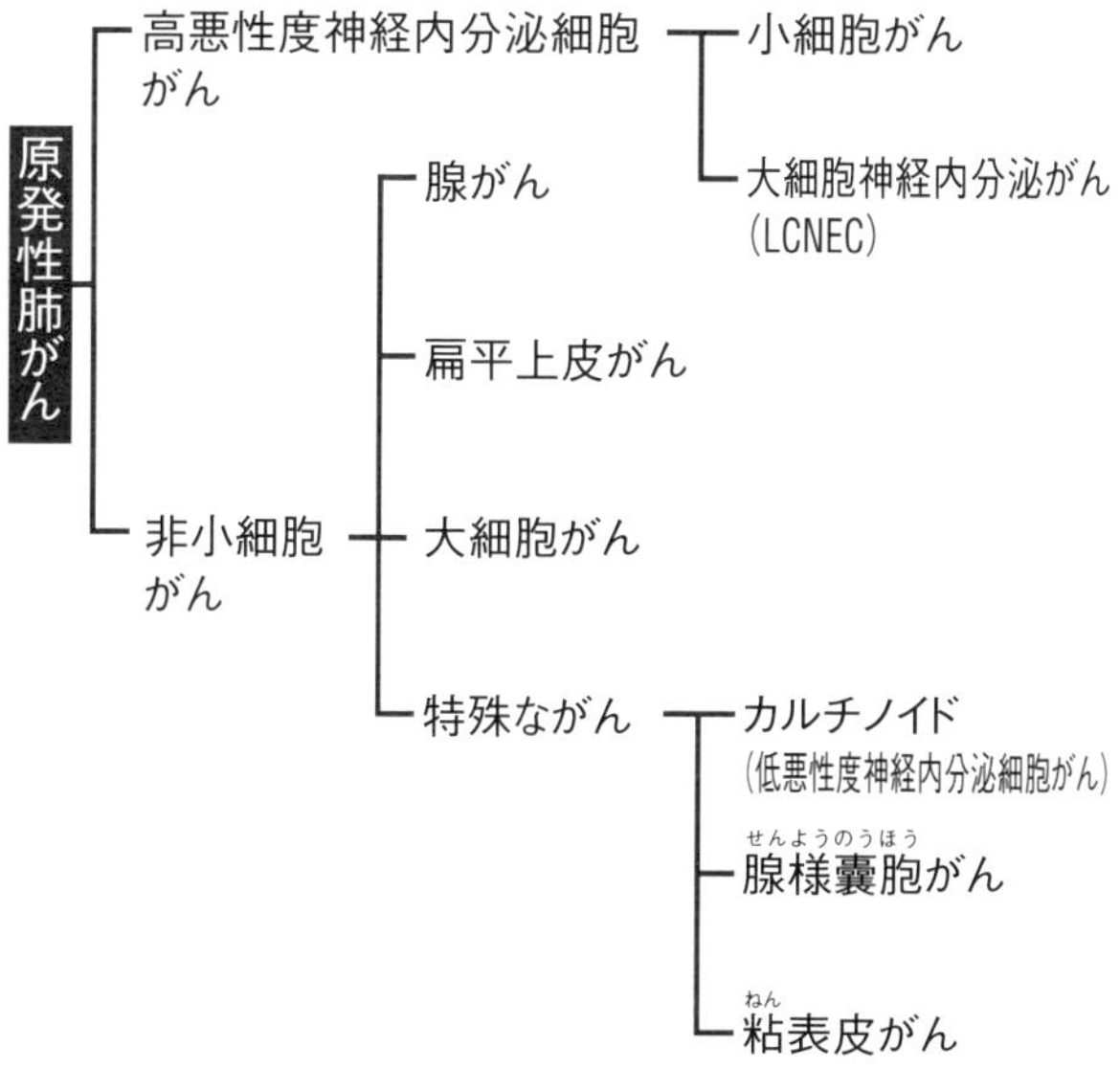

● 肺がんの種類による割合

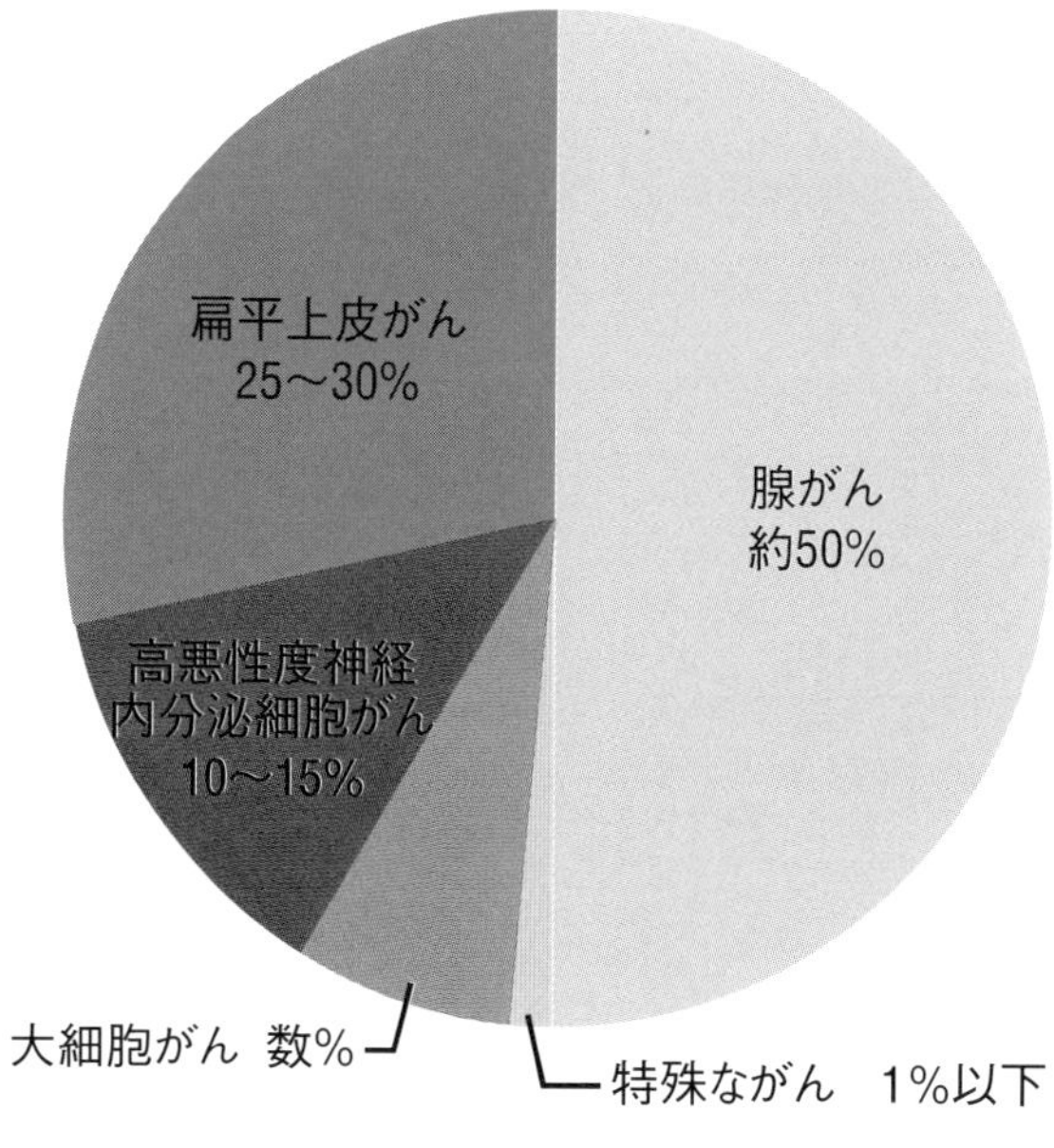

主に肺門部に発生 小さい細胞が密集して広がる

小細胞がんはいろいろな点で、非小細胞がんとは異なる特徴を持っています。まず、ほかの組織型の肺がんにくらべて細胞の形が小さいこと、そして、密集して広がるという特徴があります。増殖のスピードが速くて転移しやすいのも特徴で、がんが見つかった時点で、すでにほかの臓器への転移が起こっていることも少なくありません。そのため、手術だけでは治癒する率が低いのですが、抗がん剤や放射線に対する感受性が高いので、薬物療法や放射線療法が有効な治療手段となります。

発生部位はほとんどが肺門部で、喫煙者や男性に多くみられます。

大細胞神経内分泌がん（LCNEC）

最近、診断例が増加 喫煙者に多く発生

かつては大細胞がんの一種とされてきましたが、最近の分類では高悪性度神経内分泌細胞がんとして扱われています。小細胞がんと同じように進行が速いので、早期から薬物療法が行われます。喫煙者に多いという点でも小細胞がんに似ています。

腺がん

非喫煙者や女性に多く、最近増加している肺がん

腺がんとは、唾液腺《だえきせん》や胃腺《いせん》などの腺組織とよく似た形をしている肺がんです。乳がんや胃がんなどは、その多くが腺がんですが、肺がんの中でも最も発生頻度の高いのが腺がんで、肺がん全体の約半数を占めています。腺がんには増殖のスピードの速いものも遅いものもありますが、比較的小さいうちから転移を起こす傾向があります。発生部位は、ほとんどが肺の奥まった肺野部です。

小細胞がんや扁平上皮がんが喫煙との関係が深いのに対して、腺がんは非喫煙者や女性に多くみられます。最近、増加している肺がんであり、喫煙と関係のあるものとないものがあると考えられています。

すりガラス状陰影では濃く見える部分が重要

なお、腺がんの中には、がん細胞が肺胞の壁に1層に配列して広がっていくタイプがあります。これを薄切（高分解能）CTで撮影すると、すりガラスに似た陰影として映ります。

すりガラス状陰影は「薄切CTで気管支、肺血管を透かして見える程度の肺野の濃さの上昇」と定義されていますが、がんだけとは限らず、炎症や炎

症のなごり（繊維化）などの場合もあります。

（7）、17ページでも説明したように、すりガラス状陰影はほぼ100％治るがんですが、画像の全体がすりガラスのように映るタイプのものと、すりガラスの中に濃い部分（充実成分）の見えるものがあります。全体がすりガラスのように見えるものを「ピュアGGO（完全すりガラス状陰影）」、濃い部分を伴うものを「部分充実型」、充実成分だけのものを「充実型」と呼んでいます。これらのタイプは経過や治療が異なることが多く、特に充実成分の大きさが重要なので、全体の大きさだけでなく、充実成分の大きさを測定して治療が決められています。「病期分類」を示した59ページの「肺がんのT分類」でも、充実成分の大きさによって病期が異なることがわかります。

日本CT検診学会では、少なくとも大きさが15㎜未満のすりガラス状陰影のみの場合には薄切（高分解能）CTで3カ月後、12カ月後、24カ月後と経過をおいて、陰が大きくなったり濃くなったりしなければ年1回のCT検診をすすめています。

ただし、いつまで経過観察を続けるのがよいのか、明確な答えはありません。米国では医療経済も加味して3年までを推奨している学術団体があります。

経過を見ることになるすりガラス状陰影

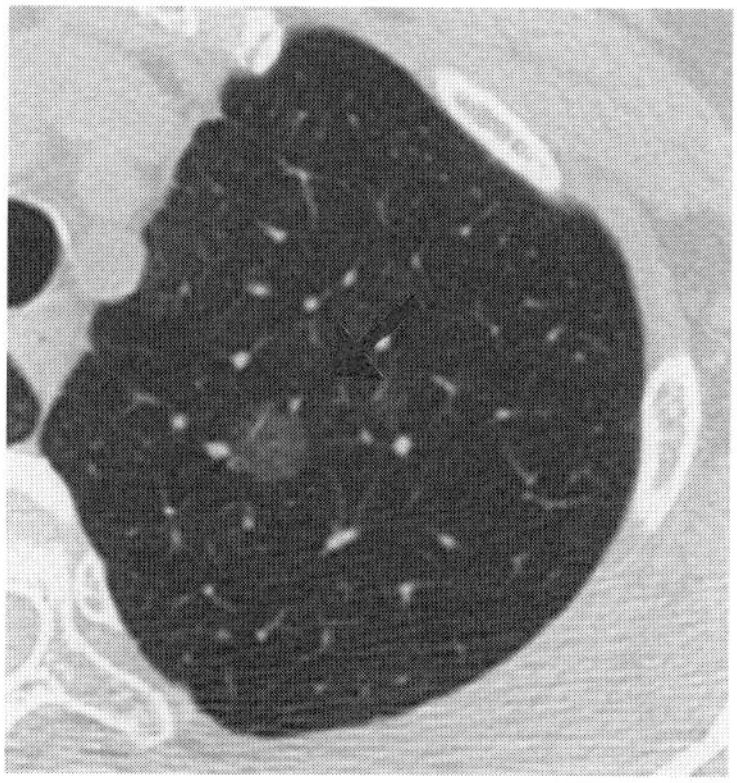

すりガラス状陰影のタイプ

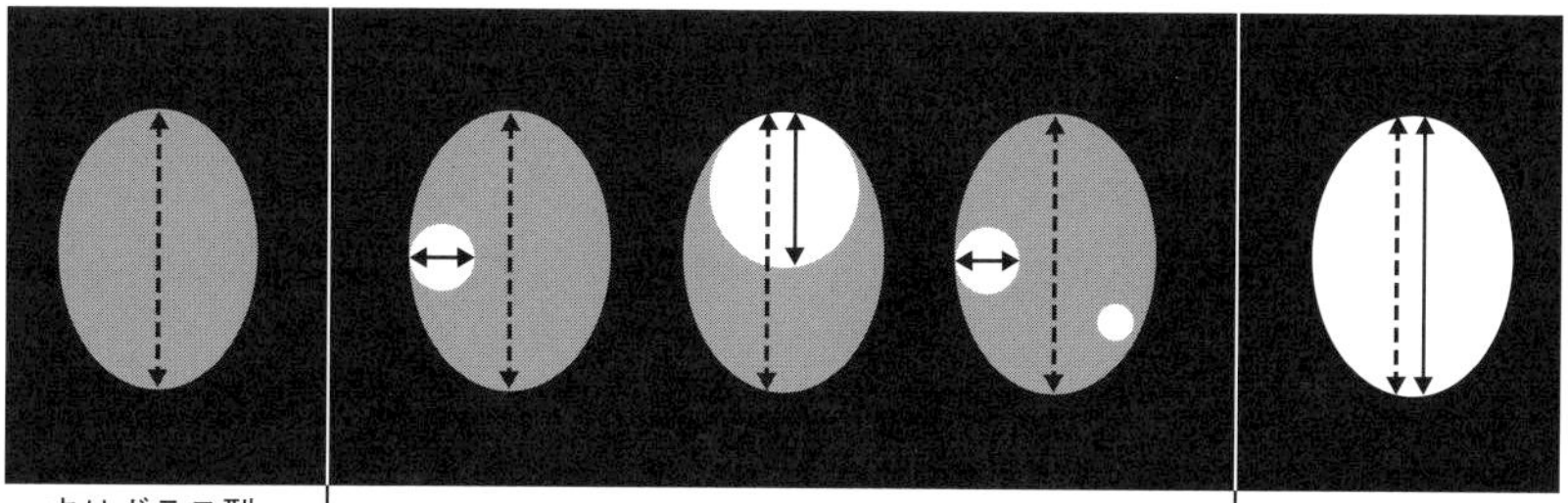

注：すりガラス型の中に充実成分が複数存在する場合は、最も大きい充実成分を測定
（日本肺癌学会編『臨床・病理　肺癌取扱い規約第８版』（金原出版）より一部改変）

● 主な肺がんの組織像

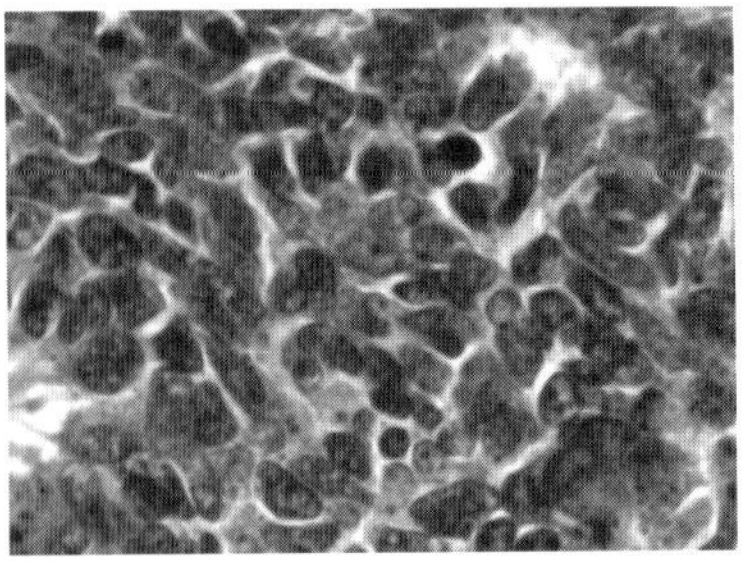

小細胞がん

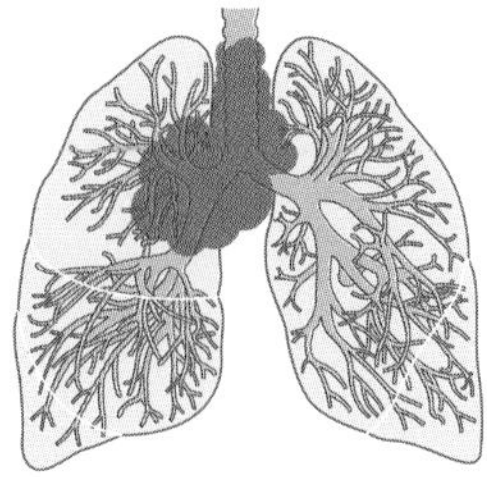

ほかの組織型の肺がんにくらべて小さな細胞が密集して広がる。多くは肺門部に発生

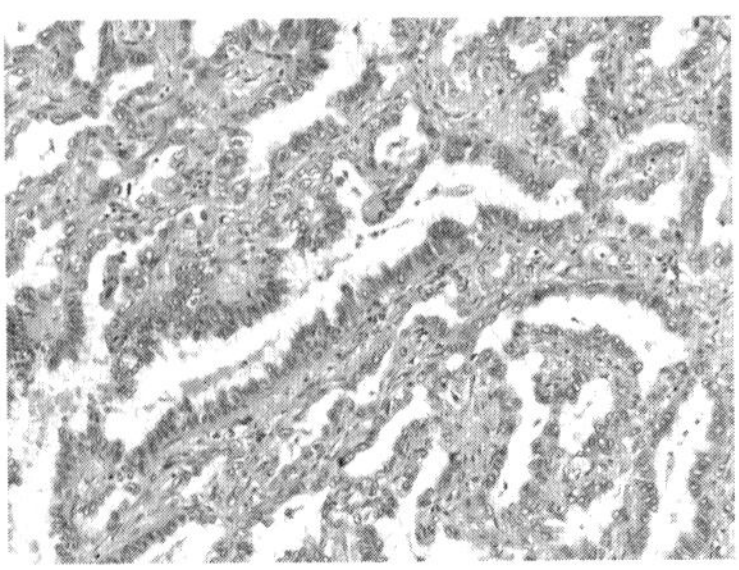

腺がん

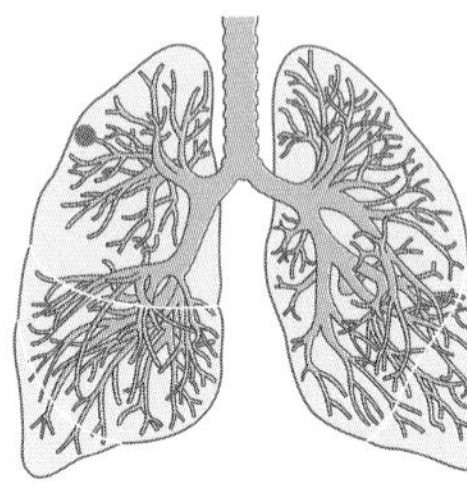

唾液腺や胃腺などの腺組織とよく似た形をしている肺がん。多くは肺野部に発生

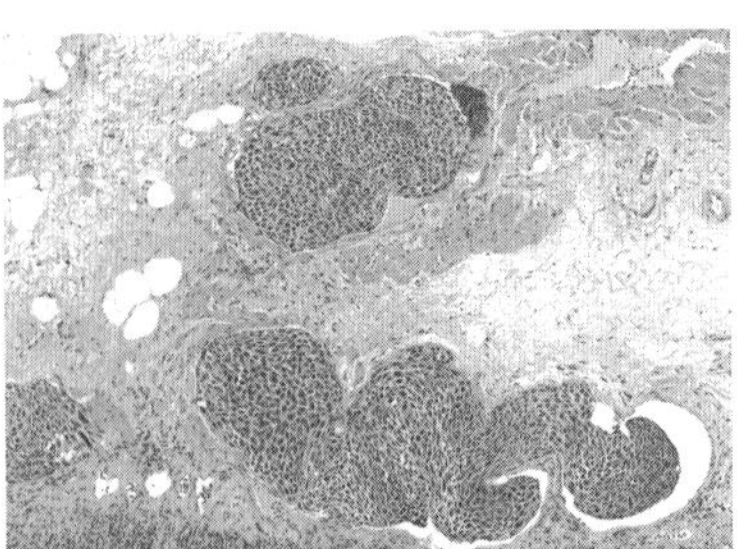

扁平上皮がん

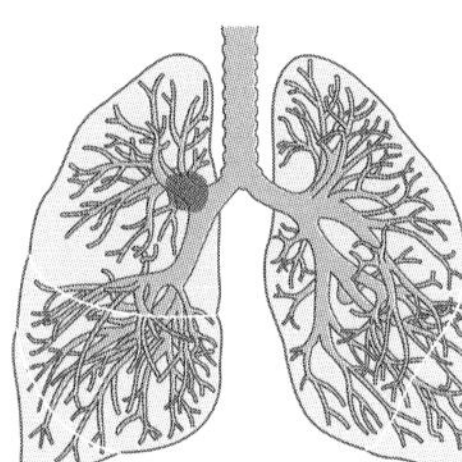

皮膚や粘膜をおおっている扁平上皮によく似た形をしている。大部分は肺門部に発生

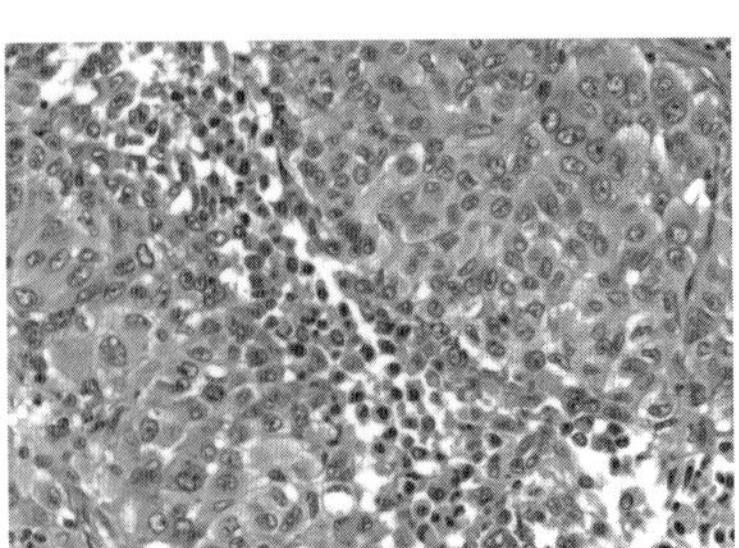

大細胞がん

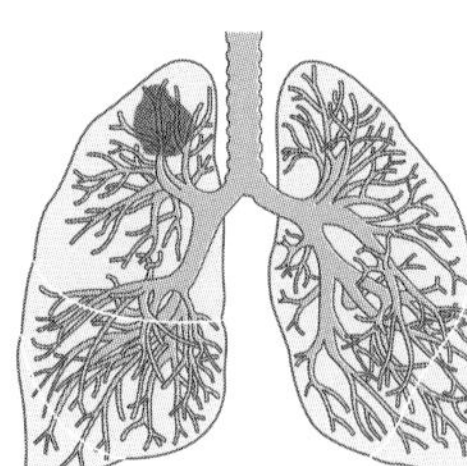

大きな細胞からなるがん。主に肺野部に発生

扁平上皮がん

喫煙との関係が濃厚な肺がん

皮膚や粘膜など体の大部分は、扁平上皮という組織でおおわれています。細胞の形が、この組織によく似ているのが扁平上皮がんです。

早期には局所的に広がることが多いので、がんを手術で完全に切除することができれば、治癒する確率が高くなりますし、放射線療法も効きやすいがんです。

発生部位は多くが肺門部ですが、肺野部にもできます。喫煙との関係が濃厚であり、男性に多くみられます。扁平上皮がんの肺がん全体に占める割合は腺がんに次いで多く、25～30％程度です。ただし、最近、このタイプのがんは減少しています。

大細胞がん

大きな細胞からなるがんで、一般に増殖が速い

大細胞がんは文字どおり細胞の大きい肺がんですが、腺がんや扁平上皮がんなどのような特徴がありません。一般に増殖が速く、多くの場合、診断時にはすでにがんが大きくなっています。発生部位は主に肺野部です。

肺がん全体に占める割合は数％程度と、そう多くありません。

その他の肺がん

ぜんそくと間違えやすい肺がんに注意

51ページの下の図でもわかるように、肺がんのほとんどは、腺がん、扁平上皮がん、高悪性度神経内分泌細胞がん、大細胞がんの4種類で占められています。しかし、わずかですが、この4種類の組織型に入らない特殊な肺がんもあります。

特殊な肺がんの中でも、腺様嚢胞《せんようのうほう》がん、粘表皮《ねんひょうひ》がん、カルチノイド（低悪性度神経内分泌細胞がん）は、早期発見・早期治療により治癒する可能性があるので、覚えておいたほうがいいでしょう。

カルチノイドは形と性格からいえば小細胞がんに似ていますが、転移などがそれに比して少ない腫瘍とされています。ただし、異型のタイプでは実際にはリンパ節や肝臓へ転移したり、まれに治療がむずかしくなる場合があります。

腺様嚢胞がんと粘表皮がんは、唾液腺に発生するがんと似た組織型をしているがんです。

これらのがんはいずれも気管と、太い気管支から亜区域気管支までに発生して、気管の内腔に発育していく肺が

んですが、低悪性度腫瘍と呼ばれています。つまり、悪性度が低い、治癒率の高いがんなのです。

ただし、これらの肺がんはごく早期には無症状ですが、がんが大きくなって内腔が狭くなると、空気が通りにくくなるので、ゼーゼー、ヒューヒューという喘鳴《ぜんめい》が起こります。そのため、気管支ぜんそくと間違われ、気管支ぜんそくの治療をしているうちに、がんの治療が遅れてしまうことがあるのです。しかも、これらの肺がんは比較的若い人に多くみられるので、それもがんが疑われない一因になっているようです。

肺がんは高齢者に多いがんですが、若い人にも起こらないわけではないということを肝に銘じておきたいものです。ぜんそくやかぜの治療をしても症状が改善しない場合、一度は呼吸器科の専門医にみてもらい、正しく診断してもらいましょう。

診察室こぼれ話

忘れられない患者さん

● 気管支ぜんそくと診断されて治療が遅れたケース

肺がん全体に占める気管支の低悪性度腫瘍の発生割合はわずかなので、私もそう多くの患者さんに接してきたわけではありませんが、その中に忘れられない患者さんがいます。

その人は、私が医師になって間もないころ、みとった妊婦さんです。このかたの場合、気管から主気管支に広がる低悪性度腫瘍であったにもかかわらず、半年間くらい気管支ぜんそくの薬を飲み続けていた結果、手遅れになってしまいました。治療により一時は症状が改善したものの完全に治らず、大きな病院を受診し、そこの先生がおかしいと判断してCTを撮り、肺がんだということがわかったとのことでした。

しかし、すでにこのときにはかなり進行していて、私の勤務する病院へ紹介されて来たのです。結局、生まれてきた赤ちゃんには障害があり、お母さん自身も亡くなりました。妊娠していたために早い段階でCTを撮らなかったのかもしれませんが、治るチャンスのあったがんであっただけに、とても残念でつらい経験でした。

肺がんの病期分類

肺がんの病期は、原発腫瘍の広がり、リンパ節転移の状態、遠隔転移の有無により分類されます。病期診断は治療方針の決定や予後の予測をするうえで、非常に重要です。

肺がんの病期は腫瘍、リンパ節、転移で分類

肺がんの治療法を決めるうえで組織型とともにはっきりさせておかなければならないのが、がんの進行度である病期です。

病期を決める要素は3つあります。一つ目は、最初に発生したがんの進展度、つまり広がり具合です。2つ目はリンパ節転移の状態、3つ目は遠隔転移の有無です。肺がんの病期分類は、この3つの要素である腫瘍(Tumor)、リンパ節(Lymph Node)、転移(Metastasis)の頭文字をとって、TNM分類と呼ばれています。

これは国際的に用いられている病期分類で、61ページの表のように分けられています。（２０２４年から変更の予定があります。主治医に確認しましょう）

腫瘍の進展はT1からT4までの4段階

最初に発生したがんを原発腫瘍あるいは原発がんといいます。原発腫瘍は一般に組織内で育ったあと、浸潤《しんじゅん》といって、周囲の組織に広がっていく一方で、がん細胞が血液やリンパ節の流れにのって、あちこちの臓器やリンパ節に転移していきます。原発腫瘍の大きさと周囲への浸潤の状態を分類するのがT分類です。

T分類は59ページの表に示したように、腫瘍の大きさが3㎝以下のT1から、T4まで分類され、さらに、T1は4段階、T2は2段階にこまかく分類されています。

T1より早期の状態は3段階に分類されています。

リンパ節転移によるN分類はN0からN3までの4段階

46ページの図で示したように、肺の中や周囲には、たくさんのリンパ節があり、リンパの流れが密なネットワークを形成しています。これらのリンパ節転移への有無で分類するのがN分類

肺がんのTNM分類とは

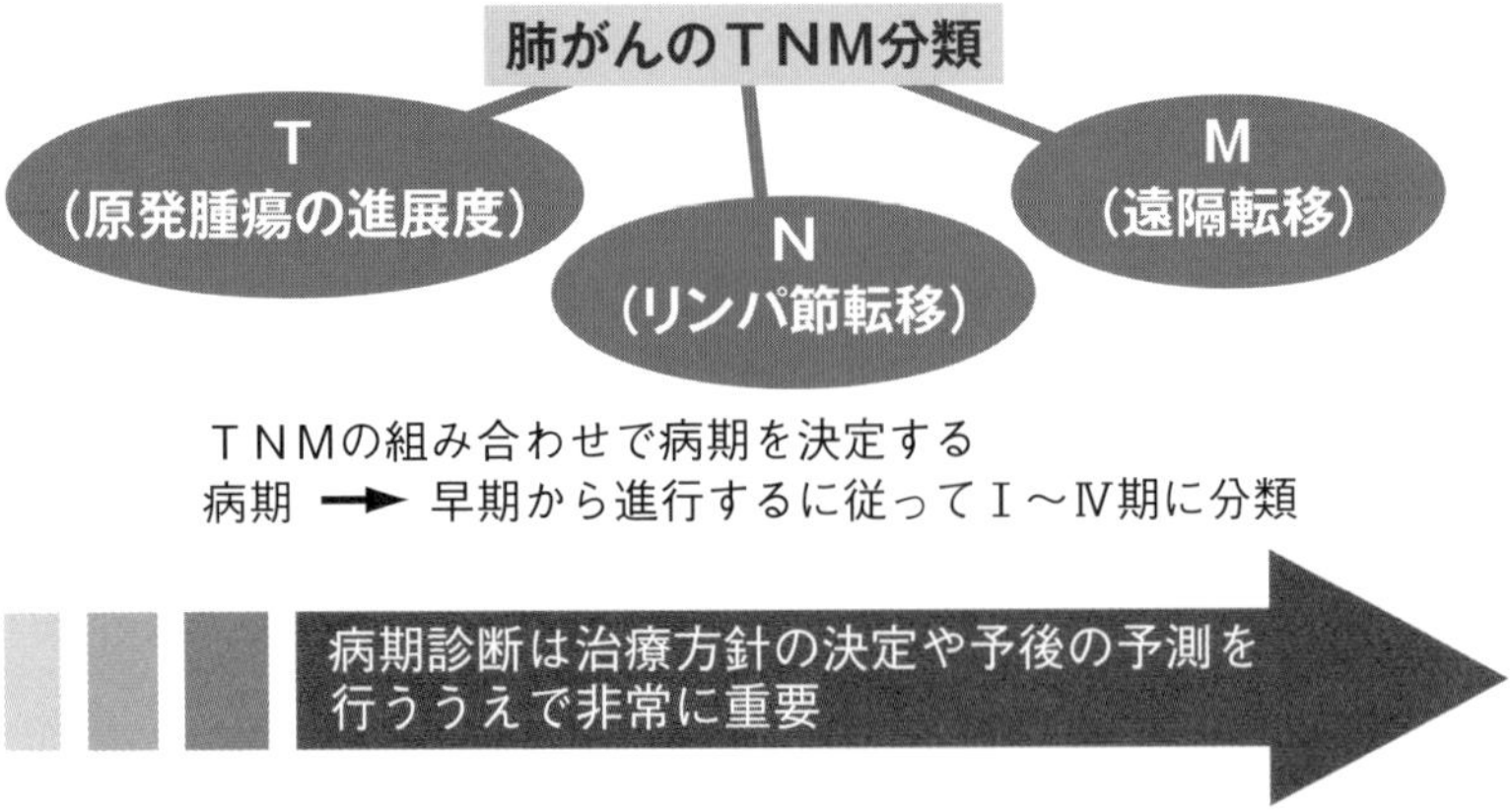

で、リンパ節転移のないN0から、広い範囲まで転移しているN3までの4段階に分かれています（60ページの表参照）。

リンパ節に転移がある場合、1カ所だけなのか2カ所以上あるのかで、治療の結果は、大きく異なる可能性があります。鎖骨上窩《さこつじょうか》リンパ節を超えた、首のリンパ節、わきの下のリンパ節など、46ページの図に含まれていない、遠くのリンパ節へ転移しているものは、遠隔転移とみなされます。

遠隔転移は、転移があるかないかの2段階に分類

がんの転移には、リンパの流れにのって転移するリンパ行性転移、血液の流れにのって転移する血行性転移、がん細胞がパラパラと種をまくように散らばっていく播種性《はしゅせい》転移の3種類があります。

がんの転移というと、一般の人は、まず近くのリンパ節へ転移し、それが遠くのリンパ節へ転移するのと並行して血中へ入り込み、血液の流れにのって全身へ広がっていくというルートを想像しがちです。

しかし、がんの中には、早い段階からリンパ節を通らずに直接血液の流れにのって転移していくものもあります。肺がんも早い段階から血行性転移が起こるがんの一つです。

主気管支と気管分岐部の位置

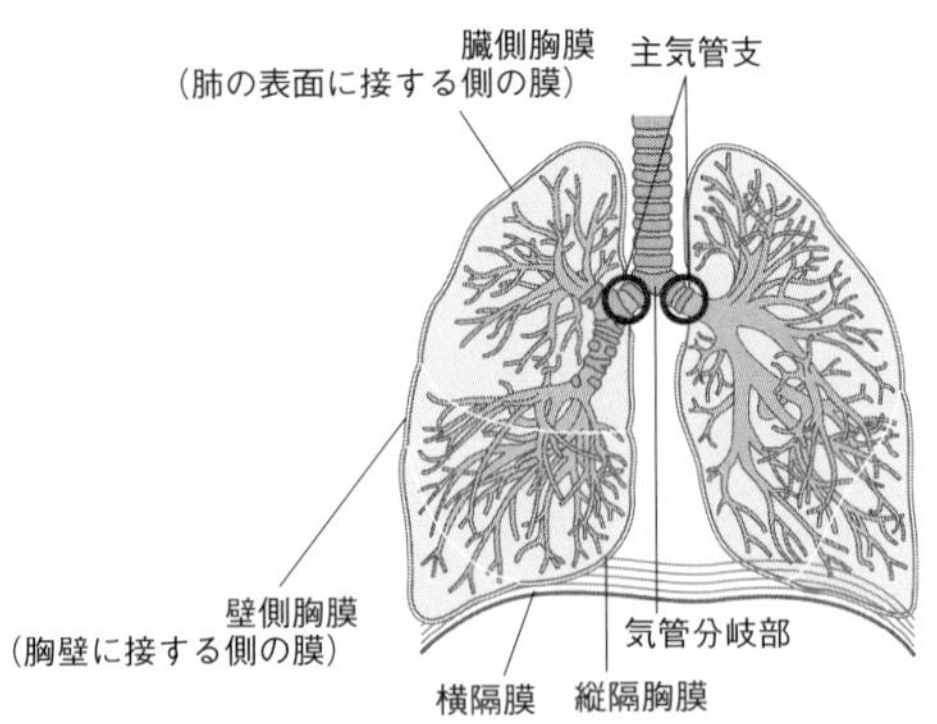

前述したように、肺の中や周囲には多数のリンパ節があるので、リンパ節に転移しやすいのですが、リンパ節転移がなくても、血液を通して遠隔転移が起こっていることはありえます。

遠隔転移は転移がないM0と転移があるM1に分類され、M1はさらに、もう一方の肺への転移や胸膜への転移、悪性胸水、悪性心囊水のあるM1aと肺以外への臓器1つに単発転移があるM1b、肺以外への臓器1つまたは多臓器への多発遠隔転移があるM1cに分類されています。

TとNとMを組み合わせて分類したTNM分類が61ページの表です。

小細胞がんの病期は3段階に分類することも

小細胞がんは進行が速いため、次ページの表のように、早期限局型、限局型、進展型の3段階に分類されることもあります。

肺がんのT分類

分類	進行の状態
TX	原発腫瘍の存在が判定できない、あるいは喀痰または気管支洗浄液細胞診でのみ陽性で 画像診断や気管支鏡では観察できない
T0	原発腫瘍を認めない
Tis	上皮内がん（carcinoma in situ）：肺野型の場合は、充実成分（注1）径0cmかつ病変全体径≦3cm
T1	腫瘍の充実成分径≦3cm、肺または臓側胸膜におおわれている、 葉気管支より中枢への浸潤が気管支鏡上認められない（すなわち主気管支におよんでいない）
T1mi	微少浸潤性腺がん：部分充実型を示し、充実成分径≦0.5cmかつ病変全体径≦3cm
T1a	充実成分径≦1cmでかつTis・T1miには相当しない
T1b	充実成分径＞1cmでかつ≦2cm
T1c	充実成分径＞2cmでかつ≦3cm
T2	充実成分径＞3cmでかつ≦5cm、または充実成分径≦3cmでも以下のいずれかであるもの ・主気管支におよぶが気管分岐部にはおよばない ・臓側胸膜に浸潤 ・肺門まで連続する部分的または一側全体の無気肺（注2）か閉塞性肺炎（注3）がある
T2a	充実成分径＞3cmでかつ≦4cm
T2b	充実成分径＞4cmでかつ≦5cm
T3	充実成分径＞5cmでかつ≦7cm、または充実成分径≦5cmでも以下のいずれかであるもの ・壁側胸膜、胸壁（superior sulcus tumorを含む）、横隔神経、心膜のいずれかに直接浸潤 ・同一葉内の不連続な副腫瘍結節（注4）
T4	充実成分径＞7cm、または大きさを問わず横隔膜、縦隔、心臓、大血管、気管、反回神経、食道、 椎体（注5）、気管分岐部への浸潤、あるいは同側（注6）の異なった肺葉内の副腫瘍結節

注1：画像で、すりガラスのようなうすい陰でなく、濃く見える部分（53ページ参照）
注2：肺に含まれる空気が減少して、肺がつぶれた状態
注3：気管支が詰まったために起こる肺炎
注4：中心となる腫瘍のほかにも見られる腫瘍
注5：背骨を構成する椎骨の前の部分にある短い円柱
注6：腫瘍のある側

（日本肺癌学会編『臨床・病理　肺癌取扱い規約第８版』（金原出版）より一部改変）

● 小細胞がんの病期分類

早期限局型	非小細胞がんのⅠ期に相当
限局型（LD）	非小細胞がんのⅡ期とⅢ期で、 悪性胸水がみられない場合に相当
進展型（ED）	非小細胞がんのⅢB期で、 悪性胸水がたまっている場合とⅣ期に相当

※限局型とはがんが片肺、縦隔リンパ節、がんのある側の鎖骨上窩リンパ節の範囲内にとどまっている状態

● 肺がんのN分類

NX	所属リンパ節評価不能
N0	リンパ節に転移していない
N1	がんが発生した側の肺門リンパ節や 肺内リンパ節への転移や浸潤がある
N2	がんが発生した側の縦隔リンパ節への転移がある
N3	がんが発生したのと反対側の縦隔リンパ節や肺門リンパ節、 鎖骨上窩リンパ節、前斜角筋リンパ節への転移がある

● 肺がんのM分類

M0	遠隔転移なし
M1	遠隔転移がある
M1a	対側（注）肺内の副腫瘍結節、胸膜または心膜の結節、 悪性胸水（同側・対側）、悪性心嚢水
M1b	肺以外の一臓器への単発遠隔転移がある
M1c	肺以外の一臓器または多臓器への多発遠隔転移がある

注：腫瘍のない側
（日本肺癌学会編『臨床・病理　肺癌取扱い規約第８版』（金原出版）より一部改変）

肺がんの病期分類（TNM分類）

	リンパ節転移なし	肺内・肺門リンパ節転移あり	縦隔リンパ節転移あり	鎖骨上窩・対側縦隔リンパ節転移あり	M1a リンパ節転移に関係なく	M1b リンパ節転移に関係なく	M1c リンパ節転移に関係なく
Tis	0	−	−	−	−	−	−
T1mi T1a	IA1	IIB	IIIA	IIIB	IVA	IVA	IVB
T1b	IA2	IIB	IIIA	IIIB	IVA	IVA	IVB
T1c	IA3	IIB	IIIA	IIIB	IVA	IVA	IVB
T2a	IB	IIB	IIIA	IIIB	IVA	IVA	IVB
T2b	IIA	IIB	IIIA	IIIB	IVA	IVA	IVB
T3	IIB	IIIA	IIIB	IIIC	IVA	IVA	IVB
T4	IIIA	IIIA	IIIB	IIIC	IVA	IVA	IVB

肺がんの浸潤と転移

肺がんは進行の速いがんなので、発見した時点ですでに浸潤や転移が起こっている場合が少なくありません。浸潤と転移の有無を調べることは、治療方針を決めるうえで重要です。

がんの進行には浸潤と転移がある

人体を構成している細胞は古くなると新しい細胞に入れ替わりますが、新しい細胞は定められた遺伝子のプログラムに従ってつくられています。しかも、その細胞が本来の組織から飛び出していくことはありません。ところが、中にはプログラムに従わずにかってに増殖し、本来の組織から別の組織に入り込み、そこで増殖してしまうものがあります。このような性質を持っているのががん細胞で、周囲の組織に入り込んで増殖することを浸潤と呼んでいます。

また、がん細胞がリンパや血液の流れにのって、発生したところから離れた場所に流れついて、そこで増殖することを（遠隔）転移（58ページ参照）といいます。がんが恐れられているのは、転移の可能性があり、しかも前もってどこに転移するのかを正確に予測することができないからです。

特に肺にはたくさんのリンパ節と血管のネットワークが張り巡らされているため、がん細胞が簡単にリンパや血液の中に入り込みやすいのです。肺がんが転移しやすいのは、このことも関係しています。

がんは浸潤と転移によって広がっていきます。

肺がんは脳や骨に転移しやすい

浸潤は近くの組織から始まるので、肺がんは主気管支、臓側胸膜に浸潤しやすく、次いで胸壁、横隔膜、縦隔胸膜、壁側胸膜などに、そして縦隔、心臓、大血管、気管分岐部、気管、食道などへと広がっていきます（58ページの下図参照）。

がんが全身のどこにでも発生する可能性があるように、転移もどこにでも起こりえます。

ただ、がんの種類によって転移が起こりやすい場所があり、肺がんは主にリンパ節、肺葉（がんが発生した肺葉とは別の肺葉に広がったものも転移という）、もう一方の肺や、肝臓、脳、骨、副腎などに転移します。リンパ節では、肺の中にある肺内リンパ節に早いうちから転移しやすく、次いで、肺門リンパ節、縦隔リンパ節、鎖骨の上にある鎖骨上窩リンパ節、さらにその上にある前斜角筋リンパ節（下図参照）などへ転移します。

また、胸膜は肺に接しているので浸潤しやすいところですが、浸潤したところからがん細胞がこぼれ落ちた状態で転移する、胸膜播種を起こすことがあります。

そのほか、小細胞がんは骨髄にも転移しやすいことがわかっています。

転移しても、がんが小さいうちは症状も出ませんし、画像検査でとらえられるのも一定の大きさになってからです。症状もなく画像検査でも転移が発見されていなくても、急に腫瘍マーカーの値がふえてきたときは、転移が疑われます。

また、画像検査や腫瘍マーカーに転移の兆候がないからといって、転移がないとは言い切れません。そこで、治療後、転移しやすい場所に実際に転移が起こっていないかどうかを調べるために、定期的に検査が行われているのです。

● 肺がんの転移しやすいところ

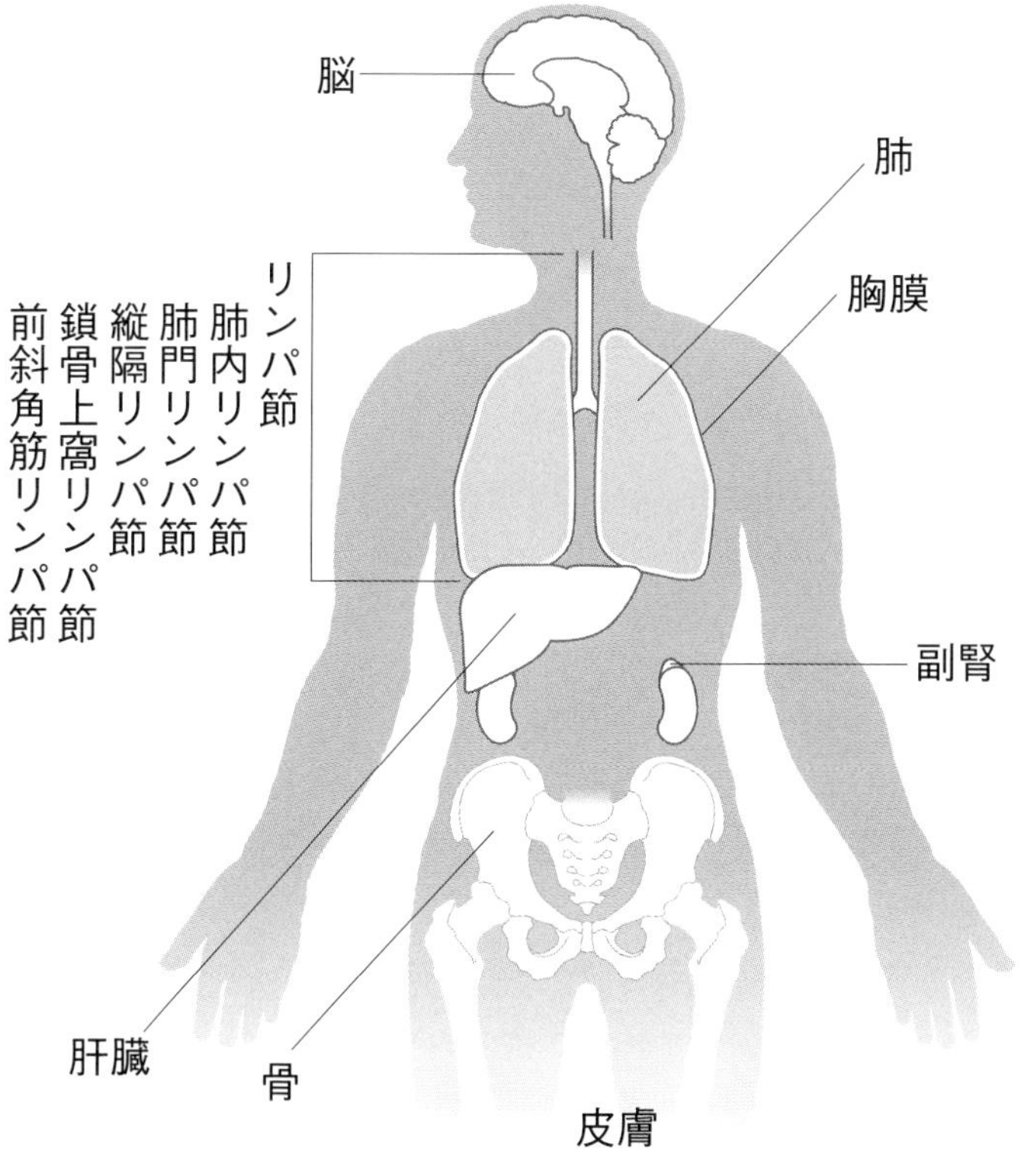

ほかのがんの肺への転移（転移性肺がん）

ほかの場所にできたがんが肺に転移した場合は、最初から肺にできたがんとは性質が異なります。したがって、最初から肺に発生した肺がんか、転移した肺がんかを見極めることは重要なことです。

肺は、ほかのがんが転移しやすい臓器

最初から肺に発生したがんを原発性肺がん（原発性肺腫瘍）といい、ほかの場所に発生して肺に転移してきたがんを転移性肺がん（転移性肺腫瘍）といいます。肺には、血管やリンパ節がたくさん集まっています。そのため、肺がんが血液やリンパの流れにのって転移しやすいだけでなく、ほかの場所にできたがんが肺に転移することも多いのです。

全身を巡ってきた血液はすべて、ガス交換をするためにいったん肺に戻ってくるので、血中にがん細胞がまぎれ込んでいれば、肺に流れ着きやすいことは当然といえます。特に、肺の下葉には血管が多いので、しばしばここに転移します。

全身のあらゆる場所に発生したがんが肺に転移する可能性がありますが、特に転移しやすいのは、乳がん、大腸がん、骨肉腫《こつにくしゅ》、甲状腺がん、腎臓がん、前立腺がん、子宮頸《しきゅうけい》がん、胃がん、精巣腫瘍、皮膚がんなどです。

転移性肺がんは元のがんの性質を保つ

転移性肺がんの治療方針は原発性肺がんの治療方針とは異なるので、どちらの肺がんかを判別することが重要です。肺がんが初めて発見された場合、多くは原発性肺がんであると考えられますが、すでにほかの臓器にがんがある場合には、転移性肺がんの可能性が高くなります。また、多くの場合、原発性肺がんは1カ所に発生しますが、転移性肺がんは同時期に2カ所以上にできます。ただし、手術して腫瘍すべての病理検査を行って初めて判別できることもあり、特に転移性肺がんの場合はその傾向があります。

がんはどこに転移しても、最初に発生したがんの性質が大きく変わることはないため、転移性肺がんに対しては、元のがんに効果のある治療を行うことになります。

肺がんの症状

肺がんの症状は、かぜなど呼吸器の病気でもみられる症状なので、肺がんを早期発見するには症状に頼るのではなく、検診で見つけるのがベターです。かぜなどを治療しても症状が長引くときは念のため専門医へ。

肺門型肺がんではせきや痰が出やすい

肺の入り口にできる肺門型肺がんは早期のうちからせきや痰が出やすく、血痰もしばしばみられます。せきや痰は肺がんに限らず、ほとんどの呼吸器の病気で最も頻繁にみられる症状で、がん特有の症状とはいえません。単純なかぜだと思っていても、せきや痰が2週間以上続く場合や、治療しても治らない場合は、がんの可能性を考えて、呼吸器科の専門医にみてもらいましょう。

特に、代表的な肺門型肺がんである扁平上皮がんは、喫煙との関係が濃厚なので、タバコを吸っている人や、現在は禁煙していても長年ヘビースモーカーであった人や血痰の出る人は、症状の原因を専門医に調べてもらったほうがいいでしょう。

なお、肺野型肺がんは早期のうちはほとんど症状が出ません。周囲の組織に浸潤したり、転移などによって症状があらわれることが多いので、症状が出た時点では、すでにかなり進行していることが多いのです。早く発見するためには定期検診が必要ということになります。

進行すると、胸痛や息苦しさ、発熱なども

肺門型肺がんが進行して、気管支の内腔が狭くなると、ゼーゼー、ヒューヒューと気管支ぜんそくのような症状があらわれます。気管支の先への空気の出入りが悪くなるので、肺の中の空気の量が少なくなって肺がつぶれた状態になることもあります。これを無気肺といいます。空気の出入りが悪くなると、空気がよどんで浄化できなくなるので、ウイルスや細菌の感染が起こりやすくなります。その結果起こった肺炎を閉塞性肺炎といいます。閉塞性肺炎になると、せきや痰のほか、発熱、息苦しさ、胸痛などを伴うようになります。閉塞された範囲が広いと呼吸困難も起こります。

また、気管に発生して気管の内腔に発育していくがんの中に低悪性度腫瘍（56ページ参照）と呼ばれているがんがいくつかあります。これらのがんは、早期に発見して治療すれば治癒する可能性が高いのですが、がんが大きくなると気管の内腔が狭くなり、やはり気管支ぜんそくに似た症状が起こります。低悪性度といえども、治療が遅れれば、浸潤や転移を起こして治癒は望めなくなります。気管のゼーゼー、ヒユーヒューが続くときは肺門型肺がんや気管のがんが潜んでいないか、専門医に調べてもらいましょう。

肺がんの浸潤により さまざまな症状が起こる

肺がんが周囲の組織に浸潤すると、浸潤した場所に疼痛《とうつう》が起こります。たとえば肋骨や神経に浸潤すると、胸痛が生じます。食道に浸潤すると、食道が圧迫され、食べ物や飲み物が飲み込みにくくなります。声帯に関係した神経に浸潤すると、声のかすれが起こります。

上大静脈という上半身の静脈血を運んでくる太い静脈に浸潤すると、上半身からの血流の戻りが悪くなるので、顔、首、乳房など上半身がむくんできます。皮膚の色が悪くなったり、息切れ、頭痛、めまい、眠けなどを伴うこともあり、これらの症状は横になるといっそう強くなります。このような症状を上大静脈症候群といいます。

胸水がたまったり、心嚢水《しんのうすい》といって心臓と心臓を包む膜の間に液体がたまると肺や心臓を圧迫するので、息切れ、動悸、不整脈などが起こります。

肺がんが首の神経に浸潤して、まぶたが下がってきたり、瞳孔《どうこう》が小さくなったり、目がくぼんだりすることもあり、顔の半分に汗が出にくくなることもあります。このような症状をホルネル症候群といいます。

また、肺の上端に肺がんが発生すると、腕を動かす神経に浸潤して、腕の痛みやしびれやマヒ、筋力の衰えなどが生じることがあります。このような症状をパンコースト症候群といいます。

これらホルネル症候群とパンコースト症候群の症状が、いっしょに出ることもあります。

転移による症状から がんが発見されることも

肺がんは小さいうちからリンパ節、脳、骨、肝臓、副腎などに転移しやすいので、肺の症状よりも転移した臓器の症状から肺がんが発見されることもあります。転移した場所により、次のような症状が起こります。

リンパ節転移

肺門部のリンパ節に転移すると、せきが出、気管前のリンパ節に転移して上大静脈が圧迫されると上大静脈症候群が起こります。左側の気管気管支リンパ節（46ページの図参照）に転移すると、声のかすれが起こります。

骨転移

転移場所に疼痛が生じ、骨折することもあります。

脳転移

転移のために脳がむくむと頭蓋内圧が高くなり、頭痛や吐きけが起こることがあり、運動をつかさどる中枢に転移すると手足のマヒなどが起こります。小脳に転移すると平衡感覚が保てなくなり、ふらついたりします。

肝転移

全身がだるくなったり、転移したがんのために胆管が閉塞されて黄疸《おうだん》が出ることもあります。

副腎転移

副腎はいろいろなホルモンを分泌している臓器なので、副腎に転移すると、副腎皮質ホルモンが過剰に分泌されることがあります。その結果、顔が満月のように丸くなったり、あちこちに脂肪がたまって太ったり、血圧が上昇したりします。これをクッシング症候群といいます。副腎の両側に転移すると、逆に急激な副腎皮質ホルモン不足となり、悪心、嘔吐、腹痛、低血圧、ショック症状などが起こることがあります。このような状態を副腎不全（副腎クリーゼ）といいます。

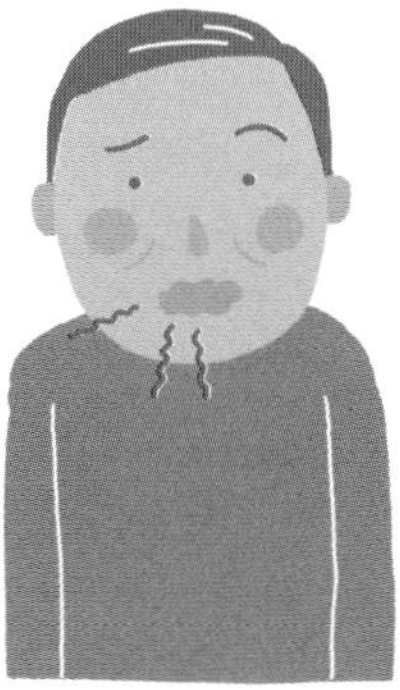

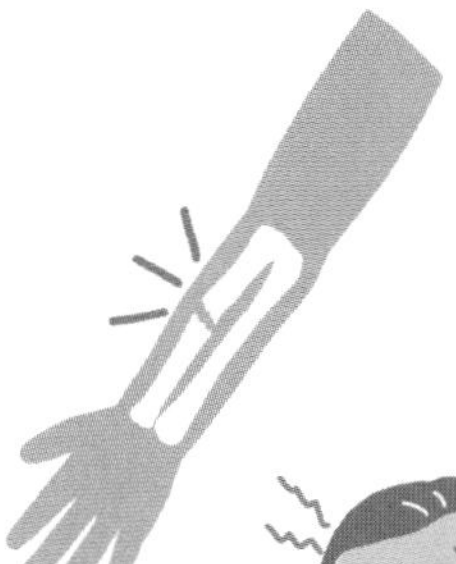

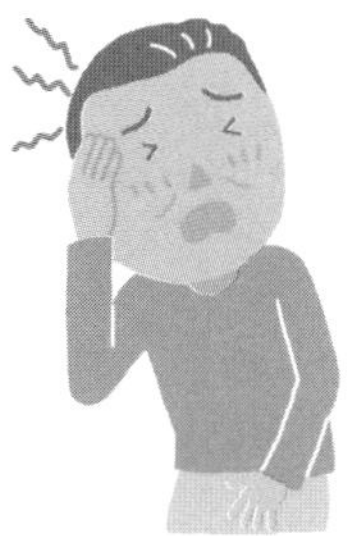

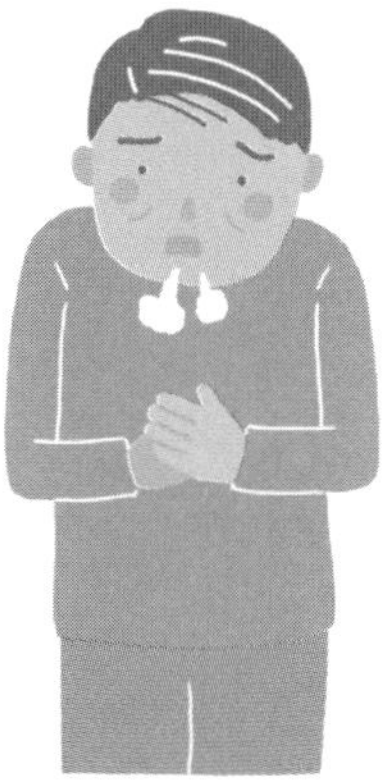

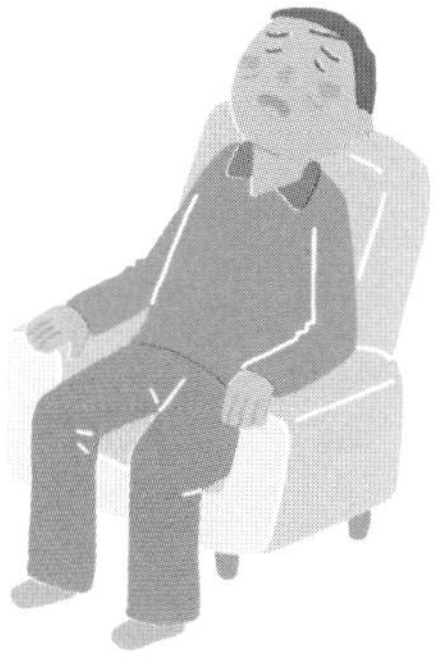

肺がんの浸潤や転移との関係が不明な症状

肺がんの浸潤や転移との関係はわかっていないのですが、肺がんの進行に伴って、異常なホルモンの分泌、食欲不振、手足の指の先が太鼓のばちのようにに太くなるばち状指、手足の関節の腫れや痛み、発熱、筋力の低下などが起こることがあります。

肺がんと間違えやすい病気

肺がんを早期発見・早期治療するためには、同じような症状の出る病気や、まぎらわしい検査結果が出る病気と区別することがたいせつです。

症状が似ているために肺がんと間違えやすい病気には、気管支炎、気管支拡張症、気管支ぜんそく、肺炎、COPD（慢性閉塞性肺疾患《まんせいへいそくせいはいしっかん》）などがあります。また、CTによる画像が肺がんとまぎらわしい病気に、器質化肺炎、結核腫、肺クリプトコッカス症などがあります。

気管支炎

かぜに合併した細菌感染が多い

気管支炎には急性気管支炎と、痰を伴うせきが長期にわたって続く、慢性気管支炎があります。

急性気管支炎の多くは、ウイルスの感染でかぜをひいたとき、気管支に細菌感染が合併して起こります。主な症状はかわいたせき、痰、呼吸するたびにゼーゼー、ヒューヒューと音のする喘鳴《ぜんめい》、胸の痛みや圧迫感、息切れなどで、肺がんとよく似た症状がみられます。暖かいところから急に寒いところへ出ると、ひどくせき込むことがあり、せきが激しくなると、痰に血がまじることがあります。

なお、特別な病気と関係なく、主に冬にせきや痰が毎日3カ月以上続く状態を慢性気管支炎といいます。

炎症が細気管支に及ぶと、症状がさらに強くなり、熱やだるさを伴うようになります。乳幼児や高齢者は重症になりやすく、若い人でも過労のときなどは重症になることがあります。

感染した細菌に効果のある抗生物質、せき止め、去痰薬《きょたんやく》、気管支拡張薬などを使い、早めに適切な治療をすれば、比較的短期間で治ります。完全に治さずに治療を中止すると慢性気管支炎になることがありますが、慢性化には体質も関係していると考えられています。

慢性気管支炎のほとんどで長期の喫煙や受動喫煙、大気汚染などによる肺気腫（肺胞が破壊されて肺がスカスカになる状態）を伴います。

慢性気管支炎になると、悪化しない

よう気長に治療を続けなければなりません。

気管支拡張症

気管支の壁が拡張して元に戻らない状態

気管支拡張症とは、気管支の一部の壁に傷がついて拡張し、元に戻らなくなった状態で、主に肺炎などの呼吸器の感染症が原因で気管支の壁が破壊されるために起こると考えられています。症状は慢性的なせきと膿《うみ》のような痰で、痰に血がまじったり、喀血がみられることもあります。せきの発作は主に早朝と夕方に起こります。気管支の拡張が広い範囲に及ぶと、喘鳴、息切れ、動悸などが強くなります。

気管支拡張症では、気管支の奥にたまった痰を気管のほうに出すために、体位ドレナージを行います。これは、痰が肺の下のほうにたまっているときは、布団を重ねた上におなかをあて、頭を低くして顔を横に向けます（上図参照）。痰が肺の上のほうにたまっているときは、上体を起こして重ねた布団に背を預け、体を右や左に向けた姿勢を15～30分くらい保つ排痰法です。

使う薬は痰に含まれる菌に効果のある抗生物質、去痰薬、気管支拡張薬などですが、拡張している部分が限られていて、細菌感染や喀血が繰り返し起こるときは、手術を行うこともあります。

●体位ドレナージ（排痰法）

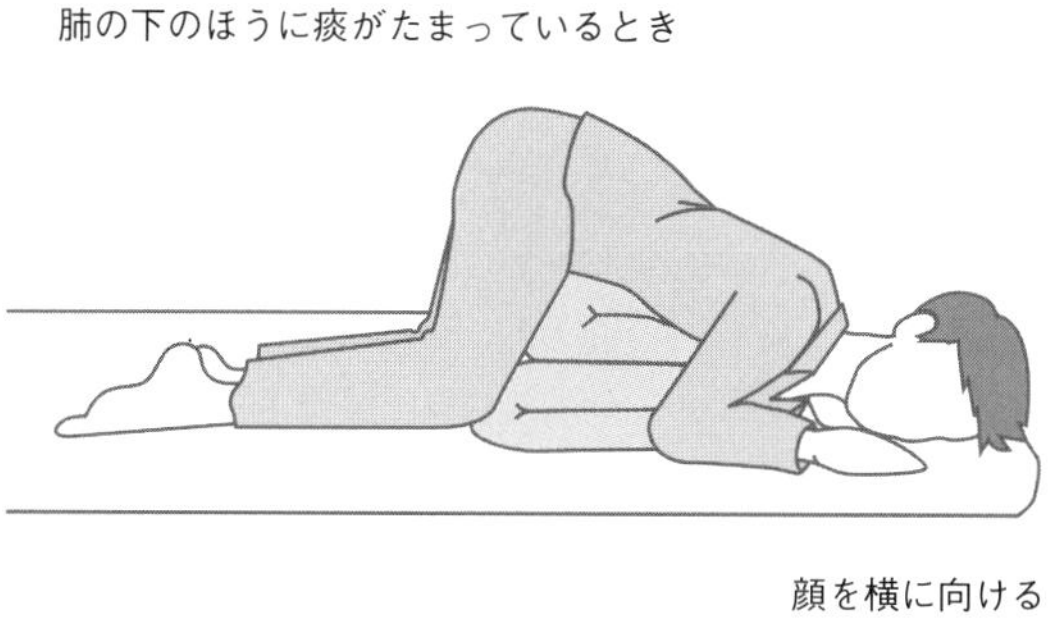
肺の下のほうに痰がたまっているとき
顔を横に向ける

気管支ぜんそく

発作的に気道が閉塞して呼吸が苦しくなる病気

気管支ぜんそくとは、慢性的な炎症により気道が収縮して、ゼーゼー、ヒューヒューという喘鳴を伴う発作性の呼吸困難を起こす病気です。遺伝的なアレルギー体質との関係が深く、アレルギー性鼻炎やアトピー性皮膚炎を伴っていたり、家族にもアレルギーの病気を持っていたりする人が少なくありません。

原因はハウスダスト、ハウスダストに含まれるダニ、ペットの毛、花粉などが多いようですが、原因がわかりにくいこともあります。これらの物質の吸入が誘因になって発作が起こるのですが、かぜ、過労、過食、月経、ストレスなどが誘因になることもあります。また、気圧が下がると発作が起こりやすいなど、気象との関係も深いと考えられています。

遺伝的な体質が関係しているため、根治的な治療法はありませんが、原因がはっきりしている場合は、除去に努めます。また、抗アレルギー薬や血管拡張薬を服用したり、ステロイド吸入薬を使うなどして、発作が起こらないように努め、起こったときは速やかに抑えるようコントロールすることが必要です。

肺炎

細菌などの感染により肺に炎症が起こる病気

細菌、ウイルス、マイコプラズマという微生物などの感染により、肺に炎症が起こる病気です。近年、免疫の低下している入院患者が病院内でメチシリン耐性黄色ブドウ球菌（ＭＲＳＡ）の感染により肺炎を起こす院内感染が問題となっています。

患者の体力や、感染した病原体の性質によって、病気の重さは異なります。一般に乳幼児や高齢者では症状が重くなり、ウイルス感染より細菌感染のほうが重症となります。

肺胞の内部ではなく壁（間質）に炎症が起きるものは間質性肺炎といいます。

肺炎の症状は、せき、痰、高熱、胸痛、呼吸困難、だるさ、筋肉痛などです。かぜのような症状が長引いたあとで突然、高熱や胸痛が起こることが少なくありません。ただし、高齢者では重症なのに肺炎らしい症状がはっきりあらわれないこともあります。

症状が重い場合は入院治療が必要で、呼吸困難がひどい場合は酸素吸入をしたり、胸痛を抑えるために鎮痛薬を使ったり、病原体に有効な抗生物質を使ったりして治療します。

12ページで説明したように、高齢者の増加に伴って、肺炎が増加しています。高齢者は免疫力が低下していることから、かぜやインフルエンザなどをきっかけに肺炎になるほか、口の中の細菌が誤嚥《ごえん》により肺に入り込むことで、誤嚥性肺炎を起こすことも少なくありません。特に、手術を受けた人、寝たきりの人、認知症の人などは口内が汚れやすいので、周囲の人が、歯みがきやうがいなどで口内を清潔にしてあげましょう。

COPD（慢性閉塞性肺疾患）

気管支の壁が厚くなり、空気の通りが悪くなる病気

気管支の壁が炎症のために厚くなったり、肺胞の壁がこわれたり、弾力性

が低下したりしたために、空気の通りが慢性的に悪くなる病気です。進行すると、酸素が不足し、炭酸ガスの排出が十分できなくなります。

主な症状はせき、痰、息切れなどで、呼吸のとき喘鳴が起こることもあります。特に、息を吐くときが苦しくなります。空気の通りが悪くなると浄化作用も落ちるので、細菌やウイルスにも感染しやすくなります。気管支ぜんそくも吐く息が苦しくなる病気で、症状もよく似ていますが、気管支ぜんそくは発作がおさまると呼吸が楽になるのに対して、ＣＯＰＤはいつも苦しく、しかも進行性で元に戻ることはありません。

ＣＯＰＤはさまざまな原因で起こりますが、最も重要なのが喫煙で、喫煙者の約20％がＣＯＰＤになるといわれています。ＣＯＰＤは症状が肺がんと似ているだけでなく、主な原因も共通しているわけですが、ＣＯＰＤの約20％が肺がんを合併しているといわれています。そのため、中等度以上のＣＯＰＤは前がん症状と考えて、定期的にＣＴ検査などを行い、チェックしていくことが必要です。

治療法は禁煙、薬物療法、呼吸リハビリテーション（18ページ参照）などです。薬物療法としては抗コリン薬やβ_2刺激薬などの気管支拡張薬、ステロイド薬、喀痰調整薬、マクロライド（抗生物質）があります。鼻から息を吸って口をすぼめて吐く呼吸法や痰の排出方法を覚えたり、適度な運動や栄養バランスのとれた食事をすることも治療（呼吸リハビリテーション）の一環です。

器質化肺炎・結核腫・肺クリプトコッカス症

がんに特徴的なＣＴ画像だが、がんでなかった例

肺がんの特徴の一つに「胸膜陥入」といって、ＣＴ画像で胸膜が引き込まれたように見えるところがありますが、器質化肺炎でもそのように見えることがあります。

器質化肺炎というのは病気ではなく、肺炎の治った痕跡です。また、器質化肺炎では、肺内リンパ節が腫れていることがありますが、これも肺がんそのものや、リンパ節転移とまぎらわしいことがあります。

結核腫とは結合組織によって包まれた結核の病巣で、結核菌が活動中の場合と、結核が治った痕跡の場合があります。それが、ＣＴ検査で肺がんに特徴的な形である「くびれ・ノッチ」によく似た画像として映ることがあります。ノッチとはへこんでいるという意味です。

「気管支透亮像《きかんしとうりょうぞう》」といって、気管支が一部抜けたように映るところがあります。これは肺がんに特徴的なＣＴ画

像の一つなのですが、肺クリプトコッカス症でも同じように映ることがあります。

クリプトコッカスとはハトが媒介するカビの一種で、このカビが肺に感染して炎症を起こす病気を肺クリプトコッカス症といいます。

私自身も、がんと術前診断をして手術した患者さんが、最終的に肺クリプトコッカス症であったという経験を過去に一度しています。

このかたは、細胞診で疑わしい細胞も出ていたので、手術に踏み切ったのですが、再度、ＣＴ検査をしたところ、さらに小さい病巣が3個見つかり、それらもすべてクリプトコッカス症でした。

ＣＴ検査は肺がんのスクリーニング検査としてとてもすぐれた方法ですが、それでも区別のつきにくい例があるのです。

● がんに特徴的なCT画像でありながら、がんではなかった症例

胸膜陥入（器質化肺炎）

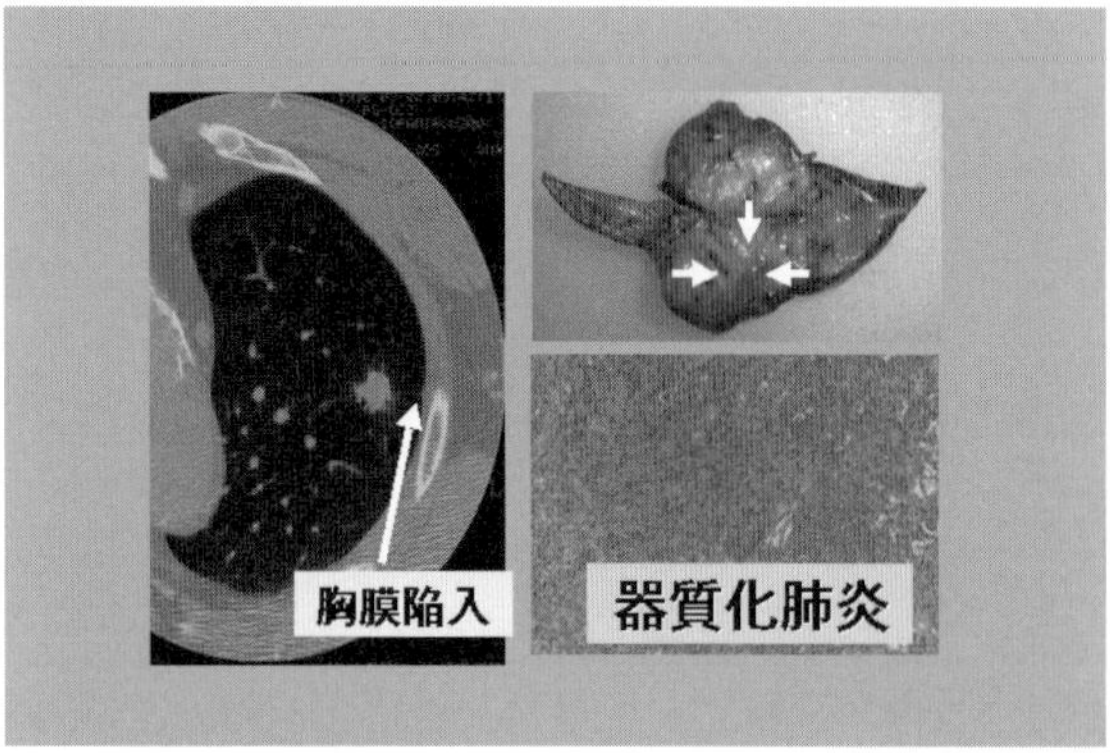

くびれ・ノッチ（結核腫）

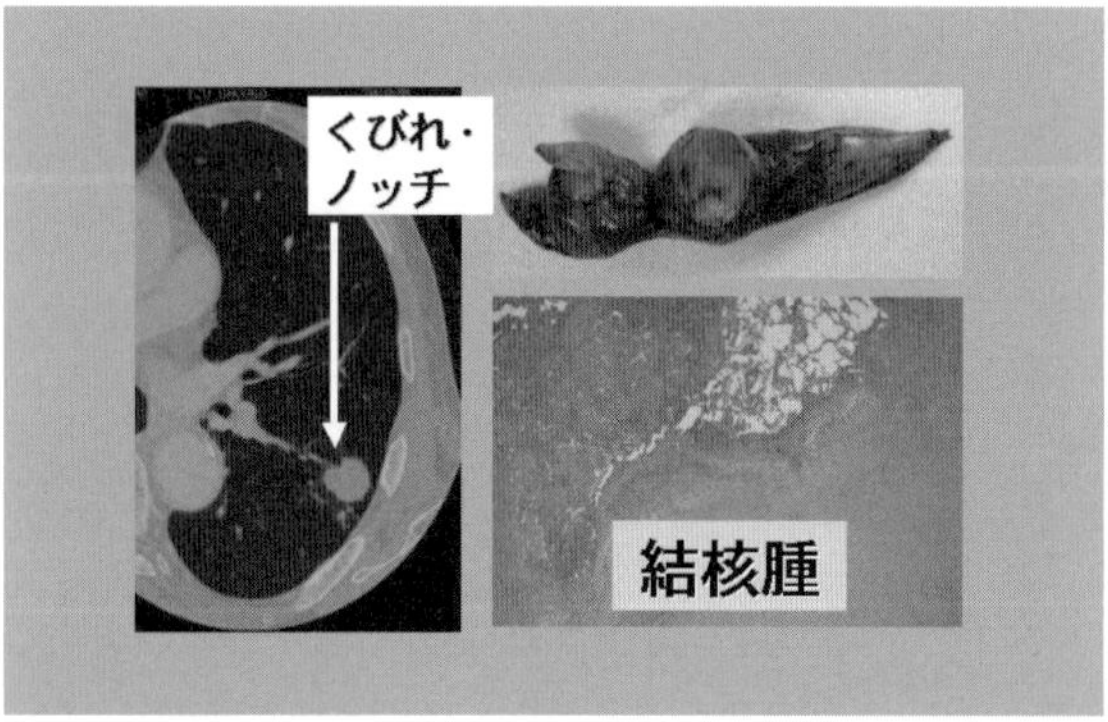

気管支透亮像（肺クリプトコッカス症）

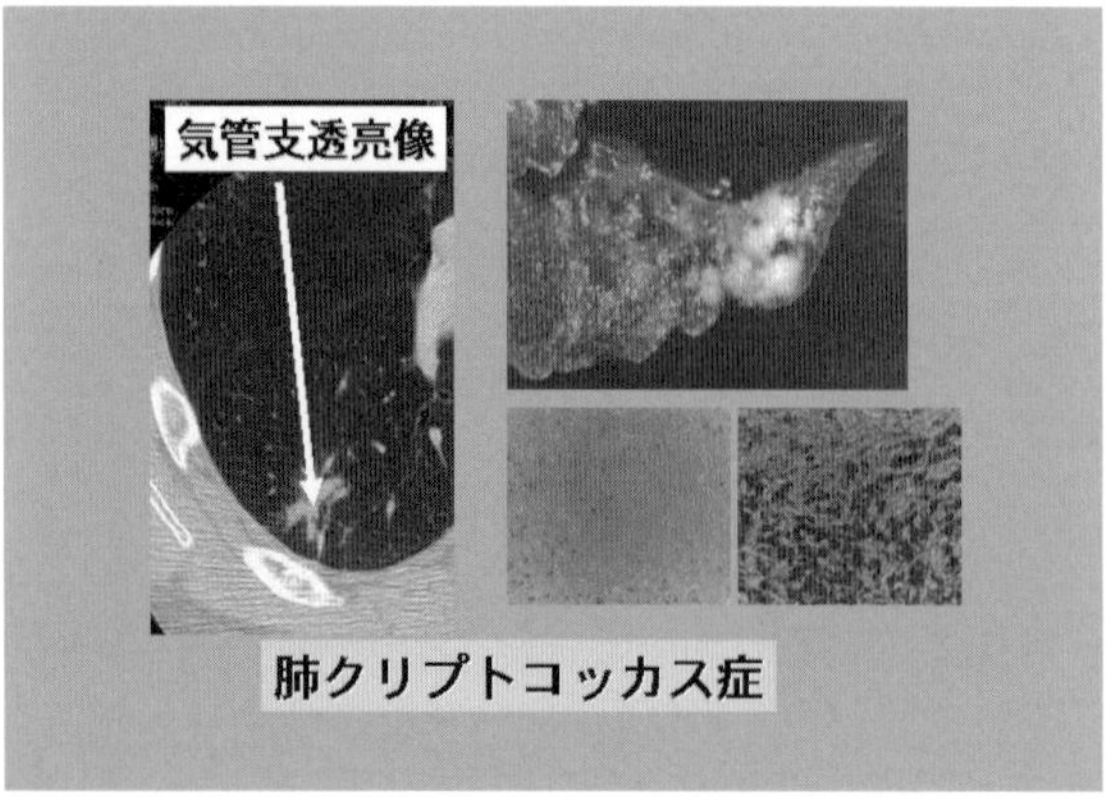

良性腫瘍に特徴的なCT画像

乳がん検診のマンモグラフィーに石灰化が認められるときは、乳がんを疑ってさらにくわしい検査をします。それにくらべて、肺のCT画像で映った石灰化は、中には瘢痕《はんこん》がんといって、かつて炎症のあった場所にできたがんである場合もありますが、むしろ、良性腫瘍であることのほうがずっと多いのです。写真は、結核の治ったあとの結核腫の石灰化です。

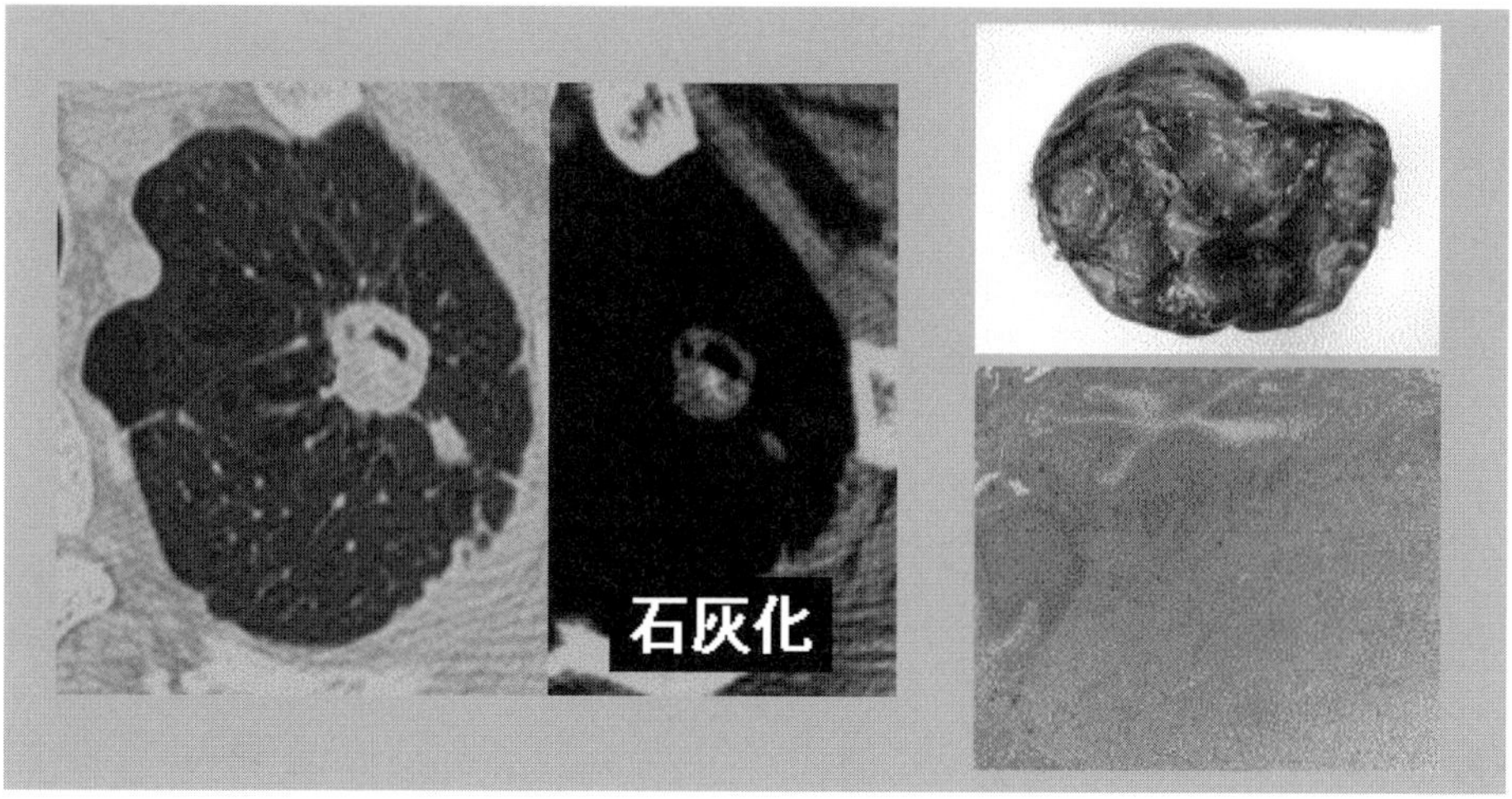

炎症のようなCT画像でありながら、がんであった症例

写真は腺がんのCT画像です。大きめの像（親）のすぐ近くに小さい像があり、これを娘（むすめ）結節とか、衛星（サテライト）結節と呼んでいます。娘結節は一般には炎症のあるときにみられるのですが、この場合は腺がんによるものでした。

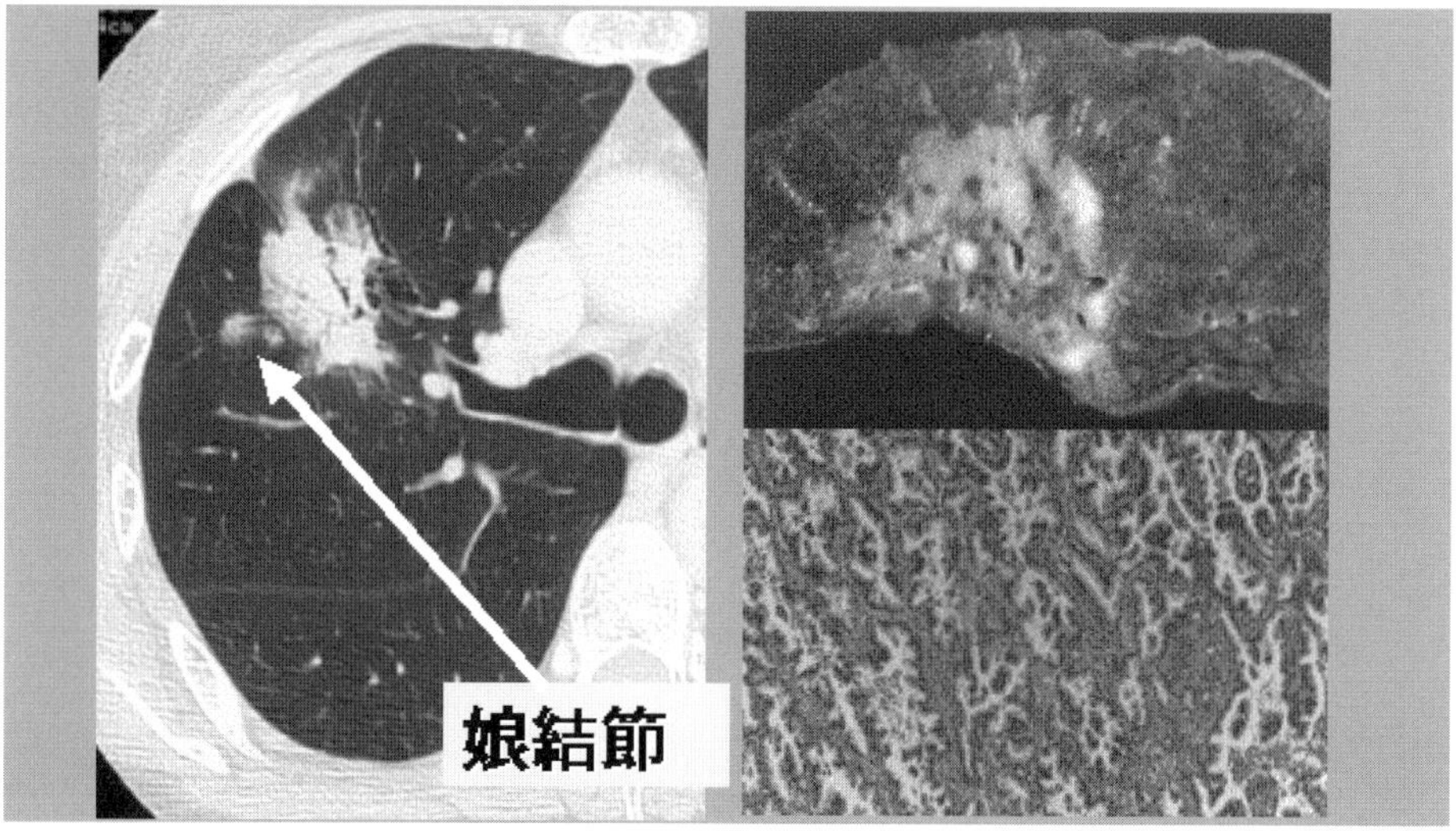

職業性肺がん

代表的な職業性肺がんはアスベストによるものですが、砒素《ひそ》、クロム、ニッケル、クロロメチルエーテルなどを扱う職業でも肺がんのリスクは高まります。

アスベストの曝露から15～40年後に肺がん発症

アスベスト（石綿）とは、蛇紋石《じゃもんせき》や角閃石《かくせんせき》といった天然の石が繊維状に変化したもので、耐久性にすぐれ、熱や薬品に強く、電気絶縁性もあることから、建材、電気製品、自動車のブレーキなど、さまざまな用途に用いられてきました。また、日本では高度経済成長期に断熱材としても大量に使われました。ところが、この繊維を吸入してから15～40年後に肺がんや中皮腫《ちゅうひしゅ》を発症することがわかったのです。

前述したように、肺がんを発症させる原因で最も重要なのは喫煙ですが、アスベストにさらされるという意味の曝露《ばくろ》が喫煙に合わさると、相乗作用により発がんリスクがはね上がります。

外国での研究ですが、アスベストの職業性曝露がない非喫煙者にくらべて、アスベストの曝露だけの場合はリスクが約5倍、喫煙歴だけだと約10倍、両方合わさると50倍以上になると報告されています（次ページの表参照）。このデータから見て、アスベストに曝露された経験のある人にとって、喫煙は禁物と考えるべきでしょう。

ただ、体質などの要素も関係していると考えられ、アスベストに曝露されても肺がんを発症しない人もいれば、少量の吸入で発症する人もいます。い

COLUMN

アスベストは古代エジプトのミイラにも使われていた

アスベストを人間が利用し始めたのは非常に古く、古代エジプトではミイラを包む布に用いていました。中国でも周の時代に貢ぎ物の中にアスベストの布が含まれていたといわれていますし、日本の古典『竹取物語』で、かぐや姫が5人の貴族に出した課題の一つである燃えない「火鼠《ひねずみ》の皮衣《かわぎぬ》」は、石綿、アスベストのことではなかったかといわれています。アスベストは古代の人にとって、不思議な物質だったことでしょう。

日本で実際に使われたのは江戸時代、平賀源内が発見して火浣布《かかんぷ》という布にしたといわれています。

つ、どこでアスベストを吸入したのかわからないのに発症する人もいますが、日本ではさまざまなものに大量のアスベストが使われているので、多くの人が知らない間にその繊維を吸入している可能性を持っているのです。アスベストの健康被害には地域的な差もあり、関東より関西に多く起こっています。

● アスベストと喫煙のリスク

アスベスト職業性曝露	喫煙歴	肺がん死亡率（対10万人／年）	相対リスク
なし	なし	11.3人	1.00
あり	なし	58.4人	5.17
なし	あり	122.6人	10.85
あり	あり	601.6人	53.24

（Hammond.Ann NY Acad Sci 1979;330:473-90.）

アスベストのほかには、砒素、クロム、ニッケル、クロロメチルエーテル、マスタードガス、ウラニウムなどを扱う職業の人も肺がん発症のリスクが高いと考えられています。砒素は農薬などに使われる猛毒物質で、クロムは錆《さび》止めなどに使われる金属元素、ニッケルはステンレス鋼などの合金として使われる金属、クロロメチルエーテルは染料などに使われる揮発性の液体、マスタードガスは化学兵器の一種、ウラニウムは放射性物質の一種です。

アスベストは胸膜などにできる中皮腫を発症させる

中皮腫はアスベストの健康被害が表面化するまでは、珍しい病気の一つでした。近年の一連の報道に接して、初めて病名を知ったという人も多いのではないでしょうか。

中皮腫とは肺の外側にある胸膜や消化器を囲む腹膜などにできる悪性腫瘍です。肺がんと共通する部分の多い、仲間のような病気ですが、肺がんの場合はいろいろなものが原因になるのと違い、中皮腫の場合はほとんどアスベストが原因といわれています。また、肺がんは遠隔転移を起こしやすいのに対して、中皮腫はできた場所から周囲に広がっていく性質があり、心臓を包む膜がおかされることも少なくありません。

中皮腫になると、胸膜や腹膜が厚くなり、柔軟性が失われて、ごわごわした状態になり、肺や心臓の動きが悪くなります。早期のうちから胸水がたまることも少なくありません。自覚症状は動悸、息切れなどです。

ただし、単純胸部X線検査で早期に中皮腫を発見するのはむずかしいものです。スクリーニング検査としてはC

T検査が最もすぐれた方法ですが、やはり早期の段階では経験豊かな専門医でないと発見しにくいのが現実です。そのため、多くは発見された時点でかなり進行しています。中皮腫の組織型は3種類ありますが、上皮型といって、CT検査でもわかりにくいほど、薄く表面をはうように広がっていくタイプ以外は、治癒しにくいやっかいな悪性腫瘍なのです。

アスベストによる肺がんと中皮腫が併存することもあります。

欧米では早くからアスベストの健康被害は問題になっていて、やがて日本もそうなることはわかっていたにもかかわらず、長い間、アスベストは規制されずに放置されてきました。健康被害が最も強いとされている青石綿と茶石綿の使用禁止勧告が、WHO（世界保健機関）から出されたのが1989年です。しかし、日本でその両者を使用禁止にしたのは1995年で、6年間ものズレがあります。そして、アスベストすべてを原則使用禁止としたのは2004年です。15〜40年という潜伏期間を考えると、アスベストによる肺がんや中皮腫の患者が今後増加することは確実でしょう。

診察室こぼれ話

忘れられない患者さん

● アスベストの被害を受けたケース

私の知り合いにもアスベストの被害を受けた人がいます。仮にAさんと呼びますが、Aさんはアスベストを扱う仕事場で働いていた人で、その仕事場にいた10人中9人までが中皮腫で死亡したとのことでした。そして、最後の1人になったと話していました。職場がアスベスト被害のリスクの高いところでしたから、Aさんは定期的に検診でチェックしていて、生検も6回行っています。そのうち3回は、私が組織を採取しています。6回の生検で異常がなかったことから、もう大丈夫なのではないかと思っていた矢先のこと、胸膜ではなく、腹膜に中皮腫を発症していたことがわかったのです。結局、Aさんは中皮腫が原因で亡くなりました。

また、最近も中皮腫の治療を受けた知り合いがいます。このかたは、どこでアスベストを吸入したのかわかっていません。かつては珍しい病気であった中皮腫ですが、今や他人事ではない、ごく身近な病気となったといえるでしょう。

診断を受けるとき

肺がんと診断されたとき、冷静でいられる人はいないでしょう。医師の話を理解するため、同行者、メモ、録音・録画など、自分に合った方法を用いて、医師の説明に臨みましょう。

できれば親しい人に同行を頼む

肺がんが疑われ、検査を受けている間はとても不安なものです。その不安な状態のまま検査結果を聞き、「肺がんです」といわれ、多くの患者さんが「頭が真っ白になった」とか「目の前が真っ暗になった」といいます。真っ白な頭で医師の話を理解するのはむずかしいものです。

最近は、インフォームド・コンセントという考え方が浸透してきて、病状や治療方法など、わかりやすく説明しようと心がけている医師がふえていますが、それでも一般の人にとって、耳慣れない専門用語が散りばめられた医師の話は、理解しやすいとはいえないでしょう。できれば家族や親しい友人などを同行して、いっしょに聞いてもらうといいでしょう。

メモ、テープ、ビデオなどを活用すると理解しやすい

私は、患者さんに治療方法の説明をするとき、図をまじえたプリントを用意し、それを渡すようにしています。しかし、プリントを用意しない医師もいるでしょうから、メモの用意をしておきましょう。

最近では、録音したり、動画を撮ったりする患者さんもいます。ただ、自宅へ戻ってから検討するためには有効ですが、受け身の行為なので、自分でメモをとりながら聞くほどには内容が頭に入りにくいようです。特に、患者さん本人が動画の撮影をすると、撮影に気をとられて、かえって話が理解できなかったり、質問できなかったりすることもあります。

私自身もカメラに向かっては話しにくいものがあります。患者さんは医師に直接接し、同行者に録画してもらうようにしたらいいかもしれません。

録音や録画に際しては、主治医に了解を求めておくとよいでしょう。

治療法はメリットとデメリットの両方を聞く

医師は一般に臨床試験の結果がこうであったから、この方法がいいのではないかとか、自分自身の経験上、この方法が適切だということで、治療方法を説明します。しかし、どんな治療方法にも必ずメリットとデメリットがあります。それらのメリット、デメリットを、どちらもきちんと説明してもらい、そのうえで治療方法を選択しましょう。

また、いくつかの治療方法があるなかで、得意とする方法のメリットだけを強調して説明する医師もいるかもしれません。私が患者さんによく言うのは、がん治療には絶対的な方法はないので、よく説明してもらって、納得した治療を受けましょう、ということです。すなわち、インフォームド・コンセントがたいせつなのです。

COLUMN

インフォームド・コンセント

Informed consentは「説明と同意」と訳されていますが、今ではインフォームド・コンセントというカタカナ表記が定着しています。

インフォームド・コンセントが浸透してきた背景には、医療における患者の権利を保護しようとする動きがあります。医療は医師側が一方的に行うものではなく、主役はあくまで患者自身であり、最終的にどのような治療を受けるのかは、患者自身が決めることです。最近ではインフォームド・コンセントをさらに進めたインフォームド・チョイス（説明と選択）とシェアメイクディシジョン（情報共有と意思決定）という考え方も広まっています。

しかし、一般の人にとっては、どのような検査や治療が自分の病気を治すのにふさわしいのか、見当がつきません。そこで、医療を提供する専門家である医師からの情報提供が必要になるわけです。ただ、医師から一度説明を受けただけでは何がいいのかが判断できないこともありますので、わからないことは積極的に医師に質問していく姿勢がたいせつです。

また、必ずしも治療方法を自分で決めなければならないわけではなく、信頼している医師であれば、最終的に「お医者さんにおまかせします」という選択でもいいのです。医師のすすめた治療に患者が同意して初めて、インフォームド・コンセントが成立します。

患者自身が選択するにしろ、医師にまかせるにしろ、お互いに信頼関係が成り立っていれば、納得のいく治療が受けられるでしょう。

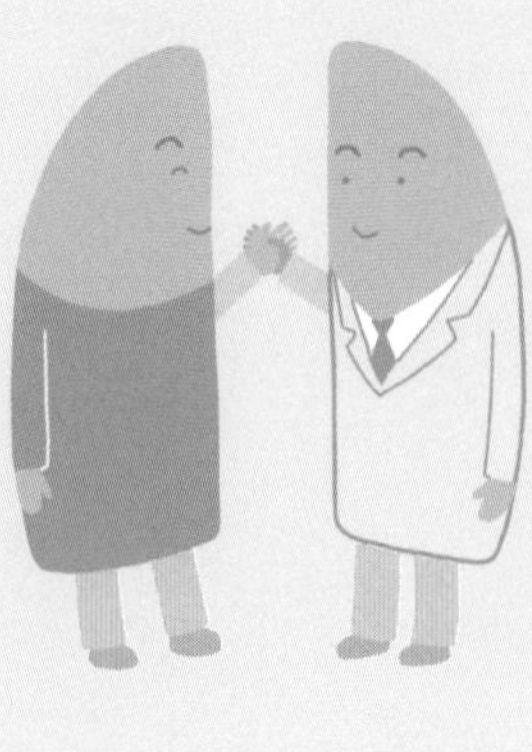

セカンド・オピニオンを受けるとき

納得のいく治療を受けるために、セカンド・オピニオンを求める患者さんがふえています。今は積極的に受け入れている医療機関もあるので、希望する場合は遠慮なく医師に申し出ましょう。

セカンド・オピニオンは、患者としての当然の権利

セカンド・オピニオンとは担当医以外の医師に、診断や治療方法などについて意見を聞くことをいいます。最近は、病気の検査や治療方法も多種多様です。しかも、肺がんのように、一人一人、がんの顔つきが微妙に異なるような病気では、同じ病期であっても、医療機関や医師によって、選択する治療方法が異なる場合があります。担当医からすすめられた治療法が果たしてベストの方法なのかどうか、患者さんが判断に迷うのは当然といえるでしょう。また、医師によって、治療法に得意不得意もあるので、患者さんの希望している治療と一致しない場合も少なくありません。

ほかの医師の話や判断を聞きたいというときは、遠慮なく担当医に希望を伝えましょう。医師の中にはセカンド・オピニオンを希望すると不機嫌になる人もいるかもしれませんが、セカンド・オピニオンは患者の当然の権利です。それを快く認めない医師とは信頼関係を築くのがむずかしいと考えて、その時点で転院を考えてもいいかもしれません。

最近では、セカンド・オピニオンを積極的に受け入れている医療機関もふえてきました。特に、「がん拠点病院（が

COLUMN
がん拠点病院（がん診療連携拠点病院）

日本のどこに住んでいても、一定水準のがん治療を提供できるよう、国が指定した病院をがん診療連携拠点病院と呼んでいます。

2023年4月1日現在で、都道府県がん診療連携拠点病院51カ所、地域がん診療連携拠点病院（特例型）24カ所、地域がん診療連携拠点病院357カ所、特定領域がん診療連携拠点病院1カ所、国立がん研究センター2カ所、地域がん診療病院が47カ所あります。

病院名はインターネット上の「がん診療連携拠点病院」で検索できます。

ん診療連携拠点病院）」では、セカンド・オピニオンの窓口を設けているので、セカンド・オピニオンをどこに求めればいいのか、わからないという場合、そのような医療機関で相談してもいいでしょう。

また、本書の巻末にあるセカンド・オピニオンの情報（169ページ）も参考にしてください。

検査結果のデータを持参して相談を

セカンド・オピニオンを受けるときは、単純胸部X線検査やCT検査、血液検査などのデータを担当医からもらい、それを持参しましょう。データがないと、もう一度検査が必要になり、不必要なX線被曝を受けることになって、検査費用もかかります。

担当医の診断や治療方針、すでに治療を開始しているのであれば、その治療結果を記した紹介状も用意してもらいましょう。セカンド・オピニオンのための紹介状は健康保険の適用になっています。

セカンド・オピニオンを受ける際には、医師からの紹介状と予約が必要になるところが多いようです。なかには予約なしで直接、外来を受診する人もいますが、その場合は、当日の患者さんの診察が終了したあとや、また日を改めて来院してもらうこともあります。

がんの患者さんの中には痛みをがまんしながら診療の順番を待っている人もいます。そういう患者さんを待たせておいて、セカンド・オピニオンのために何十分もの時間をとるのはむずかしいからです。セカンド・オピニオンは、患者さんの訴えを聞いたり、前の医療機関での治療方針や治療方法を検討したりするために時間がかかるのが普通で、30分以上になることも多いのです。

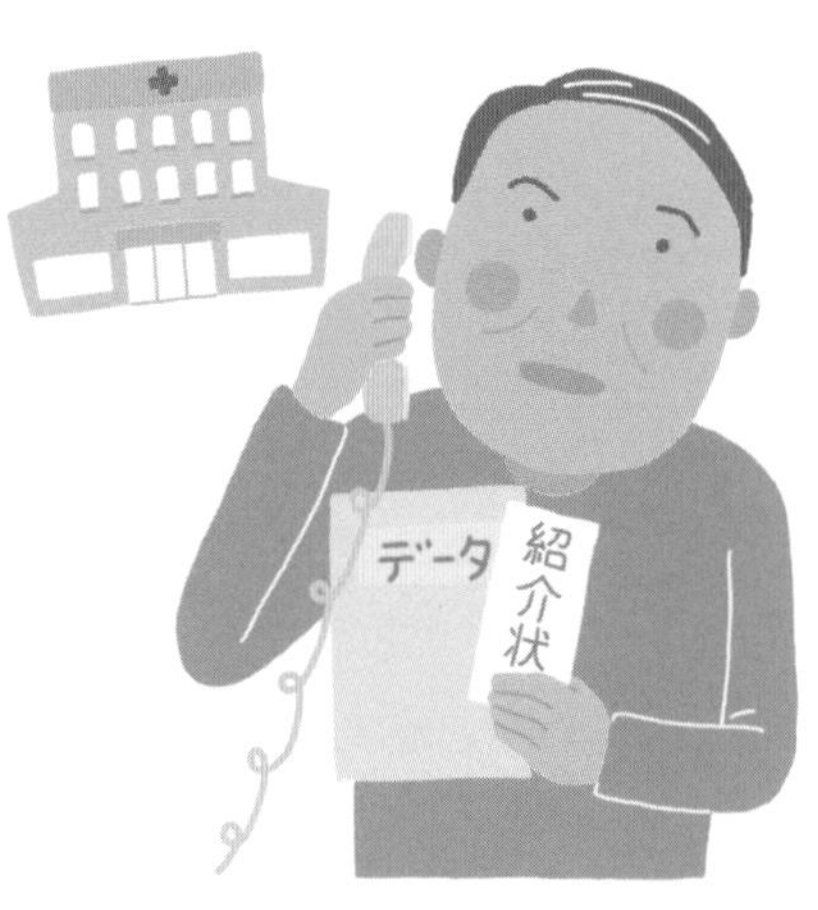

ときどき、予約なしで来院し、待たされたり日を改めて受診するよう告げられると、怒り出す人もいます。がんは命にかかわる病気なので、すぐに相談したいと思う患者さんの気持ちはわかりますが、それは待合室で順番を待っている人すべてに共通する願いなのです。

セカンド・オピニオンはぶっつけ本番の意見

セカンド・オピニオンを効率的に受

けるためには、何が疑問点か、何を知りたいか、明確にしておくことが重要です。

セカンド・オピニオンを求められる医師は、言ってみれば、ぶっつけ本番で医師としての意見を求められるのです。担当医として最初からつきあってきた患者さんであれば、短い期間ではあっても、何回か接する間に「あなたの場合にはこの治療法が向いていて、こちらの方法は向いていないかもしれない」などというアドバイスができますが、その場限りの患者さんにはそこまで踏み込んだアドバイスはできません。

セカンド・オピニオンを受ける場合、その違いをわかったうえで、今後の選択の参考にしていただきたいのです。

判断に迷うときは、医師との相性も選択肢の一つ

それまでの担当医の意見とセカンド・オピニオンが同じであれば、治療方法の選択は簡単です。

しかし、医療には絶対はないので、両者の意見が異なる場合が往々にしてあります。すると、患者さんは治療方法を決めることができなくなって、3軒目、4軒目と医療機関を巡るドクター・ショッピングに陥ることがあります。

ただ、肺がんはある程度の段階からは転帰（病気の経過）の速いがんなので、ドクター・ショッピングをしている間に、治癒のチャンスを失ってしまうこともあります。

医療の真実は一つではないので、極論すれば、結果がよければそれが真実であったともいえるわけです。疑い始めると、際限のない疑いの中に迷い込んでしまうことがあります。

判断に迷うときは、どの医師を信頼できるか、あるいは、医師との相性がどうかで決めるのも一法です。相性というのは患者と医師の関係においてもありえます。

治療しても、残念ながら期待どおりの結果が得られない場合があるとはいえ、最初から患者さんのことをどうでもいいと考えて治療する医師は、少なくとも私の周囲にはいません。大多数の医師が患者さんの状態を少しでもよくしたいと願って真剣に治療にあたっています。

しかし、声のかけ方のような、ほんのちょっとしたことで相性の善し悪しを感じてしまうこともあるものです。長くつきあっていく場合、相性が合うかどうかはたいせつなことなので、それを選択の決め手にしてもいいでしょう。

また、患者さんと医師の相性などを、家族のほうで客観的に、正確につかんでいることも多いようです。自分の性質をわかってくれている家族とよく話し合ってみることもたいせつです。

肺がんの原因Q&A

Q なぜ私が肺がんになったのか、納得がいかない

タバコも吸わず、緑の多い環境に住んでいて、食品添加物なども極力避けています。親やきょうだいががんになったこともないのに、どうして私だけが肺がんになったのか、納得がいきませんが……。

A 原因にとらわれるより今できるベストの対策を

喫煙者や、アスベストを扱う職場で働いていたなど、肺がんの原因が容易に推測できる人もいますが、何も思い当たることがないのに、肺がんを発症する人もいます。肺がんにならないように、日ごろからタバコを吸わないようにしたり、環境や食事に注意することは大事なことです。

ただ、肺がんになってしまってから、原因を探ることにこだわるのは、あまり賢明なこととはいえません。それより、肺がんに関する情報の収集など、今できることにベストを尽くしたほうが、がんの治療のためにも、生活をたいせつにするという意味でもいいのではないでしょうか。

Q 子どものころ、アスベストを扱う工場近くに住んでいた

子どものころ、アスベストを扱う工場のそばに5年間住んでいたことがあります。中皮腫や肺がんにならないか心配なのですが……。

A 定期的な検査を受けて専門家によるチェックを

ご心配はもっともです。まずはCT検査を受けて、チェックしてもらいましょう。もし、アスベストが原因で肺がんや中皮腫になったのであれば、公的な救済の施策がありますから、自治体の保健医療課などの窓口で聞いてみてください。発症していなければ、定期的にCT検査を受けるといいのですが、40代までの人だと、X線の被曝の問題もあるので、私見ですが、低線量CT検査を1年おきくらいに受けるのがいいかもしれません。被曝の問題も含めて呼吸器の専門医からアドバイスを受けてください。

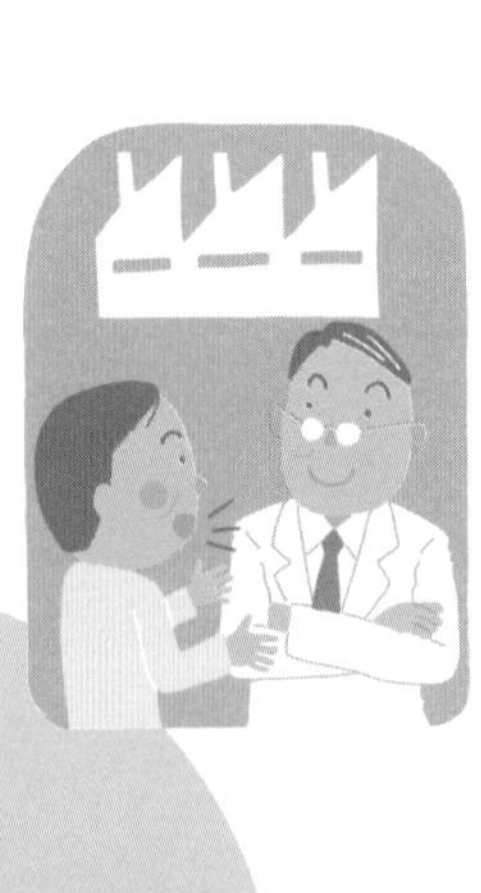

第3章

肺がんの治療

がん治療は日進月歩。さまざまな薬や治療法が開発されています。

この章では、標準的な治療から、最新情報、限られた医療機関で行われている先進的治療など、治療に関する情報をできるだけ多く、正確にお伝えします。

治療法の選択

がんの顔つきは多彩であり、治療方法も人により異なりますが、治療方針を決める際に最も重要なのが、組織型、遺伝子異常の状態、病期、患者さんの体力、そして気力です。

肺がんの主な治療方法は手術、放射線療法、薬物療法

肺がんの治療にはがんを直接たたく局所療法と、全身に作用を及ぼす全身療法があります。局所療法の代表的な治療は手術と放射線療法ですが、最近はごく早期のがんに対して、体への負担の少ない治療として、レーザー療法の一種である光線力学的治療（ＰＤＴ）も行われています。一部の病院ではがん細胞を凍結させて破壊する凍結療法も行われています。

全身療法の代表的なものは抗がん剤を使った薬物療法です。これには従来からある細胞毒性抗がん剤（狭義の抗がん剤）と、分子標的治療薬、免疫チェックポイント阻害薬があります。一部の病院では免疫機能を高めるさまざまな免疫療法が行われていますが、ほとんどが研究段階で、標準的治療というには科学的なデータが不足しています。

組織型、遺伝子異常の状態や病期などにより、これらを単独あるいは組み合わせて治療することになりますが、一般に早期のがんでは局所療法を、進行しているがんでは全身療法を選択します。また、がんが進行していて治癒がむずかしい場合は、ＱＯＬ（生活の質）の向上を目的として、苦痛を改善するための緩和医療・緩和ケアを行います。緩和医療で代表的なものは痛みの軽減、患者本人と家族への精神的なサポートです。治療に併行して早い時期から緩和ケアを行うことで、寿命が

小細胞がんの病期による標準的な治療

	標準的治療
早期限局型	手術 ←→ 薬物療法
限局型（ＬＤ）	薬物療法＋放射線療法
進展型（ＥＤ）	薬物療法

非小細胞がんの病期との対応
早期限局型＝Ⅰ期
限局型（ＬＤ）＝Ⅱ期・Ⅲ期
進展型（ＥＤ）＝Ⅳ期

※←→は術前薬物療法も術後薬物療法もあるという意味

非小細胞がんの病期による治療法

治療前の病期	治療法（以下の治療法のいずれかが選択されます）	標準的治療としての推奨度	臨床試験として行われている治療
ⅠA1 ⅠA2 ⅠA3	1. 手術	◎	
	2. 放射線療法（手術が適切でない場合）	○	
	3. レーザー治療（光線力学的治療）…ⅠA1.2期まで	△がんの場所が限られる	
ⅠB	1. 手術	◎	
	2. 放射線療法（手術が適切でない場合）	△	
	3. 手術後に抗がん剤治療（術後補助薬物療法）	◎	○
	4. 抗がん剤治療のあとに手術	△	○
ⅡA ⅡB	1. 手術	○	
	2. 放射線療法（手術が適切でない場合）	○	
	3. 手術後に抗がん剤治療（術後補助薬物療法）	◎	
	4. 抗がん剤治療のあとに手術	△	○
	5. 手術の前後に抗がん剤治療		
ⅢA	1. 外科手術（現在は手術単独治療は推奨されていない）	×	○
	2. 外科手術と放射線療法の併用療法	△	○
	3. 手術の前後に抗がん剤治療		
	4. 抗がん剤治療あるいは抗がん剤治療と放射線療法のあとに手術（手術でとりきれる場合は標準的治療）	○	○
	5. 放射線療法と抗がん剤治療の併用療法（手術が適切でない場合の標準的治療）	◎	○
	6. 放射線療法（手術、抗がん剤治療が適切でない場合）	○	
	7. 手術後に抗がん剤治療（術後補助薬物療法）（完全に手術でとりきれた場合）	○	
ⅢB ⅢC	1. 抗がん剤治療と放射線療法の併用療法（標準的治療）	◎	
	2. 手術の前後に抗がん剤治療		
	3. 抗がん剤治療あるいは抗がん剤治療と放射線療法のあとに手術	△	○
	4. 放射線療法（手術、抗がん剤治療が適切でない場合）	○	○
	5. 抗がん剤治療（放射線療法が適切でない場合）	◎	
ⅣA ⅣB ※	1. 抗がん剤治療（標準的治療）	◎	○
	2. 抗がん剤治療と放射線療法の併用療法		○
	3. 放射線療法（抗がん剤治療が適切でない場合）	△	
	4. 痛みやほかの苦痛など症状の緩和を目的とした治療（抗がん剤治療が適切でない場合の標準的治療）	◎	

※転移が3個以下の場合には、抗がん剤治療後に放射線療法や手術を加えることがある

延びることが証明されています（142ページ参照）。

84ページに示した表は、小細胞がんの病期による治療法であり、85ページに示した表は、非小細胞がんの病期による治療法です。

これらの表中の標準的治療（標準治療）とは、その時点で、科学的根拠（EBM）にもとづいて、最も効果的とされている治療法のことです。その欄に◎がついているのは、現時点で最も有効として推奨されている治療法であり、○や△がついている方法は標準的治療ができなかったり、患者さんが拒否する場合に行うオプションです。

組織型、遺伝子異常の状態、病期、体力、気力の兼ね合いで決まる治療方針

組織型や病期は肺がんの治療方針を決めるうえで重要な要素ですが、それだけで治療法が決まるわけではありません。同じ病期であっても、患者さん

●肺がんの治療方法の選択

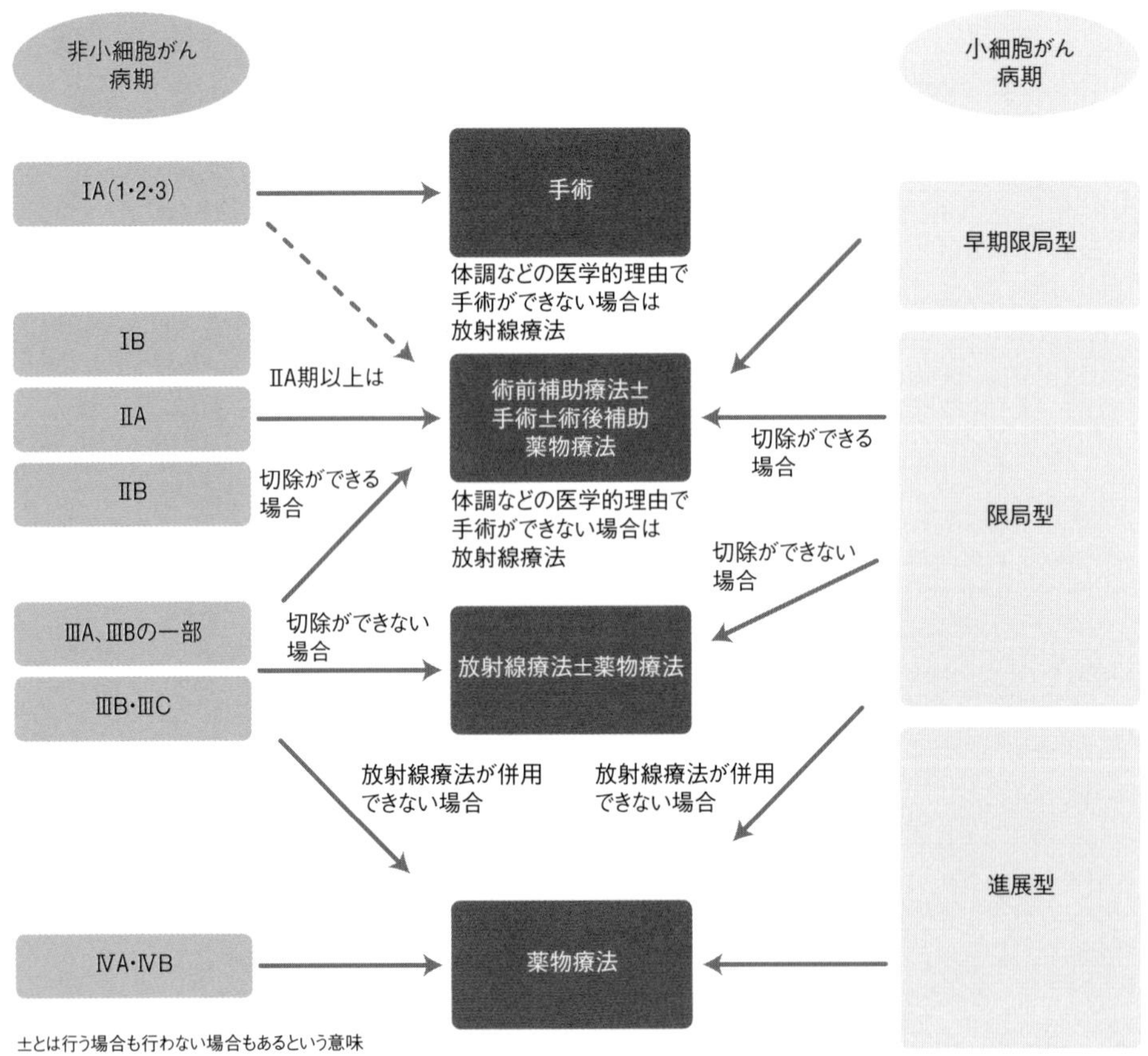

±とは行う場合も行わない場合もあるという意味

の全身状態、年齢、心臓や肺の機能などによって、治療法が異なる場合があります。

私はよく患者さんに、「肺がんの治療法は組織型、遺伝子異常の状態、病期、体力、気力（精神状態）によって決まります」と言っています。たとえ早期で、手術によってがんをとり切れると考えられる場合でも、全身状態が悪くて手術に耐えられるだけの体力がなければ、手術をすることはできません。

また、肺を切除する手術では大なり小なり肺機能を低下させます。ですから、肺の切除により肺機能がひどく低下して寝たきりになることが予想されるような場合には、一般に手術をすべきではないと考えられています。特に、COPD（慢性閉塞性肺疾患《まんせいへいそくせいはいしっかん》）や肺線《はいせん》維症《いしょう》（肺の組織が線維性の変化をして、せきや呼吸困難が起こる病気）などを合併していると、もともと肺機能が落ちていますので、注意が必要です。したがって、患者さんの肺機能の程度を正確に知ることはとてもたいせつであり、手術前には必ずスパイロメーターを使って、肺機能検査を行います。

● PS（パフォーマンス・ステータス）

グレード	一般状態
0	無症状で社会活動ができ、制限を受けることなく発病前と同等にふるまえる
1	軽度の症状があり、肉体労働は制限を受けるが、歩行、軽労働や座業はできる。たとえば、軽い家事、事務など
2	歩行や身の回りのことはできるが、ときに少し介助がいることもある。軽労働はできないが、日中の50％以上は起居している
3	身の回りのある程度のことはできるが、しばしば介助を必要とし、日中の50％以上は就床している
4	身の回りのこともできず、常に介助を必要とし、終日就床している

（ECOG）

上の表は、PS（パフォーマンス・ステータス）といって、患者さんの全身状態をあらわす指標です。全身状態をあらわす指標はいくつかあるのですが、ECOGというアメリカのグループが提唱しているこのPSが世界的に最もよく使われています。

これは0から4までの5段階に分類されていて、一般的に積極的な治療はPS2以上（0に近いほう）の良好な全身状態が必要と考えられています。

この指標は治療前の体力を調べる場合のほか、治療効果を評価する場合にも使われています。がんを切除できたとしても、活動能力がひどく低下してしまったのでは治療効果があったとはいえないからです。

標準手術

最も標準的な手術は、がんのある肺葉《はいよう》一つを切除する肺葉切除術です。病状によりますが、多くの場合、胸部を6～12㎝前後切開し、胸腔鏡《きょうくうきょう》を使った胸腔鏡《きょうくうきょう》補助下手術《ほじょかしゅじゅつ》が行われます。小型肺がんでは縮小手術もオプション（選択肢）の一つです。

標準切除式では肺葉切除と周囲のリンパ節を郭清

24ページで説明したように、肺は右側が3つ、左側が2つのブロックに分かれています。肺野型肺がんの手術では、がんのできている肺葉をブロックごと切除し、周囲のリンパ節をとってくる肺葉切除術＋リンパ節郭清《かくせい》術（下図参照）が最も標準的な治療です。ただし、最近の研究から、2㎝以下の小型肺がんの場合には縮小手術も選択肢の一つになっています。

リンパ節は脂肪組織の中に埋まっているため、リンパ節だけをとり除くことができません。そのため、リンパ節をとり除くことが必要なときは、脂肪組織も含めてひとかたまりにして切除します。これを郭清といいます。肺葉切除術でのリンパ節郭清の範囲は、肺葉の間と肺門のリンパ節（Ⅰ群）、がんのある側の縦隔リンパ節（Ⅱ群）です。

Ⅰ期の肺がんの75～80％はリンパ節転移がないので、本来は治療として切除する必要はないのですが、正確に病期診断をするために郭清しています。

肺がんの広がりによっては、2つの

● 肺葉切除術

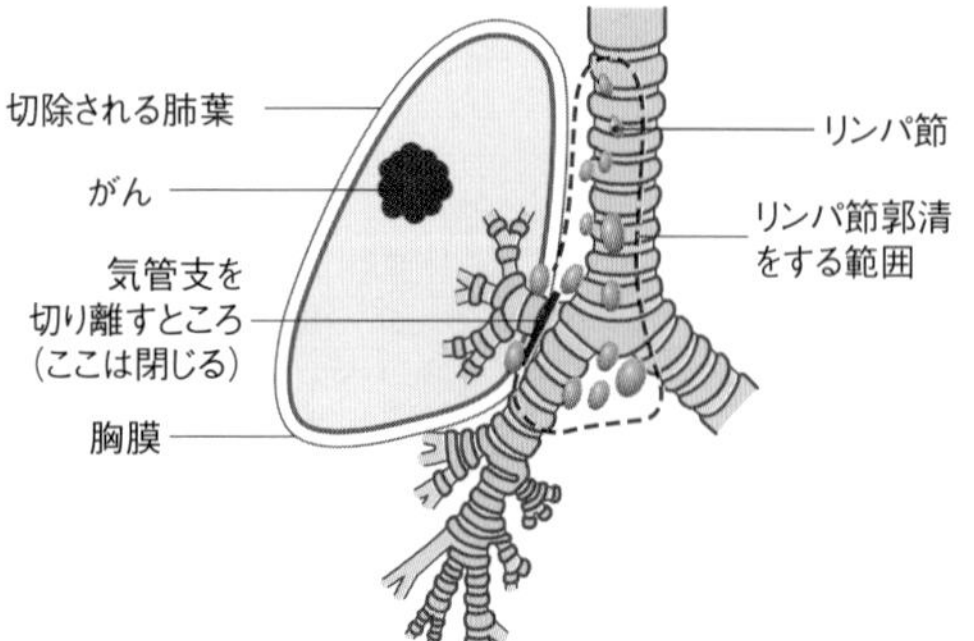

肺葉や、片肺全部を切除することもあります。

また、肺門型肺がんの手術や、肺葉切除術で肺葉と切り離された気管支がほかの肺葉につながっているときは、切り離された気管支同士をつなぎ合わせる気管支形成術が行われます。

肺葉切除術では、一般に胸を6～10cm前後切開して肋骨の間から胸腔鏡を入れ、肺の中をじかに見たり、カメラがとらえた画像をモニターで見ながら手術を進めます。これを胸腔鏡補助下手術（ハイブリッド・バッツ。VATS《バッツ》）といい、現在、最も広く行われている方法です。

手術で切開する場所や穴をあける場所は、切り取る肺葉によって若干異なります。

右上葉切除の場合を例にとると、下の図の点線が従来の手術で切開する部分、実線が胸腔鏡補助下手術で切開する部分、小さな円が胸腔鏡や自動縫合器など手術器具を入れるための穴の位置です。

ライトや拡大鏡がついたヘッド・キャップを頭につけて、じかに肺を見ながら手術をすることもあります。

入院日数は、手術後1週間程度のことが多い

麻酔は全身麻酔で行います。出血量は50～200mℓ程度なので、輸血が必要になることはほとんどありません。手術が終わったあと、手術後の出血や肺からの空気もれのチェックと同時に、浸出液を排出するためのドレーンという管を入れますが、これは手術後2～4日程度で抜くことができます。

入院日数は、医療機関によって異なりますが、私の勤務する国立がん研究センター東病院では、一般的な肺葉切除の場合、胸腔鏡補助下肺葉手術でも、胸腔鏡手術でも、手術後6～7日間、平均入院日数は8～9日間です。肺がん手術を多く手がけている医療機関の多くが、手術後1週間程度で退院となるようです。

● 胸腔鏡補助下手術の傷

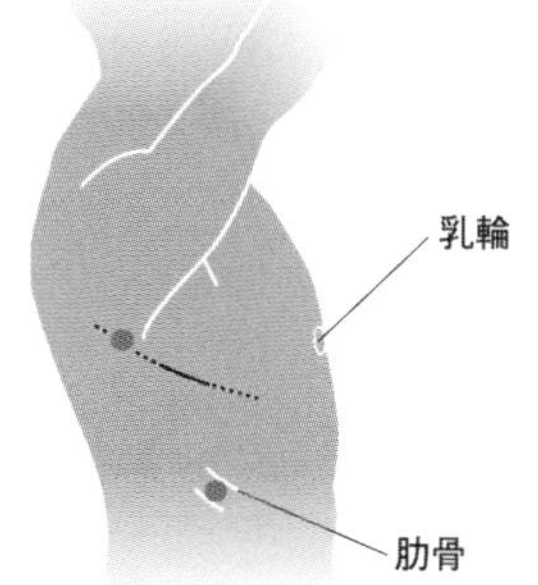

小さな円が胸腔鏡などを入れる穴。小さな実線が切開部分。点線は従来の右上葉切除術の切開部分

開胸しない胸腔鏡手術のメリットとデメリット

最近では、胸に穴のような1～4cmの小さな傷を3～6カ所つくって、そこから胸腔鏡と手術器具を挿入して肺葉を切除する胸腔鏡手術やロボット支援手術も行われています。

46ページで胸腔鏡検査について説明

しましたが、この方法は、検査としては気管支鏡検査などとくらべると体に対する負担が大きいものの、手術としては胸を大きく切開するより呼吸にかかわる筋肉への負担が小さいといえます。傷口が小さいので、美容的な面ではメリットがあります。一時は、手術後の痛みや合併症が少ない、回復が早いなく入院期間が短い、社会復帰が早いなどの点がメリットとしてあげられていましたが、今は開胸手術と同等といわれています。

痛みの感じ方は個人差が大きいので、必ずしも胸腔鏡手術のほうが痛みが少ないとはいえないようです。入院期間についても、麻酔技術の進歩に加え、最近はほとんどの病院で早期離床・在院日数の短縮をめざしているためか、傷の大小による差はありません。

胸腔鏡手術のデメリットとして最も重要なものは、視野が狭いために血管を傷つけて出血したとき、その対応が遅れる可能性があるということです。大きな血管を傷つけると、対応の遅れが命にかかわることもあります。

最近、ロボット支援手術（15ページ参照）も広く行われ、注目されています。いずれにしても、医師からメリット・デメリットの説明を受けて理解したうえで、どんな治療にするのかを判断することがたいせつです。

リンパ節郭清については、胸腔鏡手術では多少不完全になる可能性がありますが、現在のところ、開胸手術でも胸腔鏡手術でも郭清をするのが普通で、早期の肺がんでは、両者に生存率などの差はありません。

乳がんや胃がんの手術ではセンチネルリンパ節生検が行われています。がんのリンパ節転移は無秩序に起こるわけではなく、一定のルートがあり、まず最初に転移するリンパ節が1個か2個あると考えられています。それがセンチネルリンパ節で、それを採取して転移の有無を調べることで、病期やリンパ節郭清を行うかどうかを判断する治療法です。つまり、センチネルリンパ節に転移がなければ、リンパ節郭清の必要がないわけです。

残念ながら、肺の中や周囲には多くの血管とリンパ管が網の目のように張り巡らされていて、肺がんでは真のセンチネルリンパ節の場所がつかみにくいので、行われていません。

手術の傷の大きさは症例ごとに決めるのがベター

どの治療法を選ぶのかは、最終的には患者さん自身が選択することなので、私はそれぞれの治療法のメリットとデメリットを説明して、患者さんの希望に応じています。

症例と手術の難易度に合わせて手術の傷の大きさを決めるのが、手術のアプローチに関する合理的な考え方といえます。私のやり方も同じです。がんの大きさ、場所、広がり具合に合わせて、傷の大きさを少しずつ調節して手術する、言ってみればオーダーメイドの手術です。

なお、下に示した「肺がんの切除例の病期分類と術後生存率」は日本肺癌学会、日本呼吸器外科学会、日本呼吸器学会、日本呼吸器内視鏡学会が協同して設けた肺癌登録合同委員会が、5年ごとに行っている大規模調査の報告です。

2004年までは旧病期分類を用いた結果ですが、1999年にくらべて2010年は5年生存率が延びている結果となっています。IA期の延びは手術の技術の進歩もあるかもしれませんが、診断技術の進歩によって早期に肺がんが発見される率が上がったからと考えられます。たとえば、ちょうどこの間に薄切（高分解能）CT装置が導入されています。また、術後補助療法（アジュバント療法）として抗がん剤のテガフール・ウラシル配合剤（商品名UFT）の臨床試験もこのころ行われているので、IB期の生存率の上昇は、その効果も影響しているのではないかと考えられます。

いずれにしても、全体を見ると、調査年ごとに5年生存率が上昇していることは確かです。分子標的治療薬や免疫チェックポイント阻害薬の登場などもあり、今後はさらに上昇するだろうと予測されます。

肺がんの切除例の病期分類と術後生存率

病理病期（TNM分類）		5年生存率（%）		
		2010年（注3）	2004年（注2）	1999年（注1）
0		97.0		
ⅠA1	ⅠA	91.6	86.8	83.9
ⅠA2		81.4		
ⅠA3		74.8		
ⅠB		71.5	73.9	66.3
ⅡA		60.2	61.6	61.0
ⅡB		58.1	49.8	47.4
ⅢA		50.6	40.9	32.8
ⅢB		40.5	27.8	29.6
ⅢC		37.5		
Ⅳ		36.0	27.9	23.2
全体		74.7	69.6	61.8

（注1）第6版
（注2）第7版
（注3）第8版
（TNM分類は5～7年に1回変わります）　（肺癌登録合同委員会）

縮小手術

肺葉切除術よりさらに手術範囲の少ない縮小手術が行われ、ふえています。従来の手術との比較試験も日本やアメリカで行われ、小型肺がんでは縮小手術も治療の選択肢になっています。

手術後の肺機能低下が少ない縮小手術

最近の医療は体に対して負担の少ない低侵襲の方向に進んでいますが、肺がんの手術も同様で、縮小手術とか区域切除術と呼ばれる、より手術範囲の少ない手術が行われています。

肺葉は肺区域というさらに小さな範囲に区分けされますが、肺がんが小さい場合には縮小手術といって、がんのある肺区域だけを切除したり、がんとその周辺を楔《くさび》形に切除したりする方法が行われています。

肺を切除する範囲が広くなればなるほど、手術後の肺機能が低下することは確かです。ですから、手術後のＱＯＬ（生活の質）を考えると、縮小手術は患者さんにとってとても意味のある方法なのです。

しかし、縮小手術では、周囲のがん細胞をとり残す可能性がありますし、そこから局所再発するリスクが高くなるといわれています。１９９０年前後に行われたアメリカの比較試験では、肺葉単位で切除するより、手術範囲を少なくする切除のほうが局所再発のリスクが高かったという結果が報告されています。

従来の手術と縮小手術の比較試験を開始

ただし、20年以上前にくらべて、現在は検査技術も手術の技術も格段に進歩しています。前述の比較試験では、ほとんどのがんが３㎝近いものでした。そこで、２㎝以下のがんについて、従来の肺葉切除術と縮小手術での比較

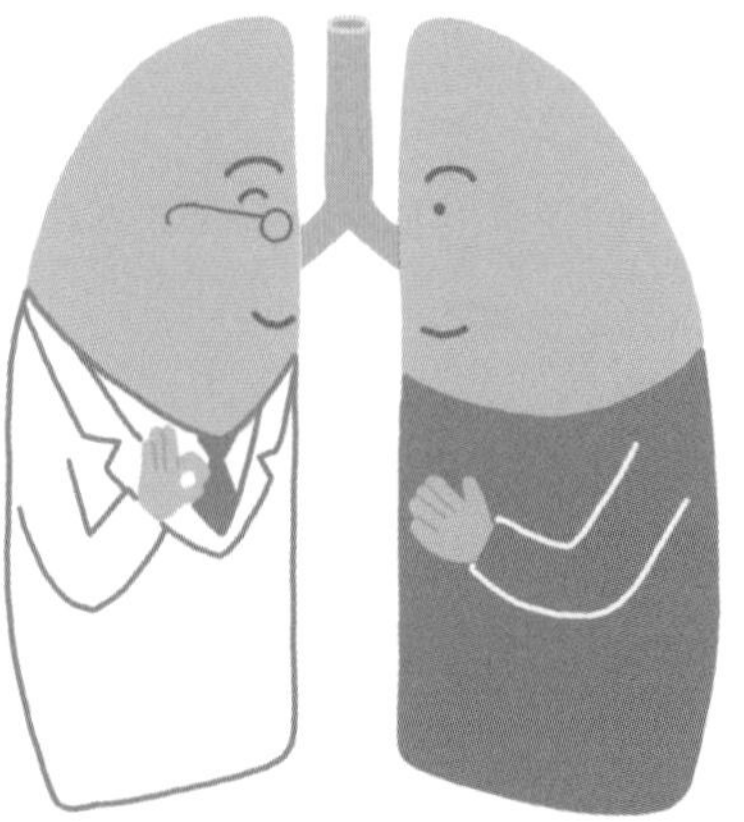

をしようという臨床試験が、日本、アメリカ、中国で行われています。それぞれ７００～１４００の症例を集めての大規模な臨床試験です。

最近、その結果が日本と米国から報告されました。縮小手術でも再発は同じか、もしくは縮小手術がやや高いですが、再発後の適切な対応により寿命が延長することが明らかになりました。

一方、日本の研究によると、従来の手術では他の病気で死亡した人がふえることが示されて、後の治療の機会を失うことがわかってきました。

現在行われている縮小手術とは

従来の肺葉手術にくらべて、縮小手術は局所再発リスクは同等もしくは高いものの、体への負荷を考えて、現実には縮小手術がふえています。下の表は２０１４年と１９９４年の日本での手術方法による症例数を比較したものです。肺葉切除や肺全摘が減少しているのに対して、縮小手術である区域切除と部分切除（楔状《けつじょう》切除）とがふえていることがわかります。

区域切除とは、がんのある区域を、たとえば、がんがＳ１区にある場合はＳ１区全体と肺門のリンパ節を含めて切除する方法です。部分切除は、区域切除よりさらに小さな切除で、肺門側から肺野側に向かってがんを包み込むように楔形に切除する方法で、リンパ節は切除しません。したがって、区域切除ではリンパ節転移の有無が確認できますが、部分切除ではわからないといった問題があります。

最近は手術前の画像検査で、転移しやすいタチの悪いがんか、転移しにくいおとなしいがんかを、約9割ほど推定できるようになりました。タチの悪いがんを縮小切除した場合には10～15％転移のリスクがありますが、おとなしいがんの場合は縮小切除が可能と考えられています。

ではどのようながんであれば、縮小手術ができるのでしょうか。

多くの医療機関が、２㎝以下のおとなしいがんで、肺の外側にあるタイプであれば部分切除を、肺のやや内側にあるがんであれば区域切除をしているようです。

肺がんの術式の比較

	2014年 症例数	術死 （30日以内死亡）	1994年 症例数
肺がん	38,085	0.3	13,344
肺全摘術	521 ↓ （1.4%）	1.5	703 （5.3%）
肺葉切除術	27,854 ↓ （73.1%）	0.3	10,892 （81.6%）
区域切除術	4,143 ↑ （10.9%）	0.05	674 （5.1%）
楔状切除術	5,438 ↑ （14.3%）	0.1	952 （7.1%）

拡大手術

肺がんが周囲の組織に浸潤している場合、標準手術でがんをとり切ることはできません。肺周辺の組織を含めて切除する手術を拡大手術といいます。

拡大手術で治癒が可能と予測できる場合に行う

肺がんが肺の周囲に浸潤している場合には、標準的な治療ではがんをとり切ることができません。そのようなとき、がんが広がっている周辺の組織も含めて切除する手術をすることがあります。それが拡大手術です。切除する範囲は、がんがどこまで広がっているかで異なりますが、肋骨《ろっこつ》、脊椎骨《せきついこつ》、横《おう》隔膜《かくまく》、心臓を包む心膜《しんまく》、心臓の一部（左心房）などに及ぶこともあります。

しかし、拡大手術は低侵襲をめざす医療の流れと逆行する治療法であり、体にかかる負担は非常に大きいものがあります。ですから、患者さんがその負担に耐えられないと判断せざるをえないときや、治癒あるいは完全切除が望めないと考えられるときは、行うべきではありません。治癒が望めると考えられるときに行われる手術なのです。

ただし、治癒を目的にして手術する場合でも、予後は楽観できないのが現実です。

薬物療法や放射線療法を手術前に行うことも多い

がんが大きいときは、術前補助療法（ネオアジュバント療法）といって、手術前に抗がん剤による薬物療法や、放射線療法を行うこともあります。最近、免疫チェックポイント阻害薬と細胞障害性抗がん剤を、術前、もしくは術後、あるいはその両者を行うことで、再発転移のリスクが抑えられることがわかってきました。これらによってがんが縮小すれば、手術しやすくなる、あるいは完全にとり切れる可能性が高くなるからです。

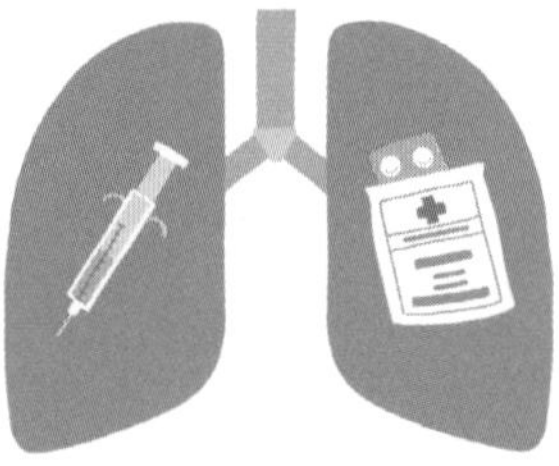

手術後の合併症

手術は体に傷をつける治療なので、合併症が起こることがあります。手術に対して神経質になりすぎるのも困りますが、どんな合併症が起こるのかを知り、予防できるものは予防しましょう。

救急の対応が必要な重い合併症

肺がんの手術による合併症というと、一般には手術中に起こるのではないかと思われがちですが、実は、手術中はおおぜいのスタッフの目があるので、案外安全です。むしろ、手術後に起こる合併症のほうが多く、軽いものも含めると10〜15%もあり、重大な合併症も2〜3%起こるといわれています。重大な合併症では最も多いのが肺炎です。

●肺炎 痰詰まりの肺炎と、肺が壊れてしまい、50%は致死的な状態になる間質性肺炎があります。だいたい手術後4〜5日目ころに発症し、発熱、黄色の痰、せきなどが起こります。手術直後に熱が出るのはよくあることですが、長く続く場合には、肺炎などの合併症が疑われます。特に、喫煙者はもともと肺機能が低下していることが多く、間質性肺炎のリスクが高くなります。喫煙者は肺炎のほかにも、気管支《きかんし》瘻《ろう》、肺瘻《はいろう》など、いろいろな合併症を引き起こすリスクが高くなります。

●気管支瘻 気管支を切断して縫合したところから空気が漏れることで、熱が出たり、胸水がたまったりします。まれに起こる合併症ですが、急いで胸腔にドレーン（排液管）を挿入し、胸水が肺の中に流れ込まないようにしないと、膿胸《のうきょう》を引き起こします。

●膿胸 胸腔内に膿がたまる病気です。胸腔内は無菌状態なのですが、気管支瘻や後述する肺瘻になったり、肺の外側で細菌感染が起こって化膿したりすると、膿がたまります。治療に長期間かかったり、再手術が必要になることもあります。

●肺塞栓《そくせん》 まれにしか起こらない合併症ですが、起こると命にかかわる病気です。手術中や手術後しばらくは動かないために血流が悪くなり、血液が固まって血栓ができやすくなります。その血栓が肺動脈に詰まると肺塞栓（いわゆるエコノミークラス症候群）となり、突然、呼吸困難などが起こるのです。早く離床して歩くなど、予防を心がけます。

●**心筋梗塞・脳梗塞**　動脈硬化のある人は、長時間寝たままだと血栓ができやすくなります。それが冠動脈の血流を阻害すると心筋梗塞に、脳の血流を阻害すると脳梗塞になるのです。

●**乳び胸**　胸管に傷がつき、乳びが漏れ出して胸腔内にたまった状態です。食事として摂取した脂肪は酵素などの作用を受けて分解され、脂肪酸になりますが、十分に分解されずにリンパ液にまじると、白濁して見えます。これが乳びで、軽い場合は食事を控えたり、低脂肪食にすることで治りますが、量が多い場合は手術が必要になることもあります。

自然に治ることの多い軽い合併症

不整脈、出血、声のかすれ、無気肺、肺瘻などもよく起こる合併症ですが、ほとんどは経過を観察しているうちに自然に治ります。

●**不整脈**　最も多い合併症で、手術後2〜3日ころに発症します。心臓に関係している迷走神経の枝や、心臓から肺に行く血管が切れてしまったり、心膜（心臓を包む膜）が開いてしまったりするために起こることがあります。動悸、立ちくらみ、冷や汗などを自覚しますが、抗不整脈薬でコントロールでき、時間の経過とともにおさまってきます。

●**手術後の出血**　出血は手術当日に起こることが多いのですが、2日目に起こることもあり、多くは肋間動脈から起こります。頻度は少ないのですが、1時間に１００㎖以上の出血が2時間以上続く場合には、再手術が必要になることもあります。

●**声のかすれ**　声帯をコントロールしている反回神経のマヒによって起こります。特に、左の肺の手術をしたときに起こりやすい合併症です。ほとんどは自然に治ります。

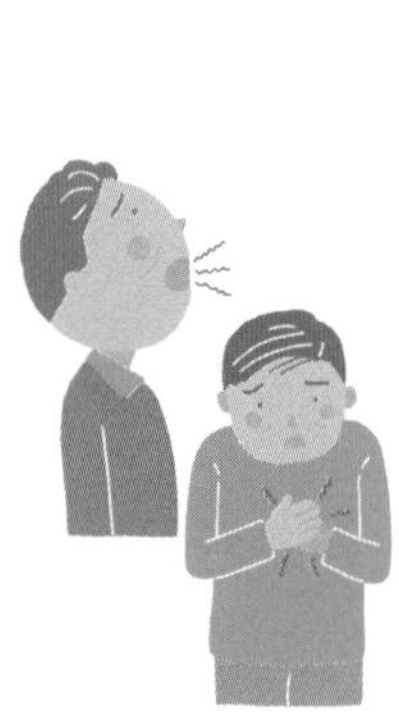

●**無気肺**　気管支内に痰が詰まって、その先の空気の流通が悪くなるために起こります。長く続くと肺炎になることがあるので、痰をうまく出せるようにすることがたいせつです。

●**肺瘻**　肺から空気が漏れることです。ときに膿胸を引き起こすこともありますが、普通は1週間程度で自然に治ります。

合併症の予防をするには禁煙と早期離床を

喫煙は肺がんの原因になるだけでなく、肺がん手術後の合併症のリスクを高めることにもなります。したがって、私は喫煙している患者さんには、1カ月間禁煙してもらってから手術をするようにしています。

また、長時間寝ていると血流が悪くなって、そのために血液が固まりやすくなり、痰も出にくくなります。

麻酔が覚めたら、まず、手首足首から先の手足を動かし始め、なるべく早期に上体を起こしたり、歩き始めたりします。

一般には、手術した翌日から歩くことができます。最近では、午前中に手術して夕方には歩ける人も出ています。

診察室こぼれ話

忘れられない患者さん

● 仕事に追われて進行した特殊がんのケース

10年以上前のことです。友人から、非常に困難な治療の依頼を受けました。彼は半年前から肩に強い痛みを感じていたそうですが、仕事に追われて、受診しませんでした。夏休みも返上して仕事を続け、定期健診も受けなかったというのです。そのせいで、検査をしたときには、すでに肺がんが肋骨や背骨まで浸潤していました。

彼の肺がんは、パンコースト型と呼ばれているタイプのがんでした。これは肺の上端に発生するため、肋骨や背骨、手にいく神経の束（腕神経叢）に浸潤しやすく、強い痛みが生じます。42才という若さで、働き盛りでもあり、どうしても治癒をめざして手術をしてほしいと言います。ただ､脊髄に近いところなので、脊髄を傷つけると命にかかわり、助かっても下肢のマヒなど後遺症のリスクもあります。私も「本当に命をかけてもいいのですか？」と念を押して、手術に臨んだものです。この手術は背骨を人工骨に置き換えるという、いちかばちかのような大手術でしたが、幸いにも術前の薬物療法と放射線療法が効いたこともあり、無事に終了しました。

あと1カ月発見が遅れていたら、手術は不可能だったことでしょう。彼が元気でいてくれることは、治療にあたった医師としての私の喜びでもありますが、健診のたいせつさ、異常を感じたときの速やかな受診の必要性を痛感させてくれる教訓ともなっています。

放射線療法

放射線療法は手術が適切でない患者さんの治癒を目的として行うほか、脳転移や骨転移の治療や症状緩和、小細胞がんでの脳転移の予防など、さまざまな目的で用いられています。

手術より体への負担が少なく、さまざまな目的で行われる

放射線とは、波長の短い電磁波と高速で動く粒子のことで、物質を透過する性質があり、その際にその物質をつくっている原子や分子から電子を分離させる作用を持っています。この放射線の作用を利用した治療法が放射線療法です。

細胞に放射線が当たると、細胞分裂をしているDNAに傷がつき、増殖ができなくなります。放射線によるDNAの損傷は、正常細胞にも起こりますが、細胞分裂の活発ながん細胞はより大きなダメージを受けます。放射線ががんの治療に効果があるのはそのためです。放射線療法が功を奏し、がん細胞が死滅しても、手術のようにがんを切除するわけではないので痕跡は残りますが、完全にがん細胞が死滅していれば、その後、悪さをすることはありません。

日本人は被曝体験があることも影響して、社会の中に放射線療法に対する抵抗感がありますが、一方で医療においては診断、治療を通じてなくてはならないものです。肺がん治療では手術と並ぶ代表的な局所療法であり、痛みのコントロールなど緩和療法の一つでもあります。たとえば、非小細胞がんのI期で、何らかの原因で手術ができない人、どうしても手術を受けたくない人に対しては、治癒を目的とした、放射線による根治治療が行われます。最近では、I期非小細胞がんに対する定位放射線治療（SBRT、SRT）が従来の照射方法より安全で効果のあることが明らかになっています。ただし、現時点では標準手術（肺葉切除以上）が必要な人では、3年以内に手術でとり切れる範囲に20％超の局所再発が起こることが示されており、手術が可能な人は積極的に推奨されません。一方で、何らかの因子で標準手術ができないI期の人では手術に並ぶ治療オプションとなる可能性があります。放射線療法は手術と違って直接体に傷をつけることがないので、ある部分では体への負

担が少なく、高齢などのために手術に耐えられるだけの体力がない人や、どうしても手術を受けたくない人などにも行います。ただし、照射の範囲などによって体の負担になる人もいますので、100％大丈夫ではありません。

また、Ⅲ期の非小細胞がんで手術や薬物療法ができない人に対して放射線療法を行ったり、薬物療法や手術と併用したり、術前補助療法として薬物療法との併用も行われます。

Ⅳ期の放射線療法は、主には転移のために生じている症状の緩和に用いられています。

放射線療法は、特に、骨転移と脳転移に対して高い効果を発揮します（138ページ参照）。たとえば、骨転移の疼痛《とうつう》の7～9割が放射線療法で緩和されますし、骨折を予防するために用いられることもあります。脳転移でも症状の緩和や、小細胞がんでは薬物療法後に脳転移予防のために行われます。小細胞がんは抗がん剤と放射線に対する感受性が高いので、ごく早期のがんは別として、手術は行われず、薬物療法か放射線療法、あるいはこの2つの併用が行われます。

主に、高エネルギーのX線を用いる

放射線には下段に示したように、多くの種類がありますが、がんの治療に使われているのは、主に通称リニアック（リニア・アクセラレータ。直線加速器）と呼ばれている発生装置から照射される高エネルギーのX線です。なお、最近は、粒子線を用いる施設もあり、特に、早期肺がんに高い効果を示しています。

放射線療法では、周囲に影響を及ぼさず、がんを効果的にたたくために、CTシミュレータという装置を使い、がんと正常な組織との位置関係を正確に把握して、放射線の照射範囲（照射野）と方向、照射線量などを決めます。

COLUMN

放射線の種類

電磁波には、X線のほか、ガンマ（γ）線があり、粒子線には、アルファ（α）線、ベータ（β）線、陽子線、重粒子線、電子線、中性子線、宇宙線などがあります。

放射線に関する単位

放射性物質が1秒間に崩壊する原子の数をあらわす単位をBq（ベクレル）といいます。Bqは放射能の量を意味します。

また、放射線の照射によって物質が吸収するエネルギー量J（ジュール）／kgはGy（グレイ）という単位であらわします。1Jは1Gyに相当します。

一方、Sv（シーベルト）とは、放射線が当たったときに人体がどのような影響を受けるかを評価する単位であり、被曝の大きさをあらわします。

そして、消えにくいインクで皮膚の上に基準線を描き、計画した範囲と実際の照射野のずれを調整してから、治療を開始します。

治療時間は、初回だけ照射範囲のずれを調整するため時間がかかりますが、2回目からは、1回2～3分です。着がえの時間などを含めても10～15分ですみます。病院によっては外来で行っているところもあります。一般に、月曜日から金曜日まで続けて照射し、土曜日と日曜日に休むというサイクルで行います。照射する線量は、非小細胞がんの根治療法では1回1・5～2Gyを30～35回（6～8週間）続けるのが標準なので、合計60～70Gyになります。

小細胞がんでは、加速過分割照射といって、1回1・5Gyを1日2回照射し、約3週間続けます。合計線量は45～50Gyです。小細胞がんは増殖が速いため、1日2回の照射が効果的とされています。ただし、患者さんの状態や施設の状況によっては、1日1回照射もあります。

周囲への影響が少ない定位放射線治療とは

現在の放射線療法は、照射する範囲をＣＴを使ってシミュレーションしてから行うので、十数年前にくらべて周囲の組織へのダメージは少なくなっています。ただ、脳や乳房などと違って肺は呼吸によって動くので、動いても確実に照射できるよう予測して照射範囲を広めに決めています。そのため、正常細胞がダメージを受けて、間質性肺炎（肺臓炎。次ページ下段参照）などを起こすこともあるのです。そのような周囲への影響を極力抑える方法として最近行われるようになったのが、定位放射線治療です。これは、呼吸によって照射するがんの位置がずれたとき、コンピュータ制御で放射線照射が止まるようにしたもの。つまり、ほんの数㎜のずれはありますが、脳に行うガンマナイフ（１３８ページ参照）のように、ほぼがんだけを集中的に照射することができる方法で、ピンポイント照射とも呼ばれています。この方法で、放射線障害が格段に減少しています。

３㎝以下のⅠ期がんに対する定位放射線治療は、治療後3年の局所制御率が87％、5年生存率が59％で、従来の照射法より格段に高い効果が示されています。現在のところ、定位放射線治療は5㎝以下のⅠ期肺がんに対して保険適応となっています。

放射線療法の副作用には急性障害と晩期障害がある

放射線による副作用には、治療中から3カ月後までに起こる急性障害（急性反応）と、治療が終わって数カ月後や数年後にあらわれる晩期障害（晩期反応）があります。

急性障害は放射線照射量が20～30Gyになるころから起こりますが、治療後数週間すると治ります。主な症状は、放射線皮膚炎、白血球減少、貧血、放射線食道炎、放射線肺臓炎などです。

放射線皮膚炎では、皮膚が赤くなったりかゆくなったりしてから黒ずみ、皮がむけてきますが、治療が終われば治ります。炎症のある間はやわらかい素材の衣服を着る、入浴時にこすらない、クリームなどを塗らないなど、刺激を避けるように注意します。ステロイド軟膏を処方されることもあります。

白血球が減少すると、かぜなどの感染症にかかりやすくなるので、十分睡眠をとる、栄養のバランスのとれた食事をするなどして、感染症に注意しましょう。白血球、好中球をふやす注射薬もありますが、ひどい場合は放射線照射を休むこともあります。貧血も栄養バランスのとれた食事が基本ですが、鉄剤などの薬を処方されることもあります。

放射線食道炎を起こすと、のどがひりひりしたり、飲食物が飲み込みにくくなります。粘膜を保護する薬や鎮痛薬を使ったり、のどごしのいいものや、やわらかいものを食べるようにします。肺には、放射線肺臓炎が起こることがあります。せきが出るだけで治る場合が多いのですが、発熱や呼吸困難などが起こることもあるので、早めに副腎皮質ホルモン剤などで治療します。特に、放射線肺臓炎を起こしているときに細菌感染が起こると重症化することがあるので、38度以上の高熱、呼吸器の悪化がみられたときには主治医とコンタクトをとるようにしましょう。早期発見、早期対処がたいせつです。

晩期障害としては、放射線肺臓炎のあと、肺線維症や無気肺で苦しくなったり、まれに脊髄炎が起こって、体にしびれやマヒなどが生じたりすることがあります。また、肋骨に近い位置にある病変（病巣）に定位放射線照射を行った場合には、3人に1人程度、肋骨骨折を起こすことがあります。

COLUMN

間質性肺炎

ガス交換をしている肺胞は薄い弾力のある膜（壁）でおおわれ、その膜を通してガス交換を行っています。間質というのはこの膜（壁）と周囲の組織のことです。

ここに炎症が起こると、細胞やコラーゲンなどが増加して膜（壁）が厚くなってしまいます。そのため、ガス交換ができなくなり、せきや呼吸困難が起こります。

間質性肺炎は放射線照射のほか、関節リウマチなどの病気や薬剤などが原因で起こりますが、原因がわからないこともあります。原因不明のものは特発性間質性肺炎と呼ばれ、難病に指定されています。

なお、間質性肺炎が治ったにもかかわらず、傷が残って間質がかたくなり、肺胞がますますふくらみにくくなることがあります。その状態を肺線維症といいます。

薬物療法

細胞毒性抗がん剤

薬物療法はがん治療の代表的な全身療法です。肺がんに用いられる抗がん剤には、従来からある細胞毒性抗がん剤のほか、分子標的治療薬や免疫チェックポイント阻害薬という新しいタイプの薬もあります。

肺がんの薬物療法で用いられる抗がん剤

抗がん剤を使った治療を薬物療法といいます。がんの代表的な全身療法です。

がんの薬物療法には、抗がん剤を用いる治療法と、ホルモン剤を用いるホルモン療法がありますが、乳がんや前立腺がんなどのようにホルモンの影響を色濃く受けているがんと違い、肺がんではホルモン剤はまず使用されません。

抗がん剤はたくさん開発されていて、作用機序などからいくつかの種類に分類されています。

次ページの表は、肺がんの治療に使われている主な細胞毒性抗がん剤です。

これらは細胞毒、つまり細胞のDNAやタンパクを変性させたり、細胞分裂を抑えて、がん細胞を攻撃する薬ですが、最近、がんの原因になる分子だけをターゲットにした分子標的治療薬と、免疫機能のブレーキになっている物質をターゲットにした免疫チェックポイント阻害薬という新しいタイプの薬が登場しました。

COLUMN

細胞毒性抗がん剤とは

最初の抗がん剤は第一次世界大戦のとき、化学兵器として使われたナイトロジェンマスタードから生まれた薬で、現在も欧米ではナイトロジェンマスタードが用いられています。

日本ではナイトロジェンマスタードは使われていませんが、アルキル化剤に分類されている抗がん剤はこの薬と同じタイプで、そのうち、イホスファミドとシクロホスファミドは肺がんにも使われています。

●肺がんの治療に用いられる主な細胞毒性抗がん剤

種類	薬品名（商品名）	略語	剤型	非小細胞肺がん	小細胞肺がん
代謝拮抗剤	ゲムシタビン（ジェムザール）	GEM	注	○	○
	フルオロウラシル（5-FU）	5-FU	錠、注	○	○
	テガフール・ウラシル配合（ユーエフティー）	UFT	カ	○	○
	テガフール・ギメラシル・オテラシルカリウム配合（ティーエスワン）	TS-1	カ	○	
	ペメトレキセド（アリムタ）		注	○	
白金製剤	シスプラチン（ランダ、ブリプラチン）	CDDP（DDP）	注	○	○
	カルボプラチン（パラプラチン）	CBDCA	注	○	○
	ネダプラチン（アクプラ）		静注	○	○
アルキル化剤	イホスファミド（イホマイド）	IFM	注		○
	シクロホスファミド（エンドキサン、エンドキサンP）	CPA（CPM）	錠、注	○	○
植物アルカロイド・植物由来	イリノテカン（カンプト、トポテシン）	CPT-11	注	○	○
	ノギテカン（トポテカン、ハイカムチン）		注		○
	エトポシド（ベプシド、ラステット）	VP-16	Sカ、注	○	
	ドセタキセル（タキソテール）	DOC（TXT）	注	○	
	パクリタキセル（タキソール）	PTX	注	○	
	ビノレルビン（ナベルビン）	VNR	注	○	
	ビンデシン（フィルデシン）	VDS	注	○	○
	ビンクリスチン（オンコビン）	VCR	注	○	○
抗生物質	ドキソルビシン（アドリアシン）	DXR（ADM）	注	○	○
	マイトマイシンC（マイトマイシン）	MMC	注	○	○
	アムルビシン（カルセド）		注	○	○

剤型：　注…注射薬　静注…静脈注射　錠…錠剤　カ…カプセル　Sカ…ソフトカプセル

※ペメトレキセド（アリムタ）は日本では悪性胸膜中皮腫の薬として承認されています。海外では非小細胞がんのセカンドラインとして使われており、わが国でも承認申請中です。

小細胞がんでは抗がん剤が治療の主役

抗がん剤は、多くの固形がんでは進行がんの治療に使用されますが、補助療法として用いられることも、ままあります。固形がんの種類によっては、手術後に再発を予防する目的で使われる術後補助療法（アジュバント療法）が標準治療に組み込まれています。また最近では、そのままでは手術で切除するのがむずかしいようながんを縮小させるために、手術前に抗がん剤を投与する術前補助療法（ネオアジュバント療法）も行われています。一方、白血病や悪性リンパ腫の治療では、抗がん剤は補助療法でなく、主役を担っています。

では、肺がんの場合はどうかというと、非小細胞がんには、術前や術後の補助療法としても積極的に使われています。手術の適応にならない進行がんに対しては主役も担っています。小細胞がんに関しては、抗がん剤の効きやすさから基本となる治療法として用いられています。

抗がん剤は、2種類以上組み合わせて使うことが多い

抗がん剤の使い方には、1種類を単独で使う場合と、2種類以上を組み合わせて使う場合があります。抗がん剤の細胞毒は、がん細胞だけに作用するわけではありません。正常細胞にもダメージを与えます。そのため、抗がん剤では強い副作用があらわれるのです。そこで、抗がん剤の効果を高め、副作用をできるだけ抑える方法として、2種類以上の抗がん剤を組み合わせて用います。これを多剤併用療法と呼んでいます。

抗がん剤の効きめは個人差もある

COLUMN

細胞毒性抗がん剤を連日投与しないのは？

抗がん剤は化学兵器の細胞毒に着目して開発されたことでも想像がつくように、そもそも細胞に対する毒性を持っている薬であり、化学療法（薬物療法）も、正式名称を細胞毒性化学療法といいます。

ですから、抗がん剤を投与すると、がん細胞だけでなく正常細胞も傷つきますが、受けたダメージから回復するのに、がん細胞より正常細胞のほうが速いのです。したがって、がん細胞はまだ回復しないのに、正常細胞は回復したときをねらって再度抗がん剤を投与すれば、効果的にがんをたたくことができます。抗がん剤が一定の間隔をあけて投与されるのはそのためです。

最近は、乳がんなどでは集中的に連日投与する方法で高い効果が上がったなどという報告もありますが、肺がんでは一部の経口抗がん剤を除いて連日投与で効果が高いという実証はされていません。

抗がん剤治療のむずかしさの一つに、抗がん剤に対する耐性、つまり慣れの問題があります。がん細胞に、薬に対する耐性ができるために、効きが悪くなるのです。

抗がん剤を用いるときは、最初、ファーストライン薬物療法といって、最も効果が高いとされている処方で治療します。それが効かなくなったときや、いったん薬物療法でがんを抑え込んだものの再発したときは、次に効果的なセカンドライン薬物療法を行います。それも効果がなくなったときはサードライン薬物療法を行います。また、抗がん剤の効く・効かないは個人差も関係しています。

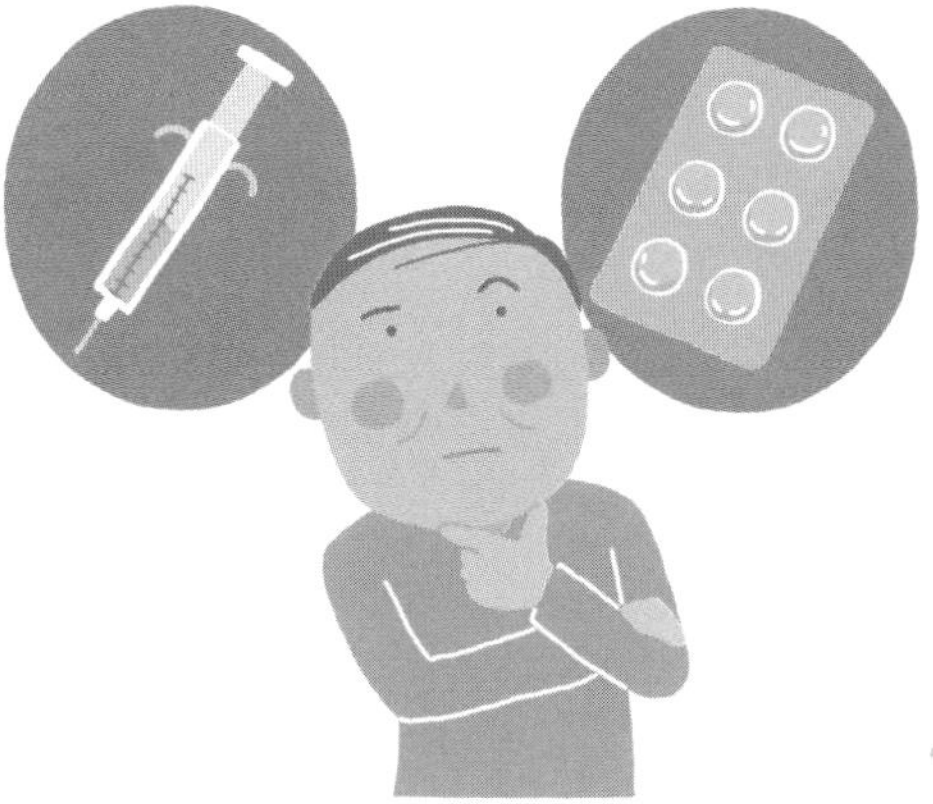

最近、薬剤感受性試験でどの抗がん剤が効果的なのかを調べることがありますが、多くの薬に高い感受性のある人と、ほとんどの薬に対して感受性の低い人がいます。

そういう場合、感受性が高く、ファーストライン薬物療法で効果が得られた人は、再発した際のセカンドライン薬物療法でも抗がん剤の効果が期待できるのですが、感受性が低く、ファーストライン薬物療法で効果のなかった人の中には、あれこれ試してみても、効果が期待できないこともあります。

抗がん剤は一定の間隔をあけて投与

抗がん剤には注射薬と内服薬があります。注射薬は、主に静脈に点滴しますが、一部の薬（アムルビシン、商品名カルセド）を除いて、毎日投与することはほとんどなく、1週間に1回とか3～4週間に1回など、一定の間隔での投与を3～4カ月行うのが普通です。

以前、内服の抗がん剤は効果がないといわれた時期がありましたが、今では分子標的治療薬も含め、内服の薬物療法の効果が認められています。

特に非小細胞がんの腺がんⅠ期では、手術後、テガフール・ウラシル配合剤（商品名ＵＦＴ）を内服すると、5年生存率が改善されたと報告されています。点滴と違って内服薬は自宅で服用することができるというメリットもあります。この場合、テガフール・ウラシル配合剤の服用期間は2年間です。

ＡＤＣ（抗体薬物複合体）とは

ＡＤＣ（抗体薬物複合体）とは、抗体によってがん細胞に標的を絞り、抗体に抗がん剤などの薬を付加したもので、抗体が特定の分子を持つがん細胞に結合する性質を利用して、薬を直接がん細胞まで運び、そこで薬を放出することで、抗腫瘍効果を発揮します。

抗体が狙ったがん細胞やがん組織にピンポイントで薬物を届けるため、内服や注射投与で全身に薬物を巡らせるよりも標的以外の正常な細胞や組織に対する副作用を回避しやすいほか、全体としての薬物投与量を抑えられるといったメリットがあります。その意味で新しいタイプのがん治療薬です。

ＡＤＣは、免疫チェックポイント阻害薬に並ぶ次世代のがん治療薬として、海外、特に米国ではすでに50種類以上のＡＤＣの臨床開発が進められています。将来、多くのＡＤＣが日本にも導入されることが予想され、今後のがん薬物治療の主流になると期待されています。

日本では、抗ヒト上皮成長因子受容体（ＨＥＲ）２抗体であるトラスツズマブを使ったＡＤＣのトラスツズマブデルクステカン（商品名エンハーツ）が承認されています。

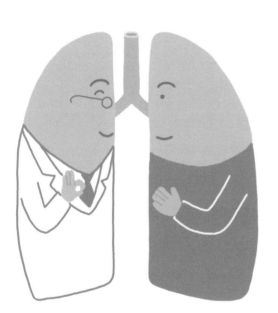

分子標的治療薬

分子標的治療薬とは、がんの増殖・転移に関係する因子に作用して、がんを縮小させたり、進行を抑える薬です。治療前の検査で、ある特定の遺伝子に異常があって効果が期待できる場合は必須の治療です。

ターゲットに狙いを定めたいわばテイラーメードの薬

抗がん剤は102ページで説明したように、そもそも細胞毒の作用を利用して開発された薬なので、敵であるがん細胞だけでなく、味方である正常細胞までをも攻撃して傷つけてしまうことになります。そこで、敵に的をしぼって攻撃する薬として開発されたのが分子標的治療薬で、がんの増殖にかかわる分子にねらい（標的）を定めて作用するようにつくられています。テイラーメイド（オーダーメイド）に近づいた薬といえそうです。

乳がん、大腸がんや非ホジキンリンパ腫などさまざまながんに対する分子標的治療薬が開発されていますが、肺がんでは、2020年2月の時点でゲフィチニブ（商品名イレッサ）、エルロチニブ（同タルセバ）、オシメルチニブ（同タグリッソ）、アファチニブ（同ジオトリフ）、クリゾチニブ（同ザーコリ）、アレクチニブ（同アレセンサ）、セリチニブ（同ジカディア）、ベバシズマブ（同アバスチン）、ラムシルマブ（同サイラムザ）、エベロリムス（同アフィニトール）、ダコミチニブ（同ビジンプロ）、エヌトレクチニブ（同ロズリートレク）、ネシツムマブ（同ポートラーザ）、ダブラフェニブ（同タフィンラー）、トラメチニブ（同メキニスト）の15種類が保険承認されて使われています。その中でエベロリムス1種類はカルチノイドの薬ですが、残りはすべて非小細胞がんに使われる薬です。

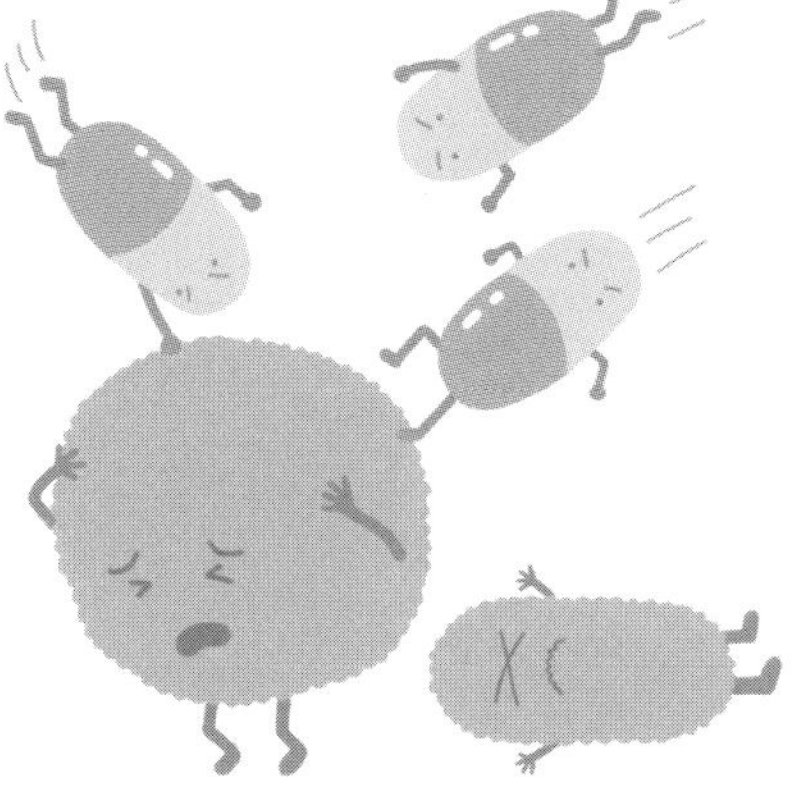

ＥＧＦＲ阻害剤の作用機序

肺がんの分子標的治療薬で最初に登場したのはゲフィチニブです。ゲフィチニブは次のような作用を持つ薬です。

がん細胞の細胞膜にはＥＧＦＲ（上皮成長因子受容体）というタンパクが多数あり、ここにタンパクが結合すると細胞内にその信号が伝えられ、がん細胞の増殖が促進されます。この遺伝子の一部（チロシンキナーゼ部位）に変異（異常）があると、増殖の信号がなくてもがん細胞が無秩序に増殖します。ゲフィチニブはこのＥＧＦＲの信号伝達を阻害する薬でＥＧＦＲ（チロシンキナーゼ）阻害剤と呼ばれています。エルロチニブ、アファチニブ、オシメルチニブも同様の作用を持つ薬です。

オシメルチニブを除くこれらの薬は当初、腺がん、非喫煙者、女性、東南アジア人に効果があるとされていましたが、その後の研究でＥＧＦＲ遺伝子変異のある人にのみ特別に効く薬であることが明らかになりました。

ゲフィチニブ、エルロチニブはともに1日1回の服用で、効果のある限り、基本的にはずっと服用を続けます。前者は食後に、後者は食事の少なくとも1時間前、もしくは食後2時間以上を経過した空腹時に服用します。

ゲフィチニブ、エルロチニブ、アファチニブを服用していると、薬が効かなくなる状態、いわゆる耐性が出てきます。耐性の傾向になった約50％の人にＴ７９０Ｍという遺伝子変異が認められます。この耐性遺伝子を含めてＥＧＦＲ遺伝子を阻害する薬剤の一つがオシメルチニブです。オシメルチニブを使用すると耐性になった人でも初回治療と同等の治療効果を期待できることがわかっています。オシメルチニブを使ったあとの耐性遺伝子もすでに発見されています。ＥＧＦＲ遺伝子変異のある患者さんの多くはＥＧＦＲ阻害剤をつなげていく治療の流れになるのかもしれません。

ＡＬＫ阻害剤の作用機序

一方、クリゾチニブはゲフィチニブやエルロチニブなどとは異なる作用機序で肺がんの増殖を抑える効果を発揮します。がんの中には、遺伝子がちぎれて2種類がくっつく融合遺伝子のあることがわかっていましたが、２００７年に間野博行教授の研究グループによって、肺がんにもＥＭＬ４‐ＡＬＫという遺伝子転座（位置が変わること）のあることが発見されました。この遺伝子転座は肺がん患者全体で約4％あると考えられています。非喫煙者や、若い腺がんの患者さんに多いとされていますが、高齢者でも相応の頻度で見つかっています。

ＡＬＫ（未分化リンパ腫キナーゼ）はがんの増殖にかかわるチロシンキナーゼの一種で、ここが活性化するとがん細胞が無秩序に増殖します。クリゾチニブはＡＬＫの作用を阻害し、がん細胞の増殖を抑えるＡＬＫ阻害剤です。

服用は1日2回で、こちらもゲフィチニブやエルロチニブなどと同様に、効果のある限り続けます。クリゾチニブはＲＯＳ1遺伝子転座のある人に有効です。

血管新生阻害剤の作用機序

がん細胞は正常な細胞より増殖が盛んで、酸素や栄養素を供給するためにみずから血管をつくり出します。この

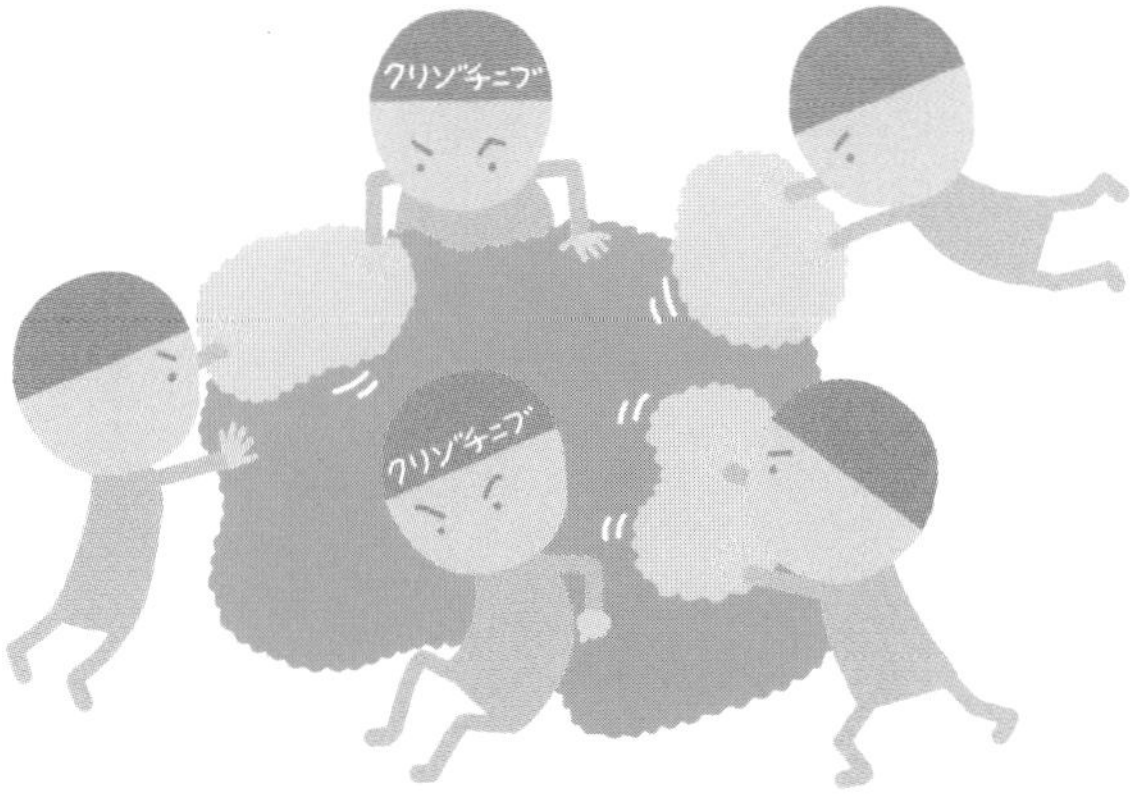

肺がんの治療に用いられる分子標的治療薬

薬剤のタイプ	薬品名（商品名）	剤型	治療対象となる肺がん
EGFR阻害剤	ゲフィチニブ（イレッサ）	錠剤	非小細胞がん
	エルロチニブ（タルセバ）	錠剤	非小細胞がん
	オシメルチニブ（タグリッソ）	錠剤	非小細胞がん
	アファチニブ（ジオトリフ）	錠剤	非小細胞がん
	ダコミチニブ（ビジンプロ）	錠剤	非小細胞がん
	ネシツムマブ（ポートラーザ）	点滴静注液	非小細胞がん
ALK阻害剤	クリゾチニブ（ザーコリ）	カプセル	非小細胞がん
	アレクチニブ（アレセンサ）	カプセル	非小細胞がん
	セリチニブ（ジカディア）	カプセル	非小細胞がん（クリゾチニブの二次治療）
VGEF阻害剤	ベバシズマブ（アバスチン）	点滴静注液	非小細胞がん（扁平上皮がんを除く）
	ラムシルマブ（サイラムザ）	点滴静注液	非小細胞がん
mTOR阻害剤	エベロリムス（アフィニトール）	錠剤	カルチノイド
BRAF阻害剤	ダブラフェニブ（タフィンラー）（注）	カプセル	非小細胞がん
MEK阻害剤	トラメチニブ（メキニスト）（注）	錠剤	非小細胞がん
ROS-1阻害剤	クリゾチニブ（ザーコリ）	カプセル	非小細胞がん
TRK阻害剤	エヌトレクチニブ（ロズリートレク）	カプセル	非小細胞がん
KRAS G12C阻害剤	ソトラシブ	カプセル	非小細胞がん

注：ダブラフェニブとトラメチニブは併用療法として用いられることもある。

血管はVGEF（血管内皮細胞増殖因子）が血管内皮にある受容体に結合することで新生が促されます。ベバシズマブやラムシルマブはVGEFの作用を阻害することで、がんの増殖を抑える血管新生阻害剤です。

ベバシズマブは日本では大腸がん、肺がん、乳がん、腎細胞がんで承認されていますが、米国食品医療品局（FDA）は乳がんの承認を取り消しています。肺がんでは扁平上皮がんを除く非小細胞がんに、ほかの抗がん剤との併用で用いられています。投与方法は点滴静脈で、2週間以上あるいは3週間以上の間隔をあけることになっています。

COLUMN

EGFR遺伝子変異の検査が血液でできる？

血液によるEGFR遺伝子変異検査の可能性、および各国におけるEGFR遺伝子検査状況の評価を目的とした多施設共同国際試験（ASSESS）が行われています。

現在、EGFR遺伝子変異検査は、がんの組織や細胞で調べていますが、血液で調べることができれば、がんの組織・細胞が入手できない場合も、EGFR阻害剤の効果を推測することができます。患者の負担も少なくてすみ、よりおおぜいの患者に行えるというメリットもあります。対象は、ヨーロッパと日本の進行非小細胞がん患者1300例（そのうち日本人は300例）です。

また、アジア太平洋地域とロシアでは、進行非小細胞がん患者3500例を対象にした、EGFR遺伝子変異状況を調査するIGNITE試験が行われています。

EGFR遺伝子変異の出現は、ヨーロッパでは非小細胞がん患者の約10～15％、アジアでは約30～40％と考えられていますが、世界の地域によって検査の実施率がかなり違います。

この2つの大規模試験の結果は、肺がん検査のシステムの改善につながるのではないかと期待されています。

がん治療は臓器別から遺伝子変異中心に？

ALKの融合は肺がん以外にも、さまざまながんで出現することがわかっています。がん治療は、ずっと臓器別に行われてきましたが、ALKの今後の研究によっては、臓器別ではなく、遺伝子変異のタイプによって治療を行うことも可能ではないかともいわれています。

また、肺がんで、ALK融合遺伝子以外にも2種類のRET融合遺伝子、4種類のROS1融合遺伝子も発見されていて、これらの阻害剤の開発も進んでいます。ROS1融合遺伝子の阻害剤としてALK融合遺伝子阻害剤のクリゾチニブが有効です。

免疫チェックポイント阻害薬

がんにより働かなくなった免疫機能を回復させる治療です。新しい治療法として期待されています。

免疫のブレーキをはずして免疫本来の力を回復させる薬

免疫はウイルスや細菌のみならず、私たちの体内で生じたがん細胞からも私たちを守る仕組みです。しかし、免疫がいきすぎると、自分自身を傷つけてしまう「自己免疫反応」が起こることがあります。そこで、人体には免疫がいきすぎないように抑制するブレーキも備わっています。

がん細胞にはこのブレーキを強める作用があり、それにより免疫が働かないようにして増殖していきます。ブレーキがかかる過程で、チェックポイントとなる物質をターゲットに作用し、ブレーキをはずすことで免疫本来の力を回復させてがんを治療する方法が免疫チェックポイント療法です。その治療で使う薬を免疫チェックポイント阻害薬（11ページ参照）といい、現在、切除不能な進行・再発の非小細胞がんでは、ニボルマブ（商品名オプジーボ）、ペムブロリズマブ（同キイトルーダ）、アテゾリズマブ（同テセントリク）、デュルバルマブ（同イミフィンジ）、イピリムマブ（同ヤーボイ）、トレメリムマブ（同イジュド）の6種類が保険承認されています。これらは、いずれも点滴静注薬です。

がん細胞からはPD-L1というタンパク質が出ていて、これが免疫細胞のT細胞上に発現するPD-1というタンパク質に結合すると免疫にブレーキがかかります。ニボルマブやペムブロリズマブはPD-L1より早くPD-1に結合することで、ブレーキがかかることを防ぎます。このような作用を持つ薬をPD-1阻害剤といいます。

一方、デュルバルマブとアテゾリズマブはPD-L1阻害剤といい、PD-L1に作用して、ブレーキをはずします。

また、T細胞が活性化すると、CTLA-4という分子が発現します。これも免疫（樹状細胞）にブレーキをかける役目をしています。イピリムマブとトレメリムマブはこのCTLA-4に結合してブレーキがかかるのを防ぎます。

CTLA-4は、がんの組織内にある制御性T細胞からも出ていますが、イピリムマブはこのCTLA-4にも結合し、やはりブレーキがかかるのを防ぎます。現在、イピリムマブは肺がんでは抗がん剤とニボルマブとの併用（9LAレジメン）、トレメリムマブは抗がん剤とデュルバルマブとの併用（ポセイドンレジメン）で保険適用になっています。

自己免疫反応や間質性肺炎などに注意を

免疫チェックポイント療法では、薬を使い終わったあともがんの増殖が抑えられたり、長期生存できることがあるなど、他の治療にはない特徴があります。

しかし、ブレーキが効かなくなることで免疫が暴走し、皮膚、肝臓、大腸、甲状腺など多くの臓器に免疫反応が起こり、皮膚のかゆみ、おう吐、下痢、腹痛などいろいろな症状が出ることがあります。

頻度は少ないですが、間質性肺炎や下垂体炎などの重大な副作用が起こることもあります。

なお、免疫チェックポイント阻害薬は保険承認から間がないので、薬の使用者全員を対象に市販後調査が行われています。この調査から副作用の最新情報が得られます。

免疫細胞やがん細胞にはPD-1、PD-L1、CTLA-4のほかにも免疫チェックポイントとなる物質があり、研究されています。

そのほか、がん由来のタンパクやペプチド（アミノ酸が結合したもの）を利用したワクチン療法、がんの増殖に関係する物質に対する抗体を利用する抗体療法、LAK細胞、腫瘍組織浸潤リンパ球、樹状細胞などを体外で活性化させ、それを投与する細胞免疫療法など、免疫を高める研究が進められています。

しかし、免疫療法といわれているものの中には、科学的に効果が明らかになっていない治療もあります。保険診療として認められていませんが、エビデンスがないままに、高額な免疫療法を行っている施設もあります。希望する場合には主治医や家族に相談してみましょう。

● 肺がんの治療に用いられる免疫チェックポイント阻害薬

薬剤のタイプ	薬品名（商品名）	剤型	治療対象となる肺がん
PD-1阻害剤	ニボルマブ（オプジーボ）	点滴静注薬	非小細胞がん
	ペムブロリズマブ（キイトルーダ）	点滴静注薬	非小細胞がん
PD-L1阻害剤	アテゾリズマブ（テセントリク）	点滴静注薬	非小細胞がん
	デュルバルマブ（イミフィンジ）	点滴静注薬	非小細胞がん
CTLA-4阻害剤	イピリムマブ（ヤーボイ）	点滴静注薬	非小細胞がん
	トレメリムマブ（イジュド）	点滴静注薬	非小細胞がん

周術期治療

目に見えない微小な転移を含む再発の芽をつむために手術前後に行われる治療のことを周術期治療といいます。分子標的治療薬や免疫チェックポイント阻害薬を用いた治療でその効果が明らかになっています。

手術後の再発、転移を減らすために、手術の前後に薬物療法、放射線療法を追加する「周術期治療」

「周術期」とは、手術で完全に取り切れる進行度にあることが決定してから手術までの術前、手術室での術中、そして術後回復、退院・社会復帰までの術後期間を含めた一連の期間のことをいいます。

手術で肉眼で見える範囲のがんをすべて取り除くことができても、進行度によって、がんが再発する可能性は残されています。それは、手術の前から目には見えないような小さながん細胞が全身に広がっていたり、すでに肺以外の臓器に遠隔転移を起こし始めていたりする危険性があるからです。

そのため、手術後の再発リスクを抑制する目的で追加の薬物療法（抗がん剤）を行ったり、手術前に薬物療法や放射線療法を行うことを、まとめて「周術期治療」と呼びます。

循環器疾患・脳血管疾患、糖尿病などの合併症を持っている人や高齢者など、手術前後のリスクが高いと考えられる患者さんを対象に、より安心して手術を受けられる環境づくりを行う「周術期患者管理チーム」が活動しています。外科医、麻酔科医、看護師、栄養士、理学療法士、歯科医、薬剤師、糖尿病専門医などが連携して、患者さんが安心して手術を受けられるように、周術期のケアやサポートを行っています（115ページの図参照）。

手術前に追加される治療と手術後に追加される治療

病期（ステージ）の進んだⅡ期、Ⅲ期の患者さんには、手術前に薬物療法や放射線療法が追加されることがあります。それが術前補助療法です。

手術前に治療を追加することで、目には見えない小さながん細胞を抑えたり、がんを完全に取り切れる確率が高まったりすることが期待されます。

一方、手術後に追加される治療は、手術前の治療と比較すると、有効性と安全性が確立しており、がんの大きさが2㎝より大きかったり、病期（ステージ）がⅡ～ⅢＡの場合には、手術後の薬物療法が推奨されています。これを術後補助療法といいます。

手術後の追加の薬物治療として、抗がん剤による化学療法のほか、分子標的治療薬（１０７ページ参照）や免疫チェックポイント阻害薬（１１１ページ参照）が用いられます。

がんの発生や進行に直接関わっている運転手役の遺伝子を「ドライバー遺伝子」（１１９ページ参照）と呼び、そのドライバー遺伝子のある患者さんに分子標的治療が用いられます。分子標的治療はドライバー遺伝子の働きを抑え込み、がん細胞が増殖しないようにする治療法です。

一方、ドライバー遺伝子のない患者さんには免疫チェックポイント阻害薬が使われます。免疫チェックポイント阻害薬は、がん細胞によってかかってしまった免疫機能のブレーキをはずして免疫の本来の力を回復させる薬です。

分子標的治療薬・EGFR阻害剤による補助療法で術後の生存期間延長効果が

分子標的治療薬のＥＧＦＲ阻害薬であるオシメルチニブ（商品名タグリッソ）を用いた臨床試験が行われました。
（10）ページでも解説しましたが、がん細胞の細胞膜にはＥＧＦＲ（上皮成長因子受容体）というタンパクが多数あり、ここにタンパクが結合するとがん細胞の増殖が促進されます。この遺伝子の一部であるチロシンキナーゼ部位に変異（異常）があると、増殖の信号がなくてもがん細胞が無秩序に増殖します。オシメルチニブはこのＥＧＦＲの信号伝達を阻害する薬で、ＥＧＦＲ阻害薬（ＥＧＦＲチロシンキナーゼ阻害剤：ＥＧＦＲ－ＴＫＩ）と呼ばれています。
腫瘍完全切除後のＥＧＦＲ遺伝子が変容している非小細胞肺がん患者さん（ステージⅡＡ～ⅢＢ期の一部）を対象に、オシメルチニブを経口投与する術後補助療法を行い、有効性、安全性を確認する臨床試験（ＡＤＡＵＲＡ試験）が行われました。

その結果、無病生存期間（手術後の再発もしくは死亡までの期間）の延長、改善に加え、重要な副次評価項目である全生存期間（手術後から死亡までの期間）においても、統計学的に有意かつ臨床的に意義のある改善が示されました。ステージⅡ期およびⅢ期の5年生存率は、オシメルチニブ群で85％、プラセボ群（手術直後、再発するまでに有効成分を含まない薬を投与された群）で73％であり、術後補助療法としてオシメルチニブを服用していた場合、5年生存率を12％改善することができました（１２４ページ参照）。

再発率が高く、術後の治療選択肢が限られていたＥＧＦＲ遺伝子変異陽性の早期非小細胞肺がん患者さんの術後補助療法として、オシメルチニブが標準治療として推奨されています。

なお、オシメルチニブの安全性については、これまで進行肺がんで報告されていた内容と同じで、新たな懸念はありませんでしたが、日本人の患者さんでは薬剤性の肺障害が起こる可能性がありますので、注意を要します。

また、免疫チェックポイント阻害薬のニボルマブ（商品名オプジーボ）を術前に投与する補助療法と、同じく免疫チェックポイント阻害薬のアテゾリズマブ（同テセントリク）を術後に投与する補助療法のいずれもが有効であることが臨床試験で示され、治療に用いられています。

●手術準備外来の流れ

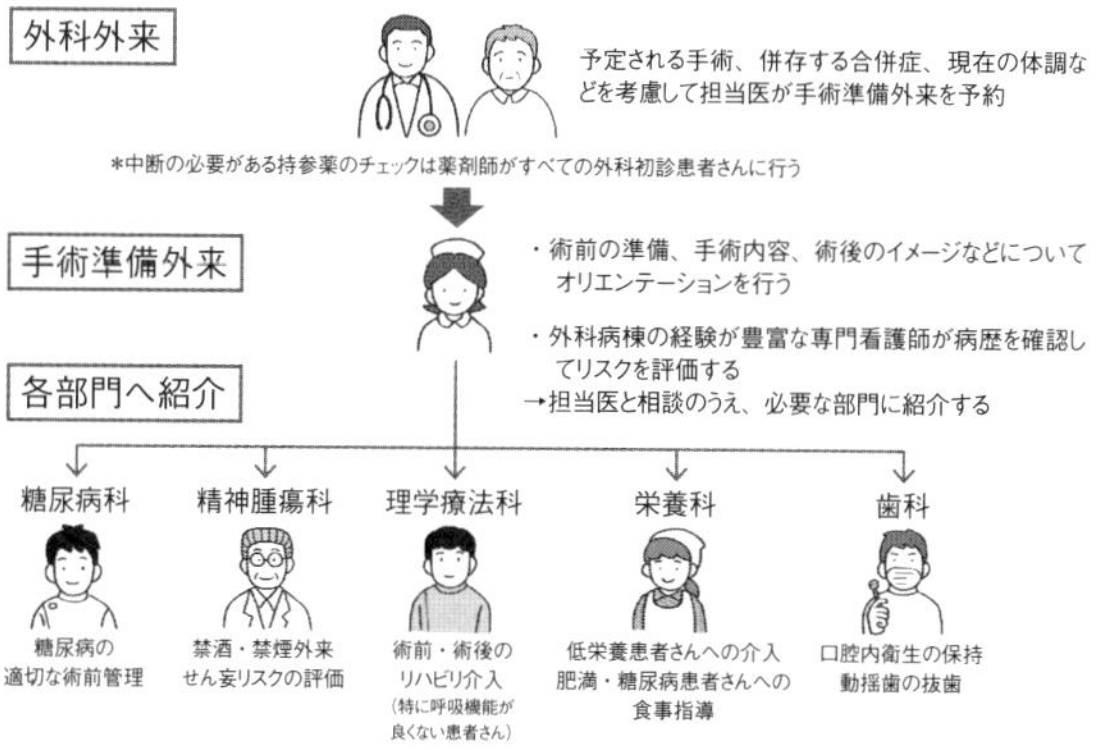

外科外来
予定される手術、併存する合併症、現在の体調などを考慮して担当医が手術準備外来を予約
＊中断の必要がある持参薬のチェックは薬剤師がすべての外科初診患者さんに行う

●周術期患者管理チームの背景と目的

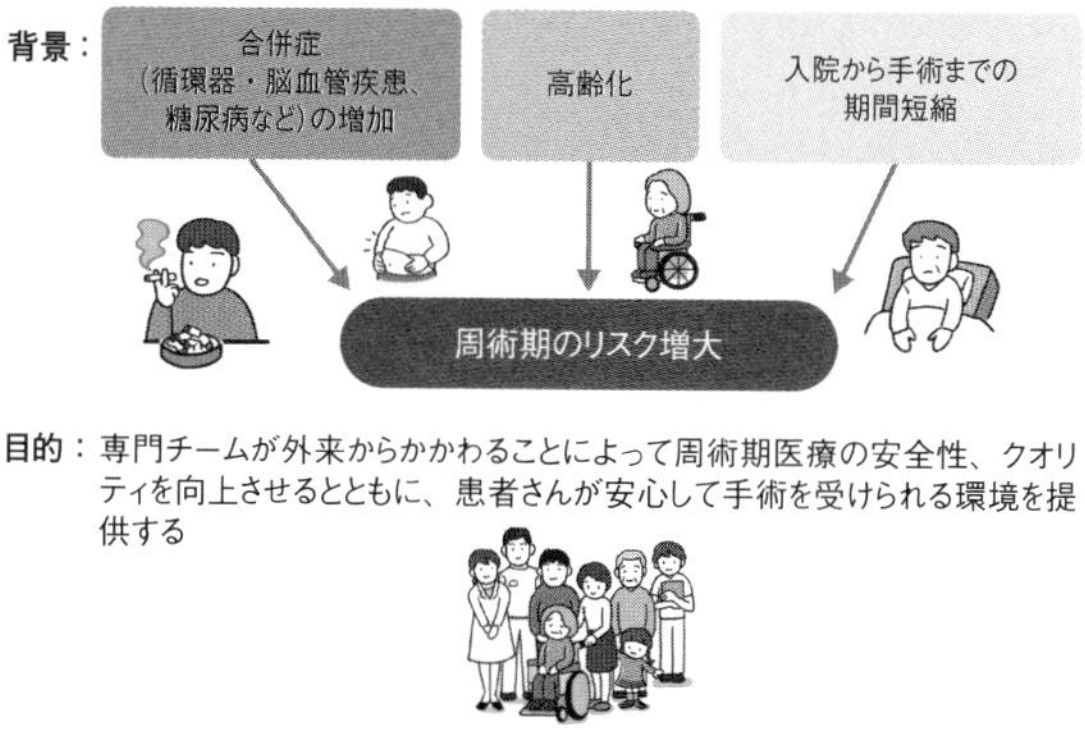

合併症（循環器・脳血管疾患、糖尿病など）の増加
高齢化
入院から手術までの期間短縮
周術期のリスク増大
目的：専門チームが外来からかかわることによって周術期医療の安全性、クオリティを向上させるとともに、患者さんが安心して手術を受けられる環境を提供する

●周術期患者管理チームの例

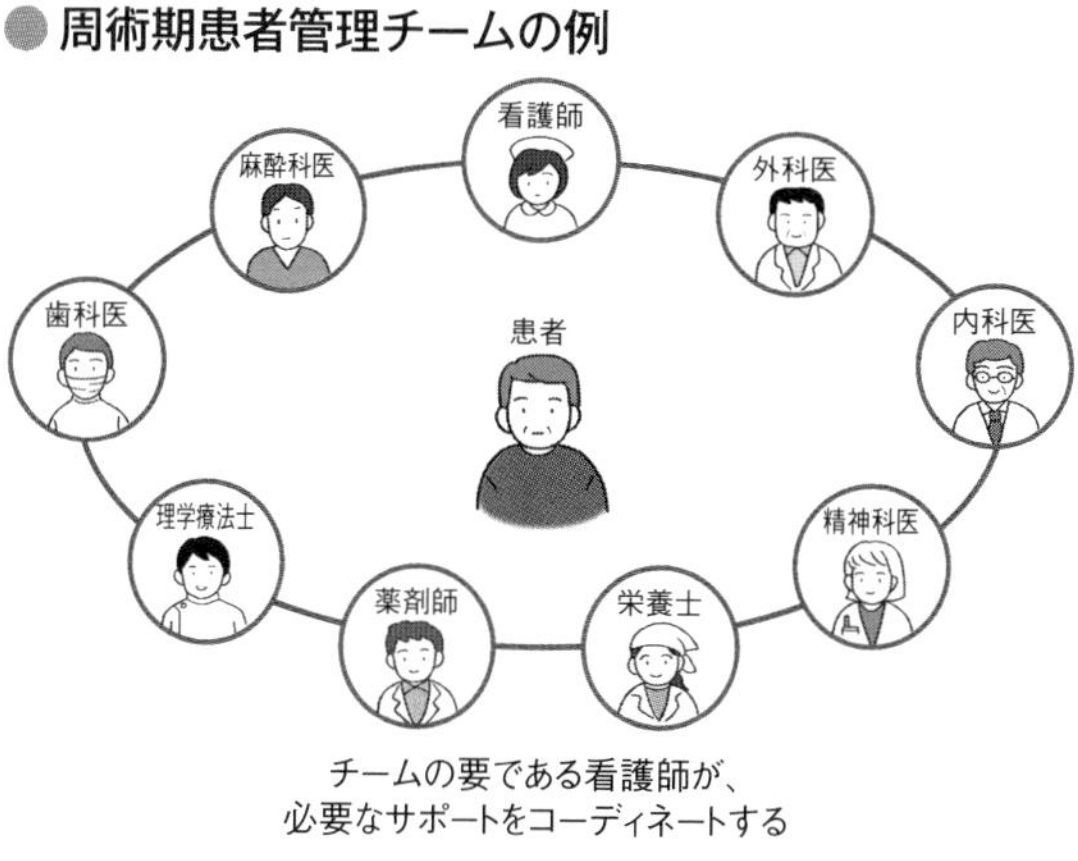

・術前の準備、手術内容、術後のイメージなどについてオリエンテーションを行う
・外科病棟の経験が豊富な専門看護師が病歴を確認してリスクを評価する
各部門へ紹介
→担当医と相談のうえ、必要な部門に紹介する
糖尿病科
糖尿病の適切な術前管理
精神腫瘍科
禁酒・禁煙外来
せん妄リスクの評価
理学療法科
術前・術後のリハビリ介入
（特に呼吸機能が良くない患者さん）
栄養科
低栄養患者さんへの介入
肥満・糖尿病患者さんへの食事指導
歯科
口腔内衛生の保持
動揺歯の抜歯

外科医
内科医
精神科医
栄養士
薬剤師
理学療法士
歯科医
麻酔科医

チームの要である看護師が、必要なサポートをコーディネートする

小細胞がんの薬物療法

小細胞がんはリンパ節やほかの臓器へ転移しやすい一方で、抗がん剤に対する感受性が高いため、薬物療法が治療の中心となっています。最もよく使われるのは、シスプラチンとほかの抗がん剤を組み合わせた処方です。

抗がん剤の有用性はがんの種類により異なる

次ページの上の図はがんの種類による薬物療法の有用性を示したもので、横軸が各がんの抗がん剤に対する感受性を、縦軸が薬物療法の有用性をあらわしています。感受性が高いということは、抗がん剤がよく効くということです。これで見ると、抗がん剤に対する感受性が最も高く、薬物療法の有用性が最も大きいのは急性骨髄性白血《きゅうせいこつずいせいはっけつ》病《びょう》と悪性リンパ腫、小児がんですが、小細胞がんもそれらに次いで、よく効くがんとされています。小細胞がんは進行の速いがんで、発見時には進行がんであることが多いのですが、全身療法である抗がん剤が効くので、薬物療法を中心にした治療をすることになります。

ただし、限局型の小細胞がんは薬物療法の単独ではなく、放射線療法と組み合わせて治療するのが普通です（84ページ参照）。

体力に問題がない場合、薬物療法と放射線療法を同時に開始する方法が最も効果的です。体力面の問題や放射線を当てる範囲によっては、抗がん剤投与終了後にできるだけ早く放射線療法を行う方法をとることもあります。特に、小細胞がんは細胞分裂が速いので、1日1回の放射線照射ではなく、1日2回の照射が有効であると考えられています。ただし、実際には、患者さんの負担や施設の状況から1日1回照射が一般的です。

薬物療法と放射線療法の併用により、限局型小細胞がんでは、完全消失した患者さんが50〜60％、半分以下の大きさになった患者さんが90％以上であったとの報告もあります。

次ページの上の図にある完全寛解（完全奏効。CR）とは、腫瘍が4週間以上完全になくなることを意味し、部分寛解（部分奏効。PR）とは、長径が30％以上減少した場合を意味します。

がんの種類による細胞毒性抗がん剤の有用性

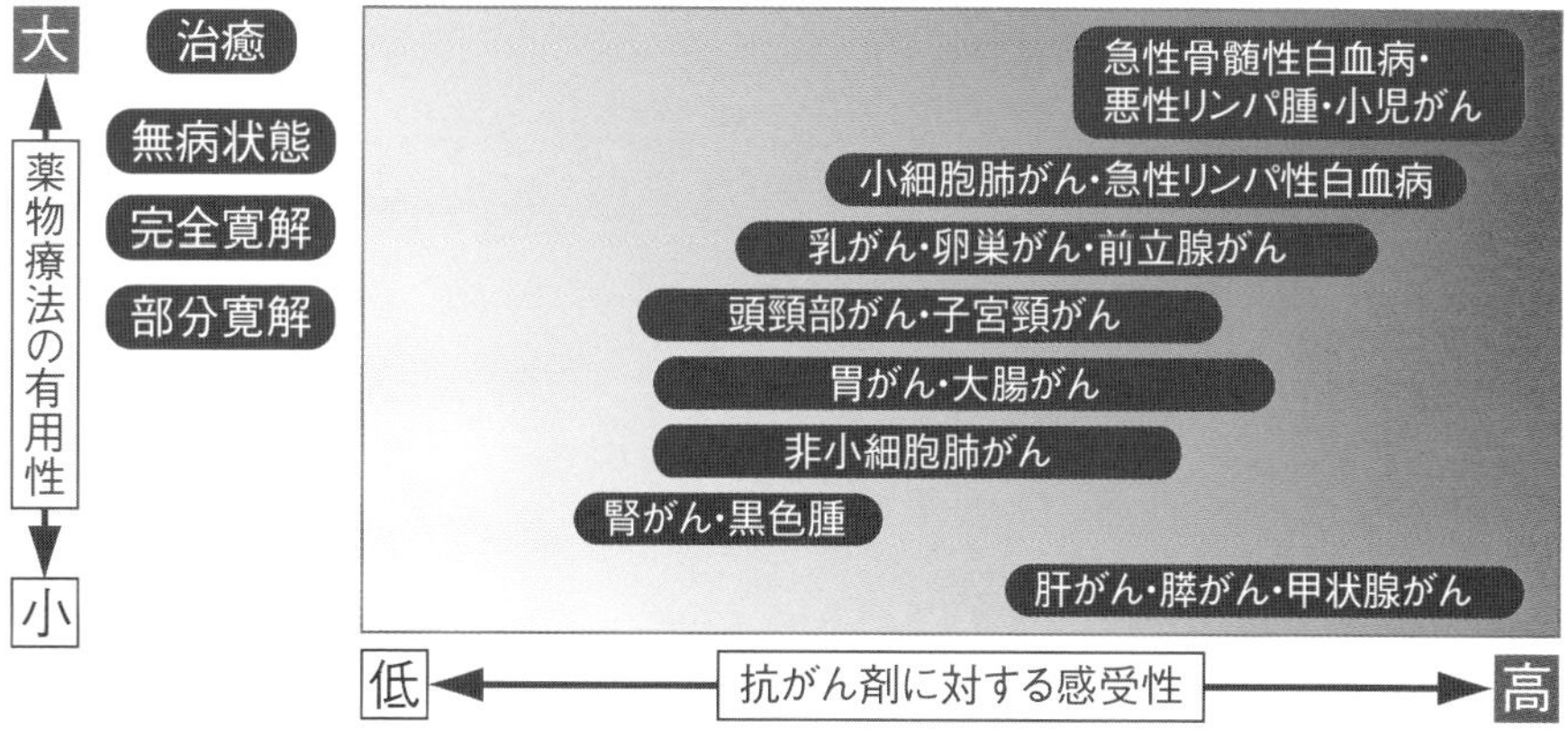

抗がん剤の投与例

<3~4週を1コースとして治療が行われる場合>

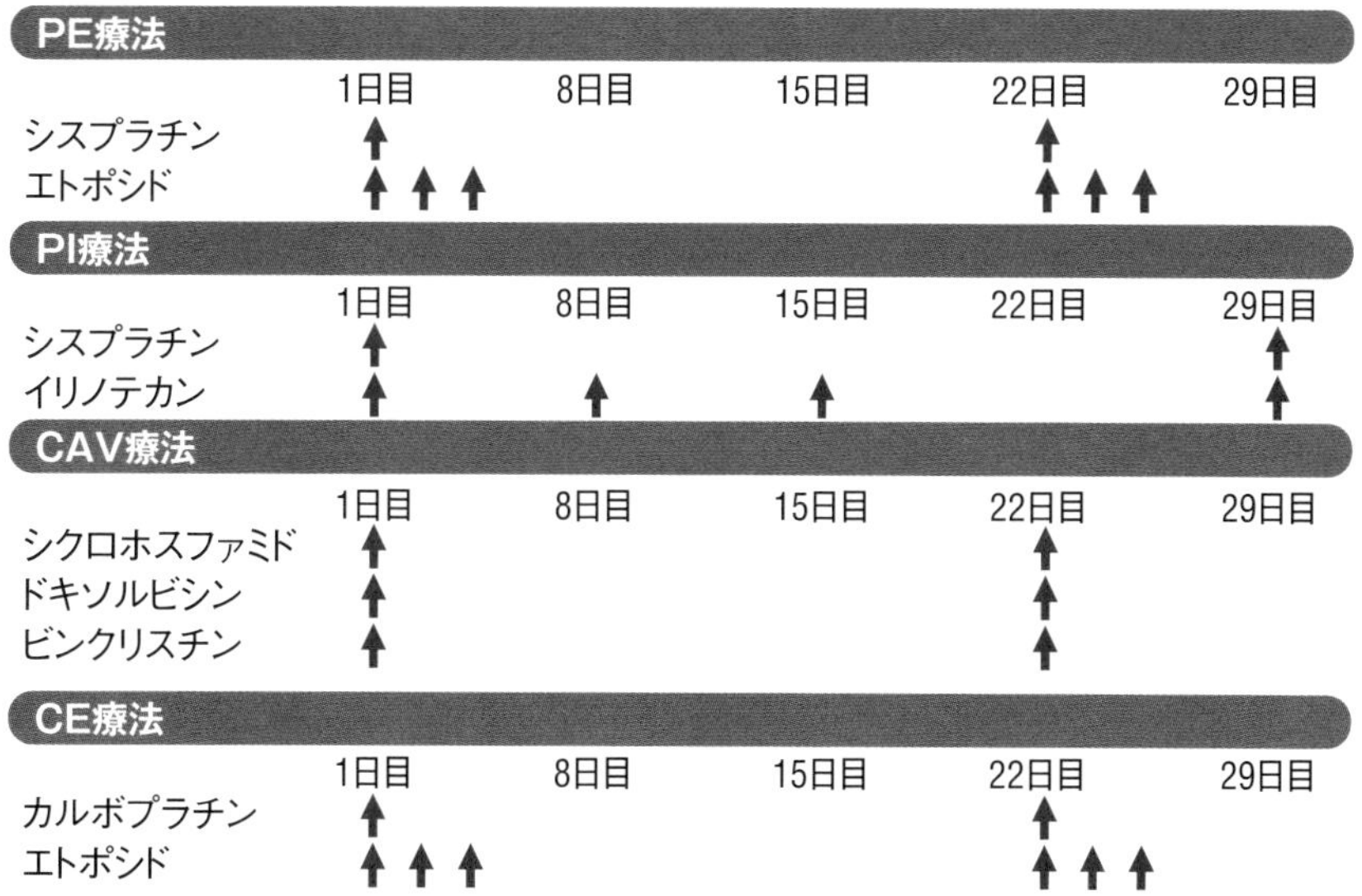

<放射線療法と併用する場合>

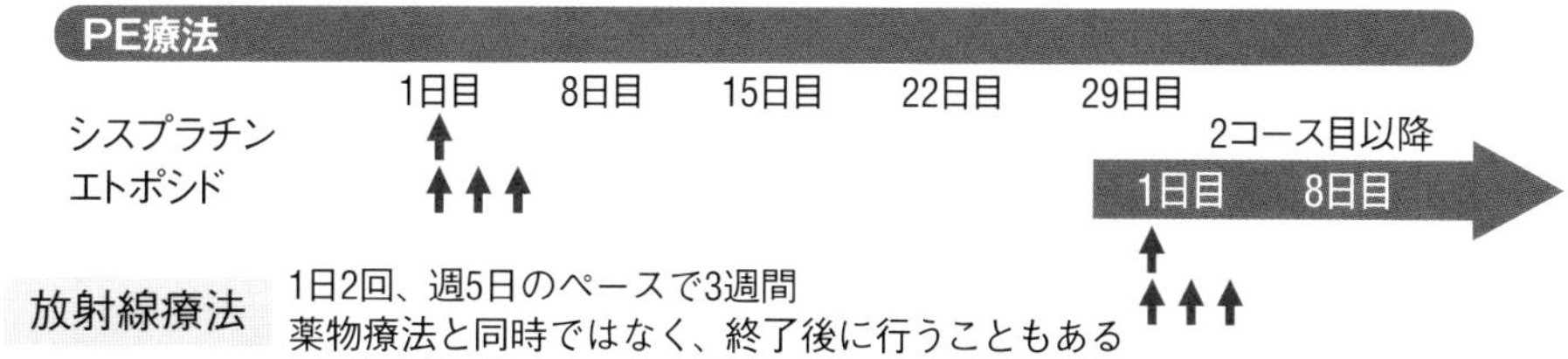

抗がん剤が効いた場合でも半数以上は再発

抗がん剤でいったん完全寛解したからといって、すぐに治癒したといえるわけではありません。手術によって、肺がんを切除したことがすぐに治癒を意味しないことと同じで、時間がたってから再発や転移が出てくることがあるからです。つまり、がんがもともとできたところ（原発巣）が抗がん剤で消えたとしても、画像検査では発見できないような微小ながんが残っていることがありますが、それが、時間の経過とともに育ってきて、再発が表面化することが少なからずあるのです。

もちろん、完全寛解すれば、治癒する可能性が高くなることは確かです。しかし残念ながら、小細胞がんの場合、抗がん剤の投与により、がんがなくなったり、縮小しても、再発する率が高いのが現状です。検査や治療の進歩により、かつてよりは生存率が上がっていますが、3年生存率は限局型で20～40%、進展型だと約10%で、残念ながら生存率が高いとはいえません。

よく行われるのはPE療法とPI療法

小細胞がんの薬物療法で、よく行われる多剤併用療法は次のとおりです（カッコ内は商品名）。

- シスプラチン（ランダ、ブリプラチン）＋エトポシド（ベプシド、ラステット）のPE療法
- シスプラチン＋イリノテカン（カンプト、トポテシン）のPI療法
- シクロホスファミド（エンドキサン）＋ドキソルビシン（アドリアシン）＋ビンクリスチン（オンコビン）のCAV療法
- カルボプラチン（パラプラチン）＋エトポシドのCE療法
- PE療法とCAV療法の交代療法

PE療法などというのは、抗がん剤の略語の1文字をとって名づけた名称です。PE療法、PE療法とCAV療法の交代療法、PI療法が小細胞がんの標準的治療とされていますが、高齢者や体力のない人には、一般的にCE療法が行われることが多いようです。

放射線と併用する場合には、PE療法あるいはCE療法が用いられます。抗がん剤の選択については主治医の指示に従いましょう。117ページに代表的な多剤併用療法のスケジュールを示しました。通常、3～4週間を1コース（クール）とし、PE療法、PI療法、CE療法は4～6コースが効果的とされています。

なお、日本で開発されたアムルビシン（商品名カルセド）もシスプラチンと併用もしくは単剤で小細胞がんに有望な結果が出ています。ただし、この併用療法の効果はPI療法のそれを上回るほどのものではありません。

非小細胞がんの薬物療法

分子標的治療薬や免疫チェックポイント阻害薬の登場で、非小細胞がんの治療は大きく変わりました。がんの病期や性質、患者さんの体力に合わせて薬を選ぶことで、生存期間が延びています。

遺伝子異常のタイプを調べ、合う分子標的治療薬を使う

非小細胞がんは、一般に抗がん剤がよく効くがんというわけではありませんが、Ⅲ期以降の進行した病期では手術だけで根治することはまずないとされており、病期に応じて薬物療法を行ったり、放射線療法と薬物療法を併用したりします。薬物療法や、薬物療法と放射線療法の同時併用をすることで、がんが縮小して手術が可能になることもあります。

薬物療法は新しい薬剤の開発承認により、120ページから121ページの図にあるように、さまざまにそして

COLUMN

ドライバー遺伝子とは

がんの発生や進行に直接的な役割を果たす遺伝子を「ドライバー遺伝子」と呼びます。細胞のがん化に最も重要な働きを果たす遺伝子が「ドライバー遺伝子」だといわれています。

ドライバー遺伝子の「ドライバー」とは、文字通り、がんの発症や増殖に関係する「運転手」という意味です。私たちの体の中の細胞は、がん化して細胞増殖を加速させるアクセルが踏まれたとしても、増殖を抑えるブレーキが働いて正常な状態を保っています。ところが、ドライバー遺伝子の影響でアクセルが踏みっぱなしの状態になったり、ブレーキが効かなくなったりすると、がん細胞が増殖し続けることにつながってしまいます。

日本人の非小細胞肺がんのドライバー遺伝子異常の中で最も多いのはEGFR遺伝子変異で、腺がんの5割、肺がん全体でみると3分の1に存在します。次に多いのがALK融合遺伝子で、以下、ROS1融合遺伝子、BRAF遺伝子変異と続きます。

こうした特定の遺伝子異常に対しては、それぞれに合わせた分子標的治療薬が用いられます。

Ⅳ期非小細胞がんの治療

非小細胞肺がん：Ⅳ期（サブグループの同定）

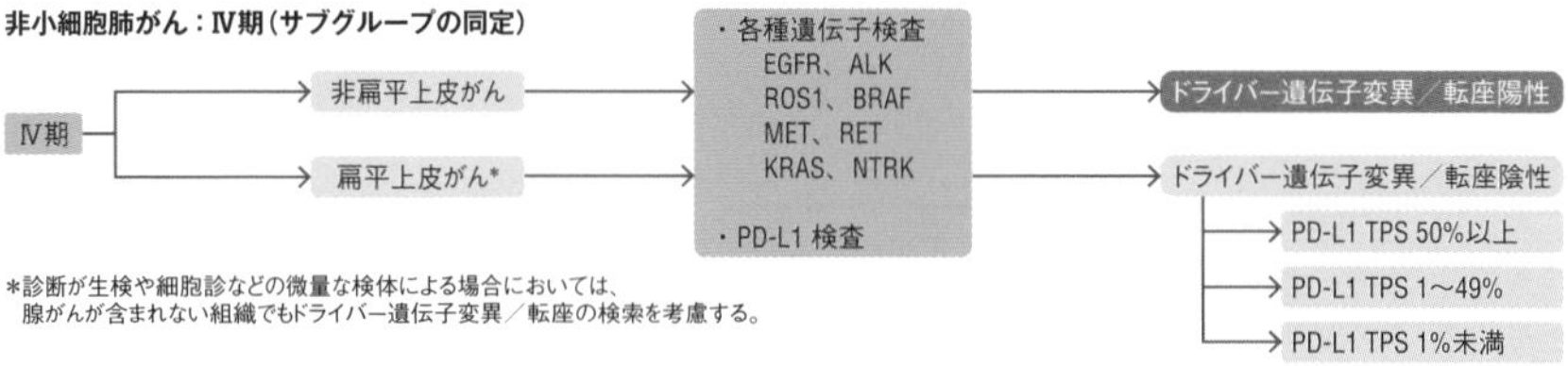

*診断が生検や細胞診などの微量な検体による場合においては、
腺がんが含まれない組織でもドライバー遺伝子変異／転座の検索を考慮する。

Ⅳ期非小細胞肺がんにおける治療の考え方

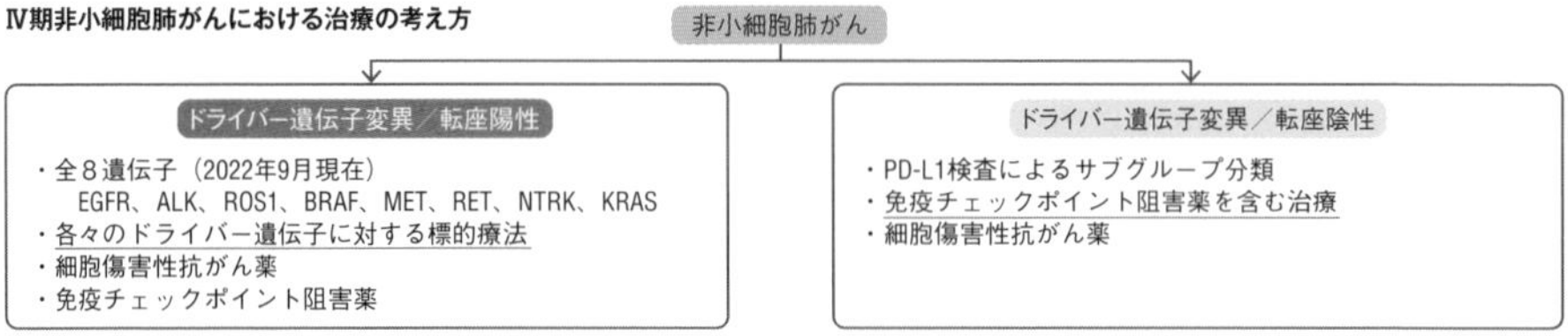

（日本肺癌学会「肺癌診療ガイドライン2022年版」より一部改変）

Ⅳ期非小細胞がんの一次治療

Ⅳ期非小細胞肺がん：EGFR 遺伝子変異陽性

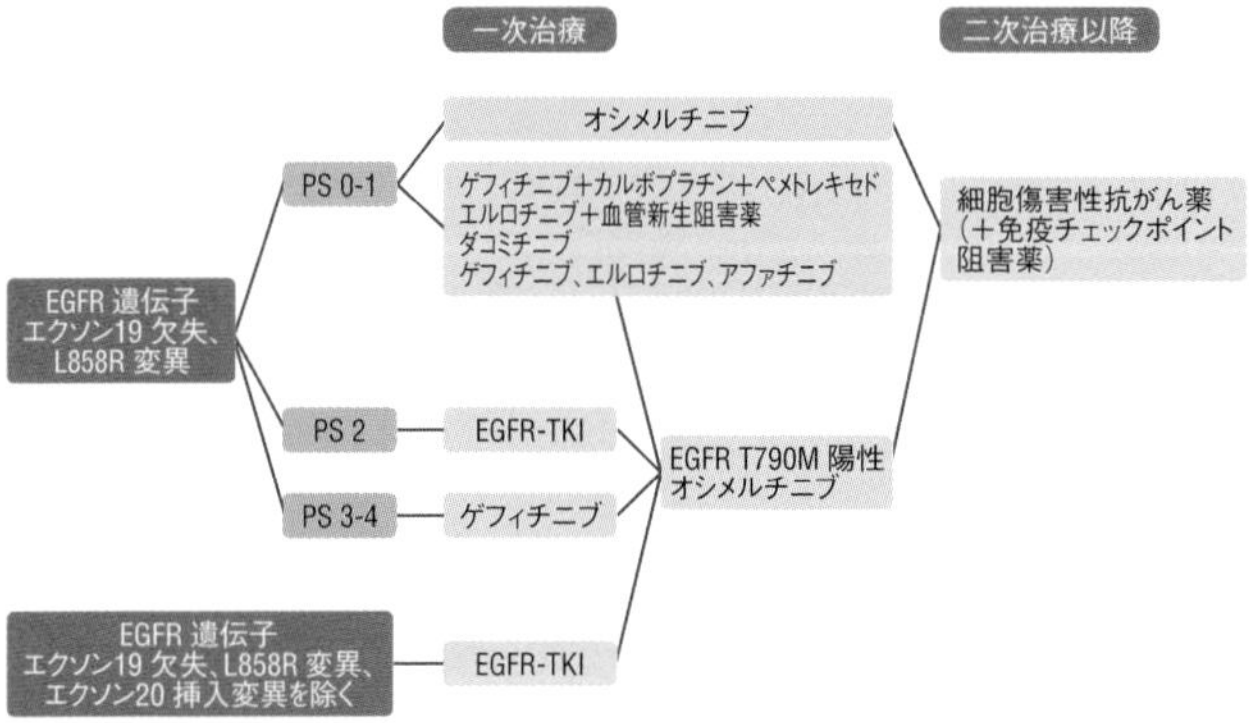

（日本肺癌学会「肺癌診療ガイドライン2022年版」より一部改変）

Ⅳ期非小細胞がんの一次治療

Ⅳ期非小細胞肺がん：ALK 融合遺伝子陽性

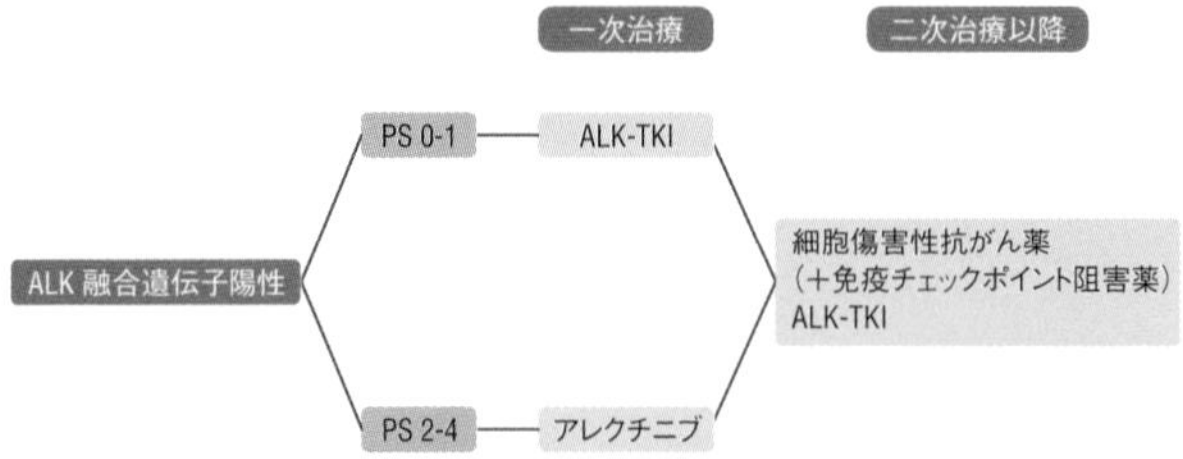

アレクチニブ、ブリグチニブ、ロルラチニブのいずれかを使う。
その他、場合によっては、セリチニブを使うこともある。
（日本肺癌学会「肺癌診療ガイドライン2022年版」より一部改変）

刻々と変化しています。患者さん個々のがん細胞の状況に合わせて治療選択肢があります。また、一次治療（最初の治療）が効かなかった人、効かなくなった人に対する二次治療も同様に、治療選択肢を提示できるようになっています。

分子標的治療薬（107ページ参照）の効果を予測できる検査が行われ、効果が期待できると判断された場合には一次治療で分子標的治療薬を使うのが主流になっています。がん細胞の細胞膜にあるＥＧＦＲ（上皮成長因子受容体）とＡＬＫ（未分化リンパ腫キナーゼ）など、ドライバー遺伝子（１１９ページ参照）に応じた治療を選択します。その検査には、遺伝子個々に行われる検査と次世代シーケンス（ＮＧＳ）を使った検査があります。ＮＧＳは同時にいくつかの遺伝子異常も調べることが可能です。ＥＧＦＲの遺伝子変異が陽性の場合はＥＧＦＲ阻害剤のゲフィチニブ（商品名イレッサ）かエルロチニブ（同タルセバ）かアファチニブ（同ジオトリフ）を使います。ＡＬＫ融合遺伝子転座が陽性の場合はＡＬＫ阻害剤のアレクチニブ（同アレセンサ）かロルラチニブ（同ローブレナ）、ブリグチニブ（同アルンブリグ）、セリチニブ（同ジカディア）を使います。

● Ⅳ期非小細胞がんの一次治療

Ⅳ期非小細胞肺がん：ドライバー遺伝子変異/転座陰性、PD-L1 TPS 50%以上の治療方針

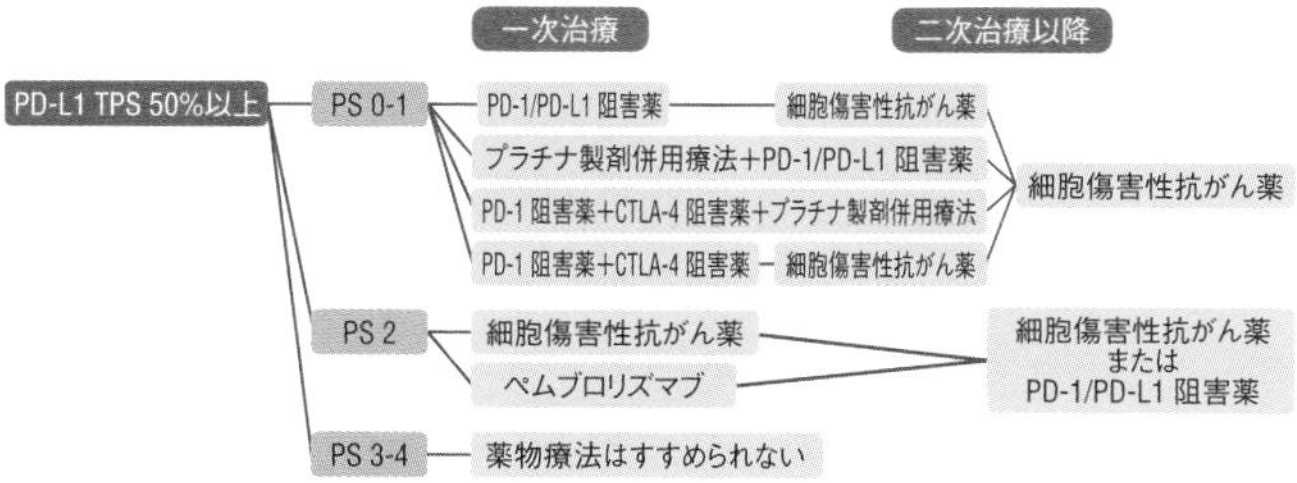

Ⅳ期非小細胞肺がん：ドライバー遺伝子変異/転座陰性、PD-L1 TPS 1〜49%の治療方針

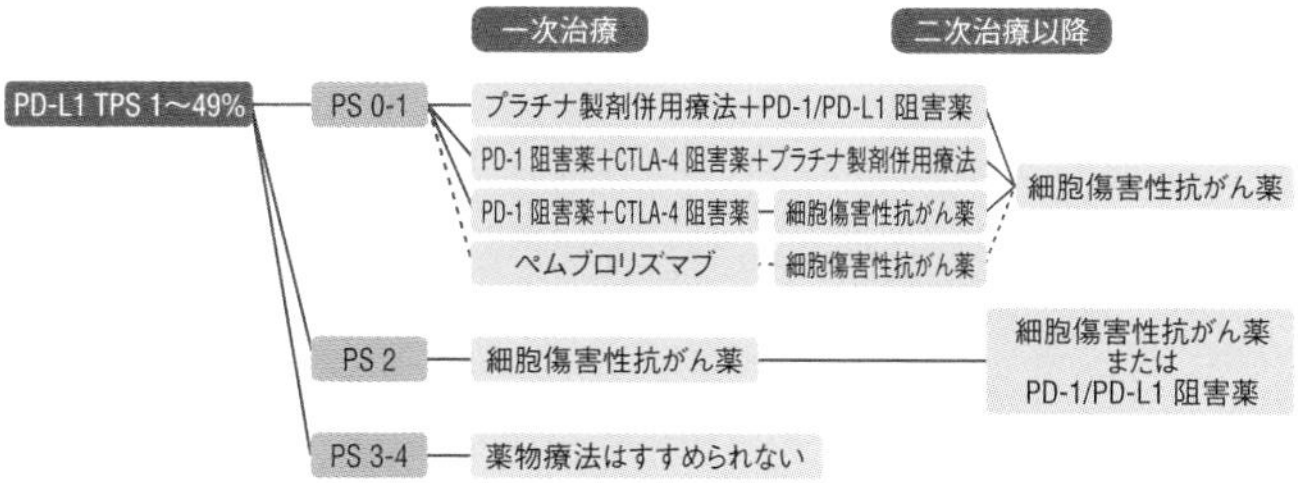

Ⅳ期非小細胞肺がん：ドライバー遺伝子変異/転座陰性、PD-L1 TPS 1%未満の治療方針

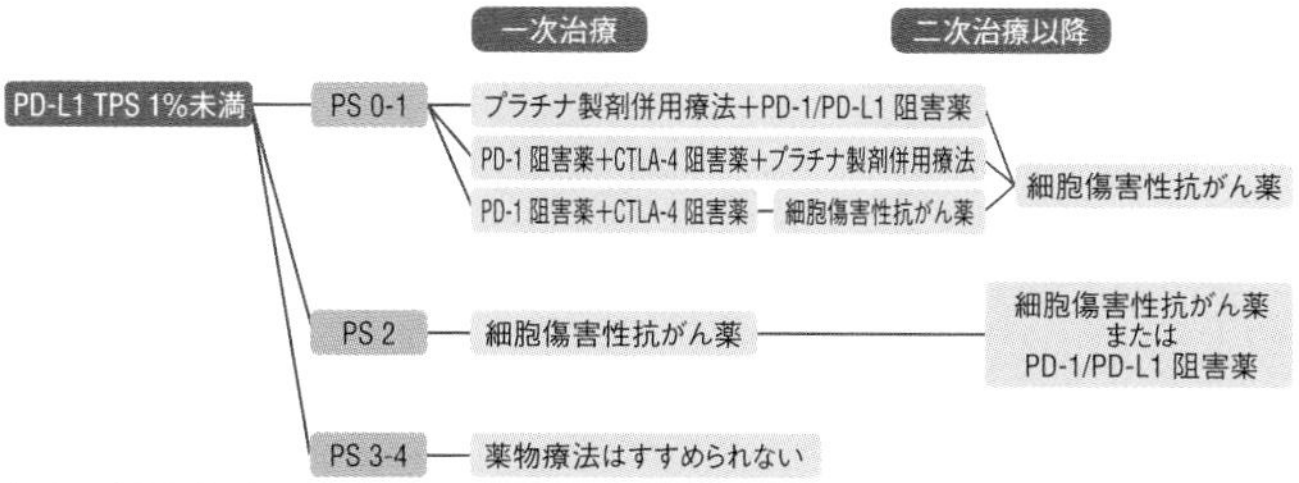

（日本肺癌学会「肺癌診療ガイドライン2022年版」より一部改変）

● 非小細胞がんに対する細胞毒性抗がん剤の効果

組み合わせ	縮小効果（奏効率）	1年生存率	生存期間中央値
パクリタキセル＋カルボプラチン	32.4%	51.0%	12.3 カ月
ゲムシタビン＋シスプラチン	30.1%	59.6%	14.0 カ月
ビノレルビン＋シスプラチン	33.1%	48.3%	11.4 カ月
イリノテカン＋シスプラチン	31.0%	59.2%	13.9 カ月
ドセタキセル＋シスプラチン	31.3%		17.1 カ月
ティーエスワン＋シスプラチン	26.9%		16.1 カ月
ティーエスワン＋カルボプラチン	20.4%	57.3%	15.2 カ月

Ohe Y, et al. Ann Oncol.;18:317-323, 2007
Okamoto I, et al. JCO. ; 28: 5240-5246, 2010
Katakami N, et al ASCO212, #7515 (Poster Discussion Session)

ＥＧＦＲ遺伝子変異やＡＬＫ遺伝子転座が陽性の場合、これらの阻害剤を使うのと使わないのでは生存率に大きな違いがあるとの報告があります。

なお、従来の細胞毒性抗がん剤は薬によって受けた正常細胞のダメージを回復させるため、一定の間隔をあけて投与しますが、分子標的治療薬の場合は原則連日投与します。ただし、副作用との兼ね合いで減量したり、投与スケジュールを変更したりします。

最近承認された免疫チェックポイント阻害剤ペムブロリズマブ（同キイトルーダ）は、がんの中のＰＤ－Ｌ１（１１１ページ参照）というタンパクの発現が多い人に従来の抗がん剤より効果があることが示されて、一次治療の選択肢に入ってきました。

その他の抗がん剤治療で用いられる薬と使い方

ＥＧＦＲやＡＬＫなどドライバー遺伝子が陰性の場合や、これらの阻害剤が効かなくなったときには肺がん細胞の形（組織型）や全身状態（ＰＳ）、年齢などを考慮して細胞毒性抗がん剤を選びます。よく用いられるのはプラチナ製剤のシスプラチンとカルボプラチンを中心にしたプラチナ併用療法です。組み合わせる抗がん剤は、パクリタキセル（同タキソール）、ドセタキセル（同タキソテール）、ゲムシタビン（同ジェムザール）、ビノレルビン（同ナベルビン）、イリノテカン、ペメトレキセド（同アリムタ）、テガフール・ギメラシル・オテラシルカリウム配合

● 非小細胞がんで用いられる主なシスプラチン併用療法

抗がん剤の種類	投与方法
シスプラチン ペメトレキセド	1日目、22日目に投与 1日目、22日目に投与 （投与の７日前より葉酸、ビタミンB12の投与を行う）
シスプラチン ドセタキセル	1日目、22日目に投与 1日目、22日目に投与
シスプラチン ゲムシタビン	1日目、22日目に投与 1日目、8日目、22日目に投与
シスプラチン ビノレルビン	1日目、22日目に投与 1日目、8日目、22日目に投与
シスプラチン イリノテカン	1日目、29日目に投与 1日目、8日目、15日目、29日目に投与
シスプラチン ティーエスワン	8日目、43日目に投与 1日目、8日目、15日目、36日目、43日目に投与

・増悪しなければ６コース以内で繰り返す。
・維持療法を行う場合はプラチナ製剤併用を4コースで終了し、増悪がなく、毒性がひどくないようなら、プラチナ製剤を含まない単剤化学療法に移行する。

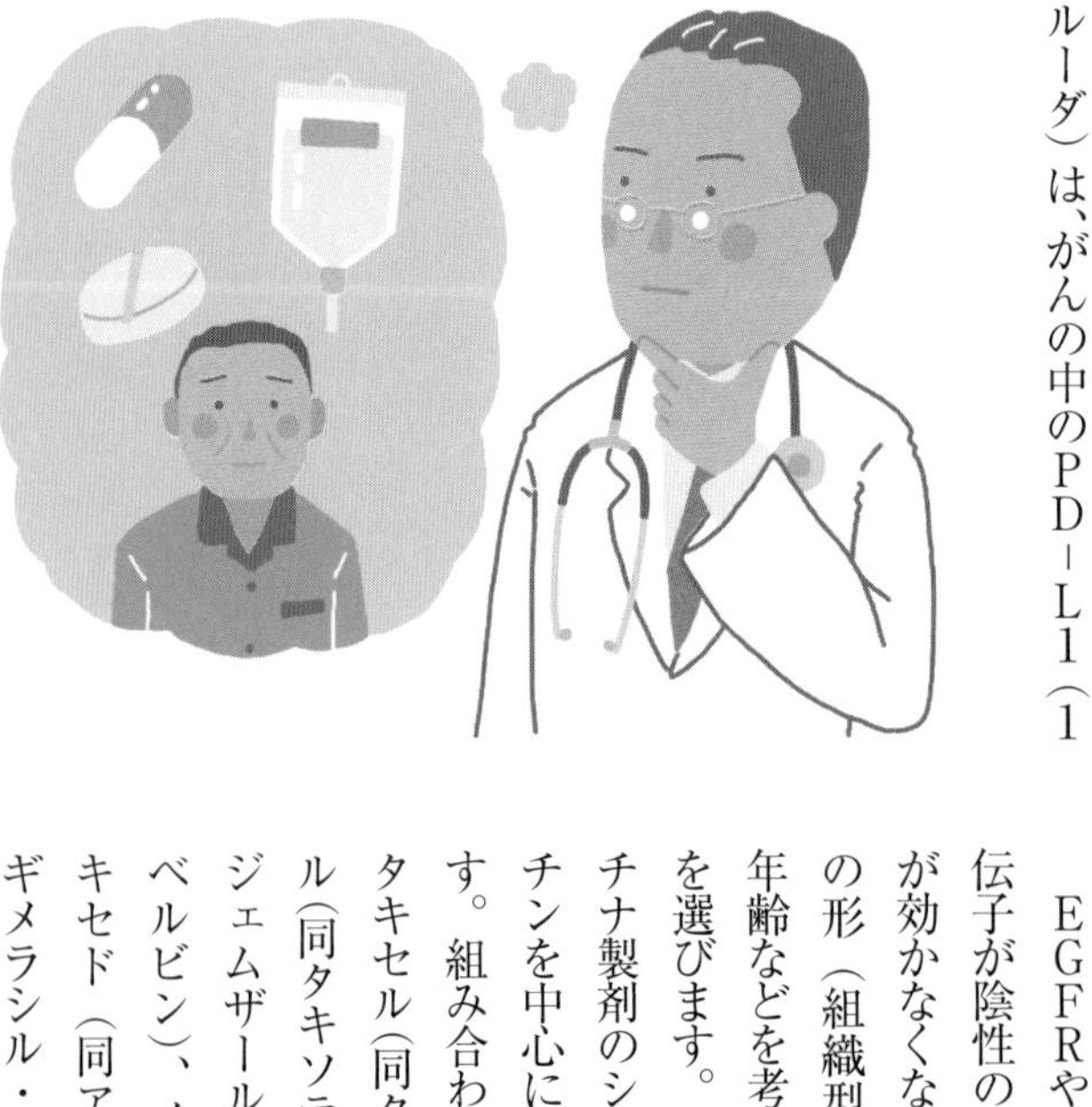

（同ティーエスワン）、ナブパクリタキセル（同アブラキサン）などです。扁平上皮がんでないタイプの非小細胞がんではプラチナ製剤に分子標的治療薬のベバシズマブ（同アバスチン）を組み合わせることもあります。プラチナ製剤とベバシズマブ以外は単独で使われることもあります。また、分子標的治療薬が効かなくなった場合には、分子標的治療薬に追加して単剤の細胞毒性抗がん剤を使うこともあります。

　120ページの図は「肺癌診療ガイドライン2022年版」のⅣ期非扁平上皮がんのEGFR遺伝子変異陽性の場合と、ALK遺伝子転座陽性の場合の一次治療、121ページの図はEGFR遺伝子変異もALK遺伝子転座、ROS1遺伝子転座も陰性、さらにはPD－L1強陽性でない非扁平上皮がんではベバシズマブ維持療法の有効性が示されていない場合です。複数の治療の中でどれがよいのかは示されていませんが、期待される効果と副作用のバランス、自覚症状の改善度合い、生活の質、治療する場所（外来か入院か）、治療費などを考えて、個々の患者さんに合う抗がん剤を選んでいきます。新しい薬剤の登場により、一次治療が効かなかった人の治療も同様に治療選択肢がいくつかあります。

手術後の補助薬物療法で生存期間が延びる

　手術でとり切れてⅠB期からⅢA期までと診断された患者さんには術後の再発予防を目的とした補助療法として抗がん剤を投与することが推奨されています。Ⅱ期、ⅢA期の患者さんにはプラチナ製剤併用の抗がん剤が、ⅠB期の患者さんにはテガフールウラシル配合剤（同UFT）が用いられます。特にⅠB期の腺がんでのUFTの服用は、手術だけにくらべて5年生存率が11・4％も高くなると報告されています。Ⅰ期全体で見ても5％程度の上乗せがあるとされています。UFTは通常、1日2～3回、2年間服用することがすすめられています。ただし、術後補助療法の場合には、すでにがんは切除したあとで、見た目にはなくなっているので、効果があったかなかったのか、判断しにくいものです。

EGFR遺伝子変異陽性肺がんにオシメルチニブを使い生存期間延長

　再発率が高く、術後の治療選択肢が限られていたEGFR遺伝子変異陽性の非小細胞肺がん患者さん（ステージⅠB～ⅢA期）患者に対して、術後補助療法としてオシメルチニブを用いたところ、全生存期間が延長することが判明しました。

　この臨床試験はADAURA試験（124ページ参照）と呼ばれ、米国、欧州、南米、アジア、中東の20カ国以上で行われ、ステージⅡ期およびⅢ期の5年生存率はオシメルチニブ群で85%、プラセボ群で73%であり、術後補助療法としてオシメルチニブを服用していた場合、5年生存率を12%改善することが示されました。オシメルチニブを、手術後に術後補助療法として服用することで、5年生存率がこれまでより改善できることが証明されたことになります。

● ADAURA試験 Ⅱ/ⅢA期患者における全生存期間

5年生存率を12%改善することができた。

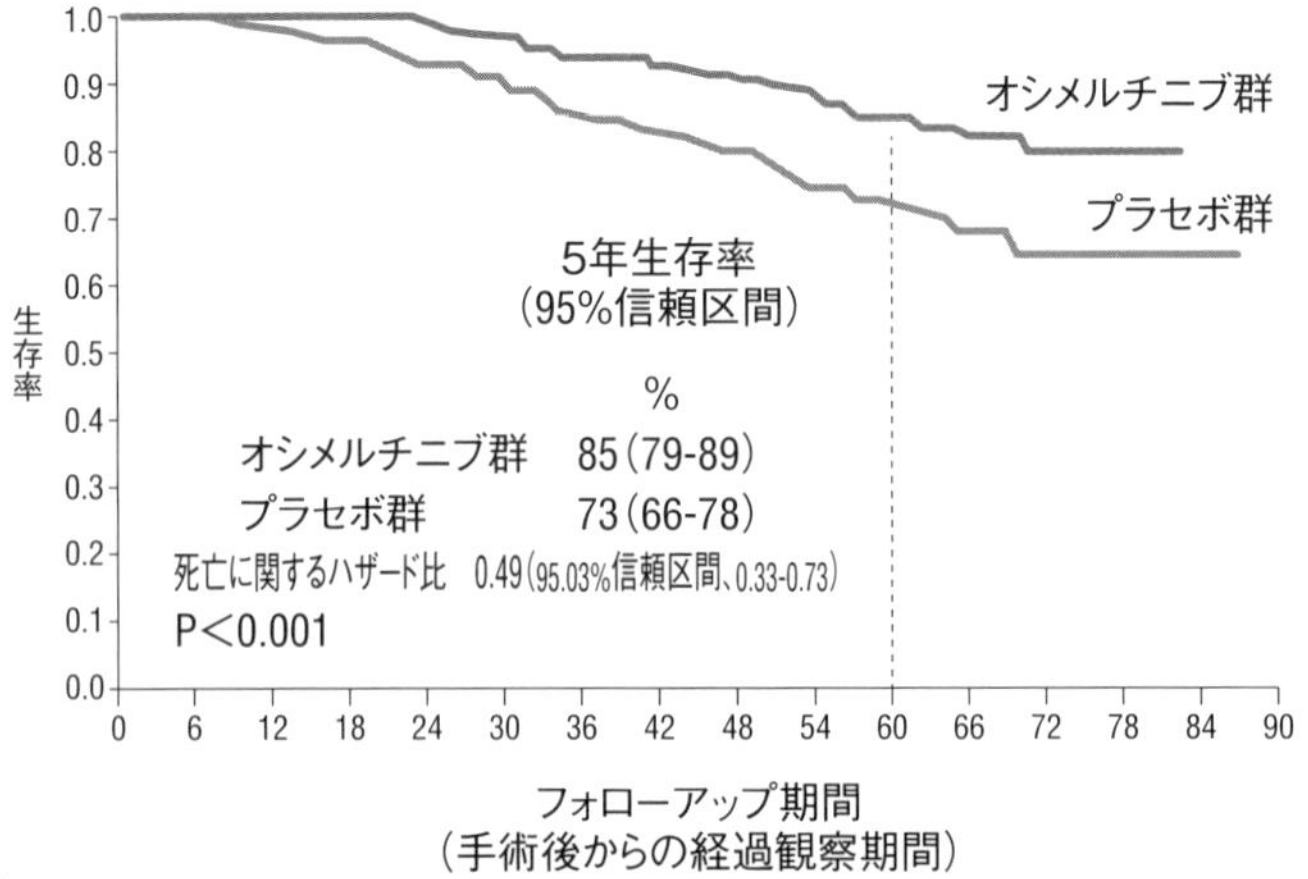

No.at Risk															
オシメルチニブ群	233	229	224	224	221	214	208	205	200	170	115	69	33	9	0	
プラセボ群	237	232	226	221	210	202	190	182	171	138	94	53	25	8	2	0

● ADAURA試験 ⅠB-ⅢA期患者における全生存期間

5年生存率を10%改善することができた。

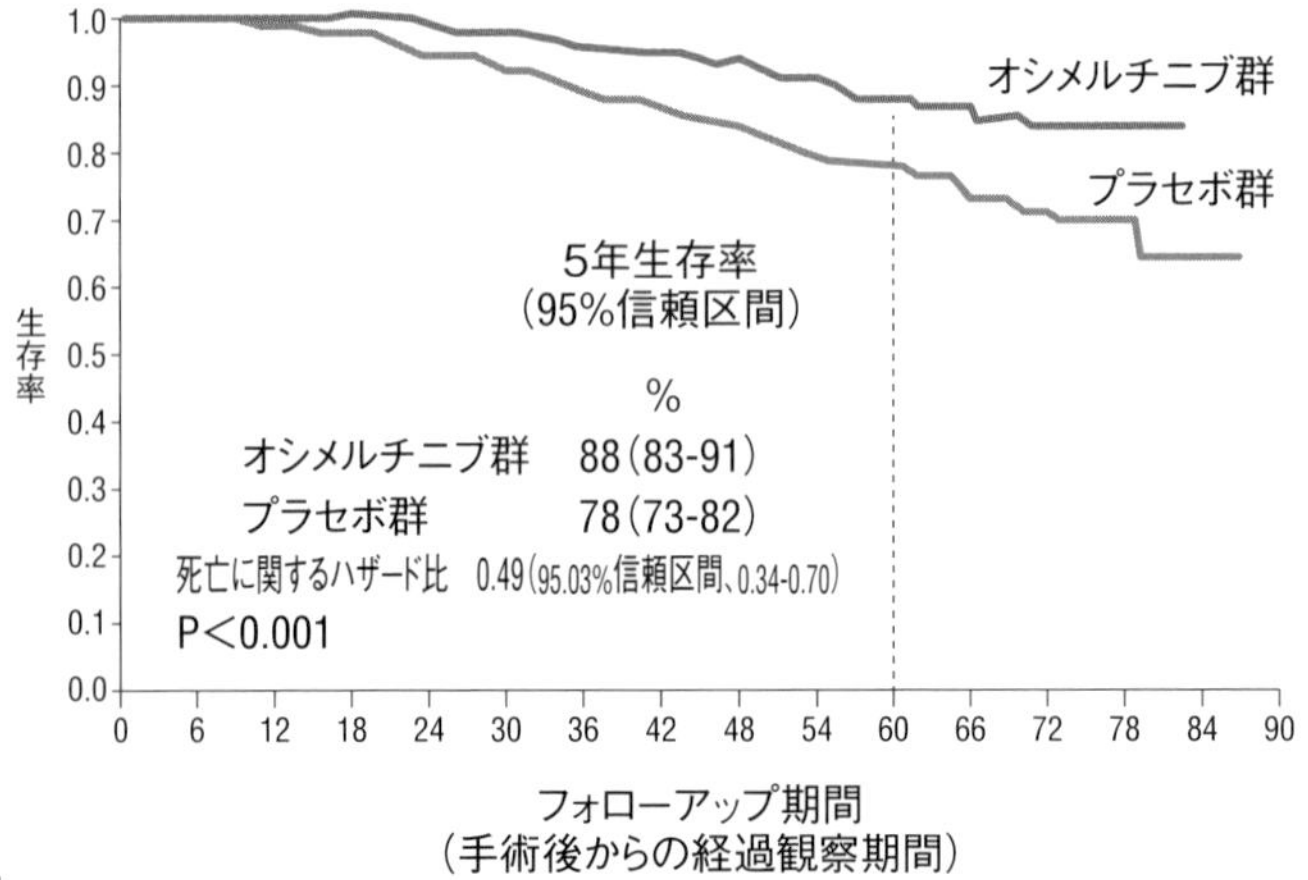

No.at Risk															
オシメルチニブ群	339	332	325	324	319	311	304	301	294	252	176	108	50	15	0	
プラセボ群	343	338	332	326	314	304	290	281	267	223	164	97	44	17	3	0

抗がん剤の副作用とその対策

抗がん剤はがん細胞だけでなく、正常細胞にもダメージを与えるため、さまざまな副作用が起こります。
気になる症状が出たときは、遠慮しないで医師や看護師に相談しましょう。

従来の抗がん剤で起こる副作用と対策

副作用の起こりやすい時期と経過

抗がん剤の副作用は、薬の種類によって異なりますが、一般に、分裂の盛んな細胞が影響を受けやすいので、骨髄細胞、消化管粘膜、毛根などに副作用が起こります。副作用のあらわれる時期は、薬の種類や患者さんの体力・体調などにも影響されますが、だいたい126ページの図のような経過をとります。

副作用に対しては、症状を抑える薬

● 肺がんに使う代表的な多剤併用療法の副作用

多剤併用療法の名称	使われている抗がん剤	主な副作用
PE療法	シスプラチン＋エトポシド	悪心、嘔吐、食欲不振、血小板減少
PI療法	シスプラチン＋イリノテカン	悪心、嘔吐、食欲不振、下痢
CAV療法	シクロホスファミド＋ドキソルビシン＋ビンクリスチン	悪心、嘔吐、食欲不振、脱毛
CE療法	カルボプラチン＋エトポシド	悪心、嘔吐、食欲不振、血小板減少
VP療法	ビノレルビン＋シスプラチン	悪心、嘔吐、食欲不振
GP療法	ゲムシタビン＋シスプラチン	血小板減少、悪心、嘔吐、食欲不振
DP療法	ドセタキセル＋シスプラチン	悪心、嘔吐、食欲不振、脱毛、色素沈着、アレルギー反応
TP療法	パクリタキセル＋シスプラチン	悪心、嘔吐、食欲不振、脱毛
TC療法	パクリタキセル＋カルボプラチン	悪心、嘔吐、食欲不振、しびれ、関節痛、筋肉痛、アレルギー反応、脱毛
SP療法	ティーエスワン＋シスプラチン	悪心、嘔吐、食欲不振、下痢、色素沈着

を使うほか、生活上の注意で症状が軽くなる場合もあり、ほとんどの医療機関がその対策を指導してくれます。ただし、薬を使ったりさまざまな工夫をしても副作用が軽くならないときは、薬の量を減らしたり、ほかの薬に変更したり、中止することもあります。

やりすぎは生命の危機的状況に直結します。つらいときはがまんしないで、医師や看護師に相談しましょう。

起こりやすい副作用と対策

骨髄抑制　骨髄は赤血球、白血球、血小板をつくっている組織なので、骨髄が抗がん剤によってダメージを受けると、これらがつくられなくなり、感染症にかかりやすくなったり、立ちくらみを起こしたり、出血しやすくなるなどの症状があらわれます。骨髄抑制は抗がん剤を投与してから1週間過ぎくらいからあらわれます。

● 抗がん剤の副作用の発現時期

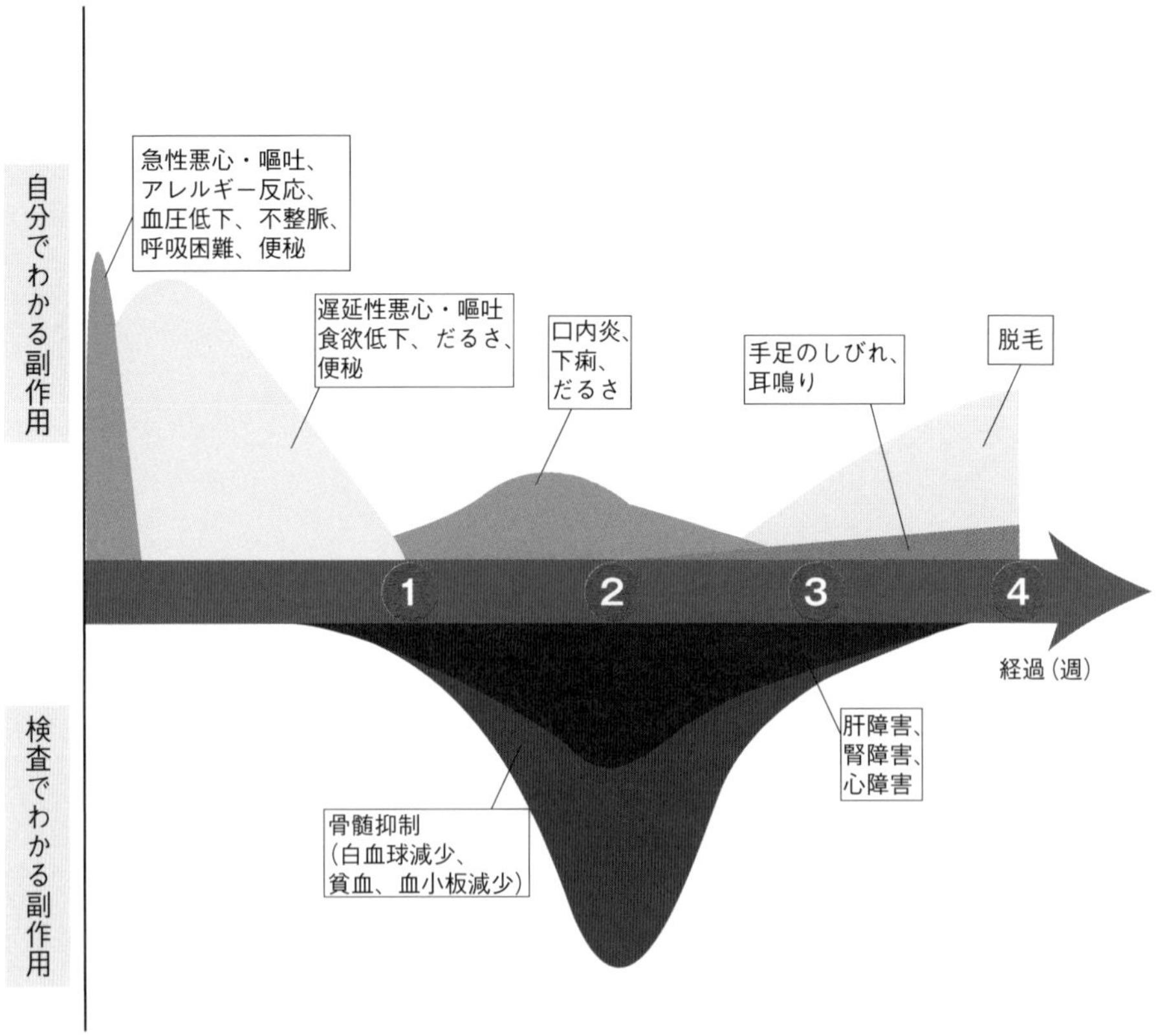

吐きけを起こしやすい抗がん剤と主な制吐剤

	最強（発現率90％超）	中程度（30〜90％）
抗がん剤	シスプラチン シクロホスファミド（1500／㎡以上）	カルボプラチン シクロホスファミド（1500／㎡未満） ドキソルビシン イリノテカン
制吐剤	アプレピタント（イメンド） ５-ＨＴ3受容体拮抗薬 　グラニセトロン（カイトリル） 　オンダンセトロン（ゾフラン） 　トロピセトロン（ナボバン） 　パロノセトロン（アロキシ） 副腎皮質ステロイド薬 　主にデキサメタゾン（デカドロン）	５-ＨＴ３受容体拮抗薬 副腎皮質ステロイド薬

アプレピタントは遅延性の吐きけを含む症状に、他の制吐剤と併用する薬。
５-ＨＴ3受容体拮抗薬は吐きけの誘発にかかわっているセロトニン受容体の作用を阻害する薬。

白血球の減少はＧ－ＣＳＦという薬で治療・予防することができますが、血小板や赤血球がひどく少なくなった場合は、輸血をすることもあります。

吐きけ（悪心・嘔吐） 抗がん剤を投与した当日あるいは翌日からあらわれます。吐きけを起こす抗がん剤は、その強さが「最強」「中程度」「弱い」「ほとんどない」の４段階に分類され、その強さによって、制吐剤を使い分けることになっています。肺がんの治療に使う抗がん剤の中で、最強と中程度の吐きけを起こす抗がん剤と、その際に使う制吐剤は上の表のとおりです。抗がん剤を投与する前にこれらの制吐剤を服用または点滴するので、気持ち悪さは残るものの嘔吐はかなり抑えられます。また、患者さん自身が次のような注意をすることで、吐きけが軽くなることもあります。

●十分睡眠をとる。

●満腹も空腹も気持ちが悪くなりやす

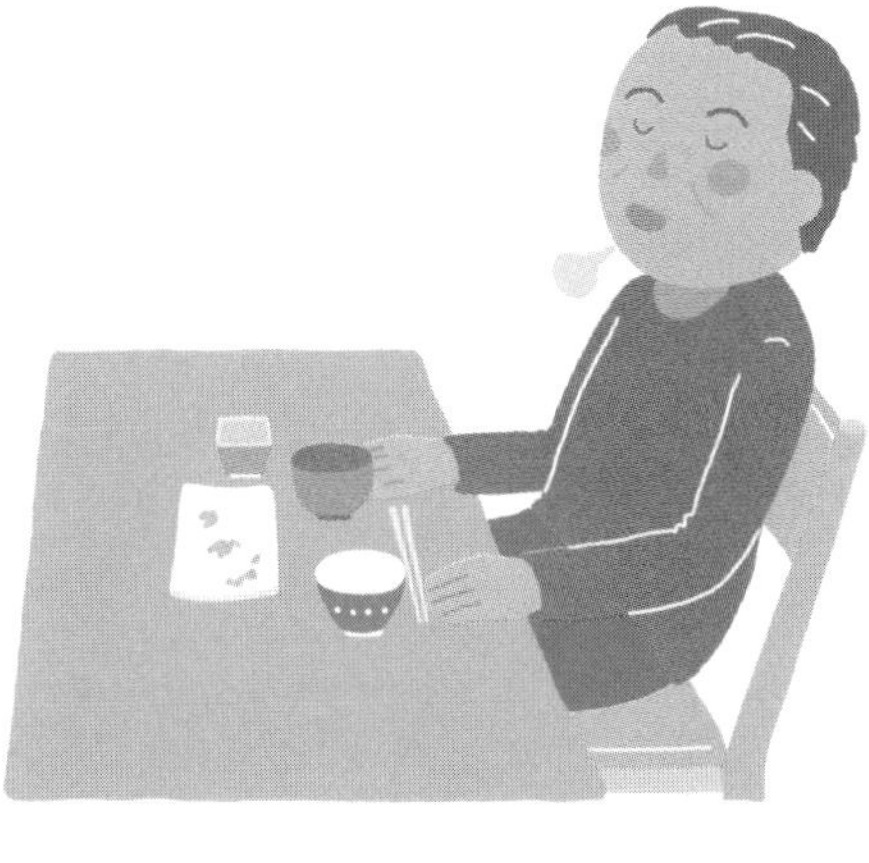

いので、飲み物や軽くつまめるものを病院へ持参する。

●キャンディーや氷を口にふくんだり、うがいをする。

●食事は脂肪が少なく消化のよいものを、少量ずつゆっくりとる。

●食品のにおいが気になるときは冷やす。

●食後は横にならずに、いすで休む。

●気持ちが悪くなったときは、ゆっくり呼吸をする。

口内炎　炎症を抑える薬があるので、処方してもらいましょう。食事はやわらかくてのどごしのいいものにし、歯みがきの際には、ヘッドの小さいやわらかめの歯ブラシを使いましょう。

胃痛・下痢・便秘　いずれも薬を処方してもらえますが、胃痛や下痢のある人は、脂肪の少ない消化のよいものを少しずつ食べるようにします。便秘をしている人は水分や食物繊維を十分とることです。また、便秘では決まった

診察室こぼれ話

忘れられない患者さん

● がんが骨の陰に隠れていて発見が遅れたケース

このかたは若い会社員の男性です。がんが骨の陰に隠れていたために、早期には職場のがん検診（単純胸部X線検査）で発見できませんでした。がんであることがわかったときには、すでに進行していて、結局、このかたは亡くなりました。

若い人の場合、放射線被曝の問題があるので、毎年CT検査を受けるべきかどうかは疑問のあるところではありますが、CT検査をしていれば、早期のうちに発見できた可能性はあります。

検診による肺がんの発見率は地域によって違いがあります。発見率の高い地域に共通していることとして、専門医が多いことや検診に専門医が関係していることがあります。たとえCT検査をしたとしても、それで万全ということではないので、気になるときはがんを中心に診療している呼吸器科の医師にみてもらうことが必要です。特に、気管支ぜんそくとの診断で治療をしている場合、薬を服用しても症状が改善しないときは、肺がんの可能性を疑い、専門医による検査を受けるといいでしょう。

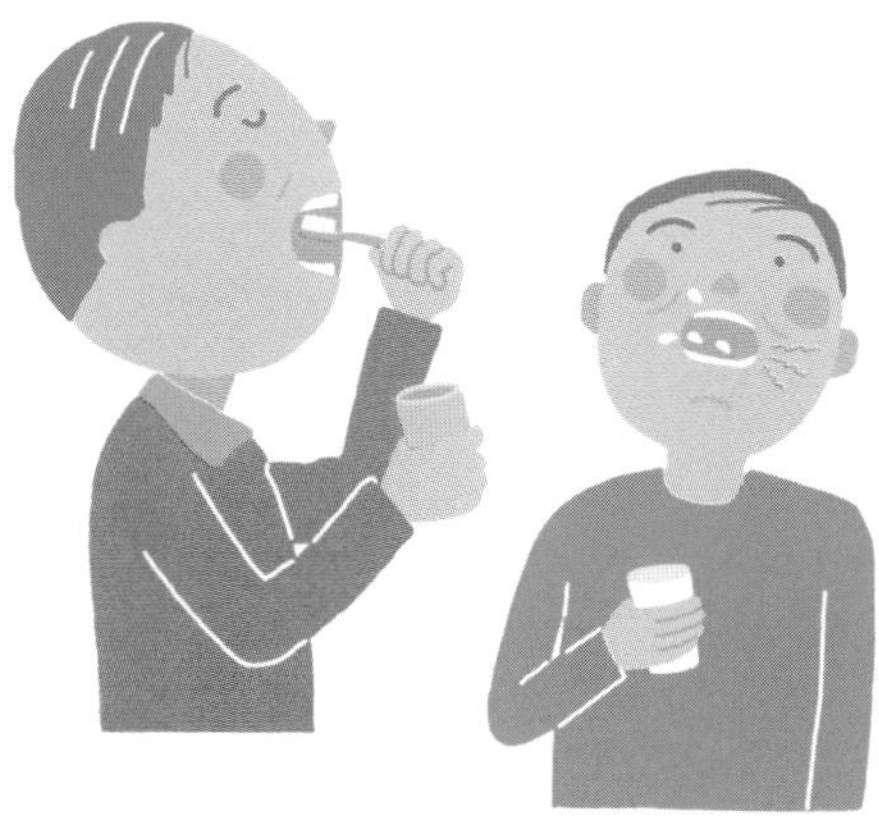

時間帯に食事をする、朝食を抜かない、運動をするなどの注意も必要です。

食欲不振　口内が汚れていると味覚に影響が出ますから、歯みがきやうがいなどで、口内を清潔にします。酸味のあるもの、味のしっかりついたもの、のどごしのいいものが食べやすいようです。

脱毛　抗がん剤投与後3週間ころから起こります。抗がん剤の一連の治療が終了して約2～3カ月後からになりますが、必ず回復します。

がん治療を行っているほとんどの病院にウイッグや帽子のパンフレットが用意されていますから、脱毛しやすい薬を使う場合は、前もって用意しておくのも一法です。

また、洗髪のときは刺激の少ないシャンプーを使い、地肌をあまりこすらないようにします。

分子標的治療薬で起こる副作用と対策

EGFR阻害剤で起こりやすい副作用と対策

従来の抗がん剤とは作用機序が異なるため、骨髄抑制や脱毛などのような副作用はありませんが、重要な副作用として注意しなければならないのが、間質性肺炎などを含む急性肺障害です。また、使い続けるとニキビ、乾燥肌、爪の周囲がはれる爪囲炎《そういえん》や細菌が感染して化膿する化膿性爪囲炎（ヒョウソ）などの皮膚障害や下痢などが起こります。

急性肺障害　主な症状は発熱、せき、息苦しさです。特に肺気腫や肺線維症などもともと肺が傷んでいる人、体力のない人、喫煙者は副作用を起こしやすいといわれています。

医師は診察、胸部X線検査やCT検査、酸素飽和度（SpO_2）の測定などによって、副作用が起こっていないかどうかチェックをしますが、体調に変化や不安を感じたときは、すぐに医療機関に相談しましょう。

強い副作用がある場合には服用を休止あるいは中止しますが、がまんできる程度であれば、毎日ではなく、1日おきに服用したり、2週間服用したら1週間休むなどの方法で続けることもあります。初期の肺障害であれば、ステロイドホルモン剤で回復する場合もあります。

また、グレープフルーツにはゲフィ

チニブやエルロチニブの副作用を強める成分が、ハーブのセント・ジョーンズ・ワートには作用を弱める成分が含まれています。これらの摂取は控えましょう。

皮膚の症状　薬の服用を始めて2週間くらいすると、主に顔、胸、背中などに、ざ瘡様《そうよう》皮膚炎（ニキビのような皮膚炎）やかゆみが生じます。3～4週ころから皮膚の乾燥、爪囲炎やヒョウソなどが生じることもあります。

これらの副作用は服用前から皮膚を清潔にし、刺激の少ないクリームなどで保湿することで、症状をやわらげることができます。せっけんやシャンプーも刺激の少ないものを使い、顔や手はせっけんを泡立てて、泡で洗います。ごしごしこするのは禁物です。やわらかいタオルを使い、洗髪では頭皮を爪でひっかかないよう、指の腹でなでるように洗います。

一般にニキビには殺菌作用のある薬を使いますが、分子標的治療薬で起こるざ瘡様皮膚炎は細菌感染によるものではないので、ニキビ用の薬は使わないようにします。

また、日焼けを起こしやすいので、外出時には、日焼け止めクリームを塗り、帽子や日傘などで日光を防ぎます。

これらのスキンケアでも症状が出たときは、医師、看護師、薬剤師などに伝えましょう。症状が強い場合は副腎皮質ステロイドを含む外用薬で治療します。

ＡＬＫ阻害剤で起こりやすい副作用と対策

クリゾチニブの副作用としては間質性肺炎の死亡例や、肝不全による死亡例が起こっています。そのほか、心電図のＱＴ間延長、白血球や血小板などの減少、かすみや複視などの視力障害なども報告されています。服薬中は、胸部Ｘ線検査、白血球や血小板や肝機

COLUMN

がんの治療とはリスクを伴うもの

ゲフィチニブを日本で実際に使い始めたところ、副作用の肺障害によって死亡する人が予想以上に多く、社会的な問題となりました。最近では、肺障害のリスクになる要因がわかってきましたし、ＥＧＦＲ遺伝子変異陽性の人に限定して投与するなど、適切な使い方がされるようになり、重大な副作用が多数起こることはなくなりました。

しかし、ＥＧＦＲ遺伝子変異陽性の人を対象にした2つの臨床試験で、ゲフィチニブを投与された約100人の患者さん群のうち、それぞれ1人ずつが間質性肺炎で死亡しています。分子標的治療薬に限らず、がんの治療では治療法による差はあるものの、100％安全と断言できる方法はないのです。

医師は、効果が高くより安全な治療を提供できるよう日々努力していますが、がんの治療にはまったくリスクのないものがない現実を、がん患者さんも家族のかたも理解してください。

能をチェックするための血液検査、心電図測定、眼科の検査などが必要です。視力に異常や不安を感じたときは、車の運転をしないようにしましょう。

なお、血管新生阻害剤のベバシズマブには、高血圧、タンパク尿、がんからの出血、喀血、消化管に穴があく、傷口が治りにくい、心筋梗塞、脳梗塞などの副作用があります。長期の療養になることが多いので、副作用にも気を配って慎重に使う必要があります。

免疫チェックポイント阻害薬で起こりやすい副作用と対策

免疫チェックポイント阻害薬は、がん細胞によって抑えられていた免疫細胞を再び活性化させる作用があるため、免疫が働きすぎることによる副作用が起こる可能性があります。

副作用は間質性肺炎、大腸炎、1型糖尿病、甲状腺機能障害などのホルモン分泌障害、肝・腎機能障害、皮膚障害、重症筋無力症、筋炎、ぶどう膜炎など全身に見られます。

症状の現れ方には個人差がありますが、免疫抑制薬のステロイドを用いるなど、速やかに適切な治療を行う必要があります。重症例や死亡例も報告されているため、患者さん自身が異変やいつもと変わったことがないかを注意する必要があります。

たとえば、「間質性肺炎」なら息切れ、空せき、発熱などが悪化した場合、「大腸炎」では普段より排便回数が4回以上増加したり、ネバネバした便や血便を伴う下痢があった場合、「1型糖尿病」は普段より口が渇く、水分を多くとる、尿量がふえるといった症状を認めた場合、「重症筋無力症」は筋力が低下することによって、まぶたが下がったまま戻らない、手足に力が入らない、食べ物がうまく飲み込めない、呼吸が苦しいといった症状が起こった場合、「筋炎・心筋炎」は疲れやすい、だるい、筋肉が痛む、発熱、せき、胸の痛みといった症状を認めた場合など、普段とくらべて症状が悪化してきた場合は担当医にすぐ連絡しましょう。

光線力学的治療（PDT）

病期0期の肺門型肺がんに対して行う低侵襲の治療法。
光のエネルギーを使って、がんを破壊する一種のレーザー治療です。

1cm以内の中心型早期がんに行う治療法

光線力学的治療（PDT：photodynamic therapy）は、低出力のレーザー光線を照射してがんを破壊するレーザー治療の一種です。

まず、がんに集まりやすく、しかもレーザー光線に反応しやすい腫瘍親和性光感受性物質であるフォトフィリン、あるいはレザフィリンを静脈内に注射、その後、気管支鏡を挿入してレーザー光線を照射します。レーザーの照射を受けると光感受性物質が光化学反応を起こし、活性酸素が発生して、がんを壊死させます。壊死したがんを気管支鏡でとり出します。入院期間は治療後1～2週間程度です。

光線力学的治療は体に傷をつけない治療法であり、手術を受けるだけの体力がない場合でも可能です。非小細胞がん、特に扁平上皮がんで、気管支鏡検査で確認できる範囲の気管・気管支粘膜の表面にとどまっている1cm以内の粘膜上皮がんであれば、この方法で約95%完治するといわれています。

治療後4週間は紫外線対策が必要

PDTでは光感受性物質を投与するため、治療後まもない時期に紫外線に当たると、ひどい日焼けを起こします。フォトフィリンを用いた場合は、注射後1カ月間、レザフィリンの場合は注射後2週間ほど、直射日光を避けて300ルクス以下の光量で過ごします。日中、外出する場合は、長袖、ズボン、帽子、サングラスなどで紫外線を防ぎます。なお、クロレラ加工品、ドクダミ、セロリなどをたくさん摂取すると光に対する過敏性が高くなるので、しばらくはこれらの食品は控えます。

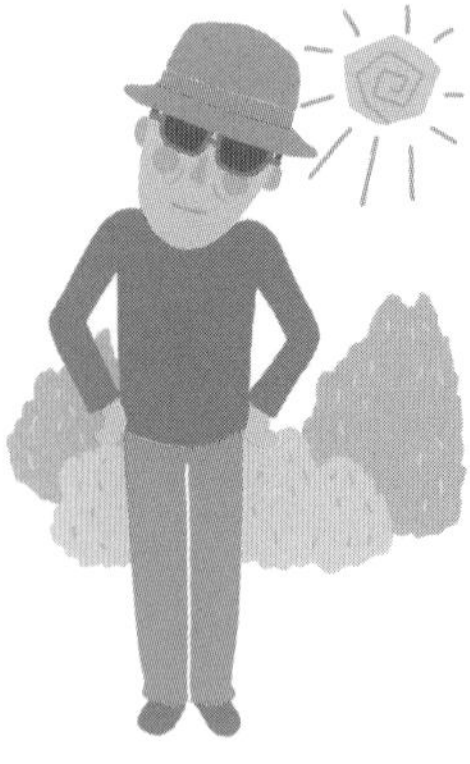

限られた医療機関で実施されている治療法

肺がんを専門に治療している医療機関では、さまざまな新しい治療法を研究しています。現在は限られた施設でしか行われていませんが、その中で注目されている治療法を紹介します。

小さな肺野末梢型肺がんに用いる末梢光線力学的治療

最近では、肺野末梢型肺がんにもPDTを用いる試みが行われています。現在、治療対象となるのは、がんが2cm以下でリンパ節転移や遠隔転移がなく、高齢や臓器機能不全のために、手術に耐える体力のない人です。

気管支内腔から照射する内視鏡的放射線小線源療法

一般に放射線療法というと、体の表面から照射する外部照射が思い浮かびますが、気管支内腔から照射する方法もあります。それが内視鏡的放射線小線源療法で、まず、アプリケーターという細い管を挿入し、その中にイリジウムという放射線を放出する線源を充填《じゅうてん》して、がんに照射します。周囲にあまり影響を与えずに、がんに大量の放射線を照射することができるので、高い効果が得られます。

治療対象となるのは、0期と2cm以下のI期の肺門型肺がんです。外部照射と組み合わせて行うこともあります。

がんを集中的にたたく粒子線治療

粒子線は放射線の一種、つまりX線の仲間ですが、このエネルギーを照射してがんを治療するのが粒子線治療です（135ページ参照）。

放射線の仲間とはいっても、X線と粒子線ではエネルギー分布が異なります。

X線は体の表面近くでエネルギーがピークとなり、徐々に弱まっていくのに対して、粒子線は停止直前にエネルギーがピークになるという特徴があります。つまり、X線はエネルギーがピークとなる体の表面近くの正常細胞を傷つけやすいほか、体の奥まで作用が及び、ダメージを与えることがあるのです。

それに対して、粒子線の場合は、エネルギー放出を停止させるタイミングをはかることで、がんに狙いを定め、最大のエネルギーでたたくことが可能です。

現在、日本でがん治療に利用されているのは主に陽子線と重粒子線で、重粒子線のほうが強いエネルギーを持っています。重粒子線は陽子線より、体の深いところに線量を集中させることもできます。また、定位放射線や陽子線は血管に近いところを照射すると、血管が破れてしまうことがありますが、重粒子線には血管ギリギリまで照射できるというメリットもあります。

粒子線治療はそれほど進行していないさまざまながんに用いられていますが、肺がんの場合は病巣が限局している非小細胞がんで、手術に耐える体力がない人に行われています。標準的な手術ができない場合の部分切除や区域切除といった縮小手術とほぼ同程度の効果があるのではないかといわれています。粒子線治療は「先進医療B」として現在症例を集めて、その有用性が評価されている段階にあります。健康保険が適用されないため、非常に高額ですが、最近、重粒子線治療の設備を導入する医療機関がふえていますので、希望する場合は担当医に相談してください。

その他、専門の医療機関で研究されている治療法

ラジオ波凝固療法、凍結療法、低周波凝固療法などを研究している医療機関もあります。

ラジオ波凝固療法とはAMラジオと同じ周波数を使って、がんを熱で焼き切ったり、凝固させる治療法で、肝臓がん治療で効果をあげている方法を肺がんにも応用しているものです。局所麻酔をしたあと、CTで見ながらラジオ波を発生する電極をがんの部分に刺し、熱を加えて治療します。

これは開胸せずに治療できる方法で、比較的低侵襲ではありますが、針を肺に刺すことで空気が血管の中に入り、意識消失を起こすことがあります。また、針ががんの真ん中に刺さってきれいに焼けるかどうか、微妙なところもあります。1カ所で十分な効果が得られないと予測できるときは、複数カ所に電極を刺します。治療対象は手術で根治することがむずかしいと考えられる人で、がんの大きさは3cm以下です。

凍結療法とはがんをマイナス130度で凍結させて、がん細胞を破壊させる治療法です。転移していない、限局した肺がん、肺に転移してできたがんに主に行われています。

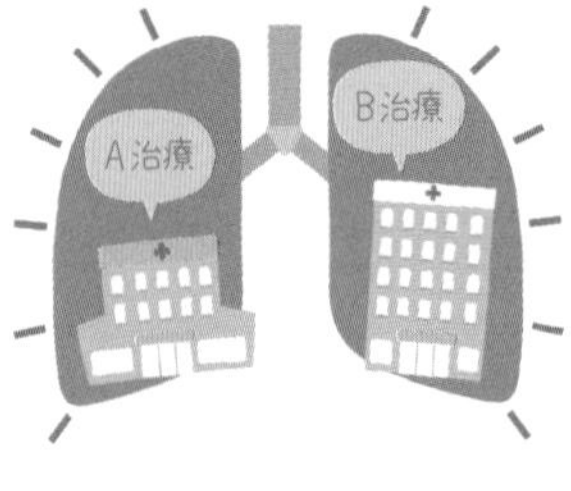

COLUMN

粒子線治療（陽子線治療・重粒子線治療）とは

粒子線治療とは放射線療法の一つで、水素や炭素などの原子核を加速器で高速に加速した粒子線をがん細胞に照射する治療法のこと。粒子線は体の中をある程度進んだところで放射線量が最大となり、そこで消滅するという性質を持っています。そのため、従来の放射線療法にくらべると、正常組織への影響が少なく、しかも病巣に対して効果的に放射線を照射することができるため、体への負担を減らすことができるという特性があります。つまり、周囲の正常な細胞への影響を抑えながら、がん病巣にピンポイントで照射できるのが特徴です。

粒子線には、水素の原子核を用いる「陽子線」とそれよりも重い粒子（炭素原子核など）を用いる「重粒子線」があり、それぞれの治療法を「陽子線治療」「重粒子線治療」といいます。

陽子線治療は、水素の原子核である陽子を光速の60％近くまで加速してがんにぶつけることで、がん細胞を死滅させる治療法。すべての細胞は二重のらせん状になったDNA（遺伝子）によって、細胞分裂がコントロールされており、陽子線はがん細胞のDNAを2本とも切断する破壊力を持ち、がん細胞の増殖を阻止できます。体にメスを入れることなく、副作用も最小限に抑えられるため、がんの種類によっては外来通院で治療ができます。

陽子線だけで治療がむずかしい場合は、陽子線にX線や化学療法（抗がん剤）を組み合わせ、それぞれの治療法が得意とするところを生かした治療を行います。

「重粒子線治療」とは、光速の70％程度に加速した炭素線を照射する放射線療法のこと。日本を中心に基礎研究および臨床研究が進められています。細胞致死性にすぐれており、体内深部のがん、従来の放射線療法や化学治療に抵抗性を持つ難治がんの治療にも効果が期待できます。重粒子線治療は、従来の放射線療法より線量集中性が高いため、治療した臓器や周辺の組織を保全し、うまくいけばその機能も保全できるというすぐれた性質をもっています。痛みがなく、治療回数が少ないことも、患者さんの負担を軽減してくれます。

ただし、肺がんについては、従来の定位放射線治療と粒子線治療の効果や副作用の比較に関してはまだ十分に示されてはいない状況です。

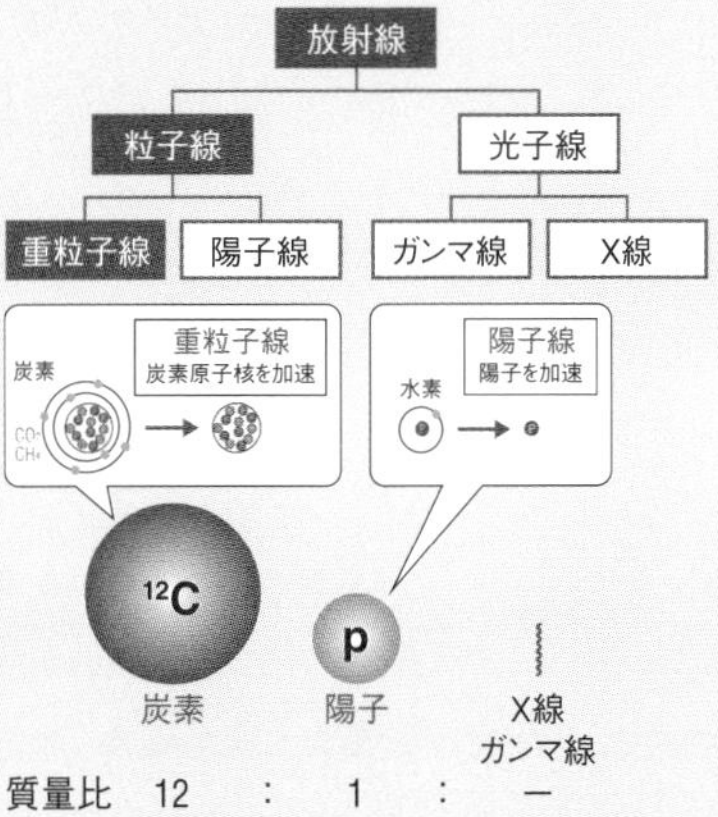

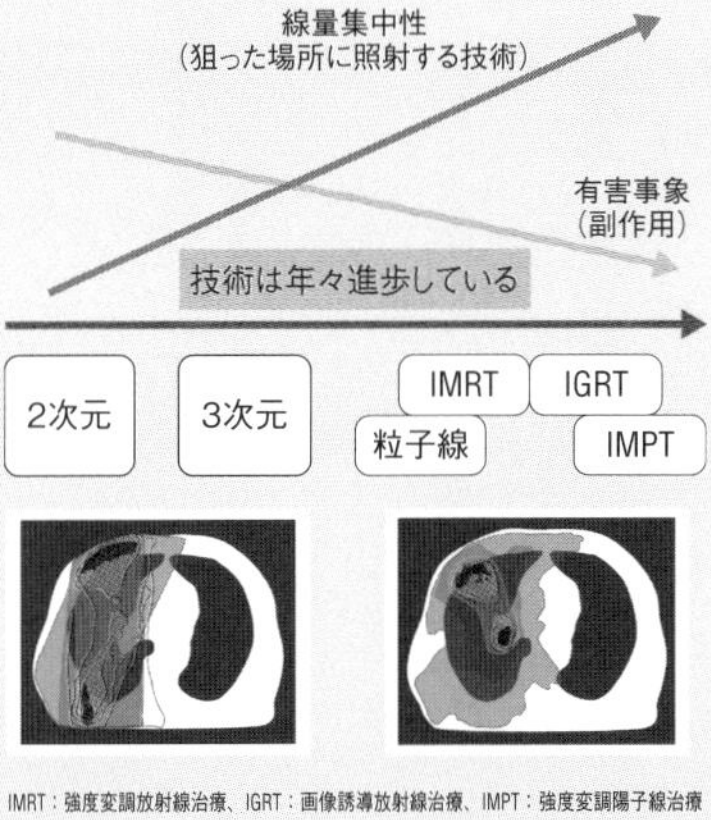

IMRT：強度変調放射線治療、IGRT：画像誘導放射線治療、IMPT：強度変調陽子線治療

合併症のある人の肺がん治療

合併症の中でも特に問題になるのは、呼吸機能や心（臓）機能の低下を伴う障害と、糖尿病の場合ですが、そのほか、肝機能、腎機能なども調べたうえで肺がんの治療を行います。

手術に際して特に重要な呼吸機能のチェック

根治できる可能性のある肺がんは、まず手術を考えますが、肺がんの手術は体に大きな負担がかかります。特に、肺の切除では多少の差はあれ、手術後に呼吸機能が低下することは確かなので、手術前には必ず、呼吸機能のチェックを行います。

呼吸機能のチェックは、スパイロメーターという器械で、努力性肺活量（FVC）と1秒率（FEV1・0%）を測定して判断します。努力性肺活量とは、できる限り息を吸い込んでから息を吐き出し切る量のことで、1秒率とは努力性肺活量を測定するときの最初の1秒間の量を、努力性肺活量で割った値です。正常な呼吸機能であれば、正常な肺活量（VC）と努力性肺活量との差はあまりありませんが、肺気腫に代表されるCOPD（慢性閉塞性肺疾患）などがあると、正常な肺活量より努力性肺活量が少なくなり、1秒率も低くなります。

呼吸機能をはかる方法には動脈血ガス分析もあります。これは、動脈血に含まれる酸素と炭酸ガスの濃度を測定するもので、一般に、手首にある橈骨《とうこつ》動脈、ひじの肘動脈、太ももの大腿動脈のいずれかから採取しますが、静脈血による一般的な血液検査での採血より痛みを感じますし、止血のため5分間は針を刺したところを押さえていなければなりません。手術前のこれらの検査で呼吸機能がひどく低下している

> **COLUMN**
>
> **正常な肺活量**
>
> 肺活量とはゆっくり吸って、ゆっくり吐き切る息の量のことで、正常値は、予測肺活量の80%以上とされています。
>
> 予測肺活量は次のように求めます。
>
> 男性＝（27.63－0.112×年齢）×身長（cm）
>
> 女性＝（21.78－0.101×年齢）×身長（cm）
>
> 肺活量は普通、20才が最高で、徐々に衰えます。

ときや、手術により低下がひどくなると判断される場合には、手術以外の治療法が選択されます。

心機能のチェックには運動負荷心電図検査が必要

心電図に異常のある人や心疾患のある人などは、心機能を調べるために、寝た姿勢で測定する安静心電図だけでなく、運動負荷心電図も必要な場合があります。運動負荷心電図検査には2段の階段を昇降したり、トレッドミルという動くベルトの上を歩いたり、自転車に似たエルゴメーターをこぐ方法などがあります。

心電図の結果、狭心症や心筋梗塞などの虚血性心疾患が疑われるときは、心臓の超音波検査や冠動脈CT検査など、よりくわしい検査を行うこともあります。心機能に、手術に耐えられないような異常がある場合には、手術以外の治療が行われます。

血液検査では肝機能、腎機能、糖尿病の有無が重要

静脈血を用いる一般の血液検査では、肝機能、腎機能、血糖値などを調べます。治療に用いる薬の成分の多くは肝臓や腎臓の働きで代謝されるので、肝機能と腎機能の低下がある場合には、手術だけでなく、薬物療法が制限されることもあります。

血糖値が高く、糖尿病がある場合には、手術前にインスリンなどで血糖をコントロールすることが必要ですし、手術後の傷の治りも悪いので、入院期間が長引くことがあります。また、退院後も慎重に経過を見ていくことが必要です。たとえば、下葉切除といって肺の下のほうを切除する手術では、気管支断端部の血流がやや悪くなっていることがあり、手術後3カ月くらいたってからでも、切って縫い合わせた気管支が開いてしまうことがあるので す。普通、肺がんの手術による傷は手術後2週間もたてば、完全にふさがっているものですが、糖尿病があると血流が悪いために傷が治りにくく、こうしたトラブルが生じるのです。

認知症のある人の場合、積極的な治療をしないことも

手術や抗がん剤の投与は、患者さんにとって負担の大きい治療ですが、肺がんが治癒したり、延命できたり、QOL(生活の質)が向上するのであれば、治療をする意味があります。そのためには、患者さんがそのことを理解することが前提ですが、認知症の人の場合には、理解してもらうのが困難で意味がわからないままに苦しめてしまうことにもなります。したがって、家族とよく話し合ったうえで、苦痛をやわらげる治療はしても、手術や抗がん剤の投与などといった積極的な治療はしないこともあります。

肺がんが転移したときの治療

肺がんが他臓器に転移した場合、根治するのはむずかしくなるため、基本的には手術は行いません。薬物療法による全身療法のほか、放射線療法で症状を軽減させます。

脳転移では、特に放射線のピンポイント照射が効果的

肺がんはもう一方の肺や、脳、骨、肝臓、副腎などに転移しやすいがんですが、転移が見つかったということは、がん細胞が血液やリンパの流れの中に入り込んだことを意味します。したがって、転移したところを切除しても、また、がんがほかの場所にあらわれる可能性が高いので、根治のための手術は行いません。抗がん剤による全身療法と放射線療法を中心に治療します。

脳への転移では、がんが大きくなるに従って、周囲を圧迫したり、脳にむくみが生じて、それが周囲を圧迫することもあります。そのため、頭痛、吐きけ、手足のマヒ、ろれつが回らなくなったり言葉が出てこなくなったりなどの言語障害、ふらつき、意識がもうろうとするなどの症状が起こります。

脳・脊髄・中枢神経系の組織液と、脳へ行く血液との間には、血液脳関門という物質交換を制限する仕組みがあります。多くの抗がん剤はこの関門を通り抜けられないため、脳への転移では薬物療法はあまり効きませんが、放射線療法とステロイド薬の投与で、多くの場合、症状が軽くなります。

放射線療法は、脳へ転移したがんの数により治療法が異なります。一般にがんが4個以下程度なら、ガンマナイフでの定位放射線治療を行います。頭にヘルメットのような特殊な装置をつけ、頭を固定して、200カ所以上の方向から放射線を照射する方法です。高線量の放射線をピンポイントでがんに照射するため、がん1カ所に1回だけの照射で高い効果が期待できます。

がんがたくさんある場合には、ガンマナイフではむずかしいので、一般的に全脳照射を行います。全脳照射は週に5回、2~3週間行います。

骨転移の痛みや骨折予防にも放射線療法が有効

骨に転移すると、その場所に高い率で痛みが生じたり、骨がもろくなって

骨折を起こしやすくなります。骨折を起こしたときも痛みが生じます。

骨転移は1カ所だけでなく、いろいろなところに起こることが多いので、全身療法として抗がん剤を投与しますが、それが痛みの緩和や骨折予防につながることもあります。転移した場所への放射線照射も効果が高く、痛みの緩和とともに骨折予防になります。

骨転移のために骨が壊されてカルシウムが血液中にとけ出すと、高カルシウム血症という状態になり、意識障害などを起こすことがあります。骨転移で症状のある人や高カルシウム血症の人には、ビスホスホネート製剤のゾレドロン酸（商品名ゾメタ）や、遺伝子組み替えでつくられたデノスマブ（同ランマーク）を使います。ゾレドロン酸が腎機能の悪い人に使えないのに対して、デノスマブは使うことができます。ただし、低カルシウム血症になることがあるので、血中のカルシウム値に注意しながら使います。また、ゾレドロン酸もデノスマブも顎骨壊死《がっこつえし》（あごの骨が局所的に死滅し、腐った状態）を起こすことがあるので、投与前に抜歯などの歯科処置をすませることと、投与中に歯科治療が必要になったときは、がんの担当医に相談して指導を受けてから歯科受診します。

なお、モルヒネは骨の痛みだけでなく、全身の痛みの緩和に有効です。

● ガンマナイフ

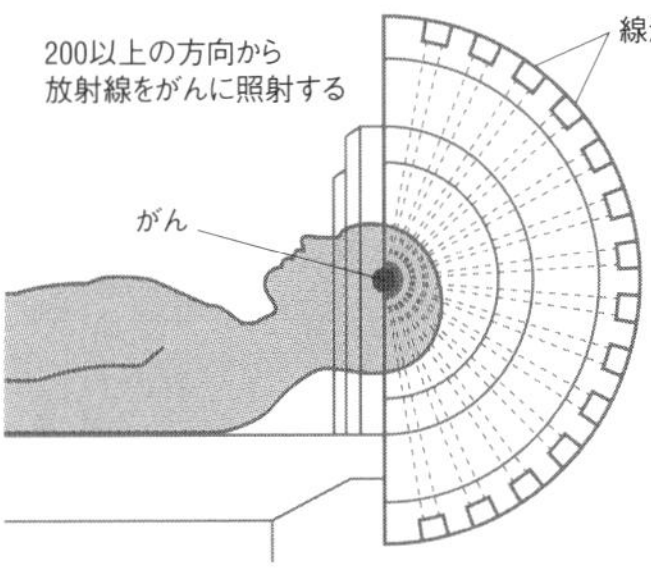

転移に対しては抗がん剤を投与する

肺がんが肝臓に転移すると全身がだるくなったりし、胆管が閉塞されると胆汁が流れなくなって黄疸《おうだん》が生じたりします。黄疸になると、白目や顔が黄色くなります。転移したがんが大きくなると、肝臓がはれたり、腹膜を圧迫したりするために疼痛《とうつう》が生じます。

副腎への転移では、副腎皮質ホルモンが過剰に分泌されてクッシング症候群（顔が満月のようになったり、背中の上側や胴体に急に脂肪がたまったりする病気）になったり、副腎の両側に転移が起こって急激な副腎皮質ホルモン不足を生じ、副腎不全に陥ることもあります（67ページ参照）。

遠隔転移にはまず薬物療法を行います。骨転移や脳転移、あるいは転移が3個以内と少ない場合には、これに放射線による局所療法などの補助療法を追加します。

症状をやわらげる治療

肺がんが進行すると、気道狭窄《きどうきょうさく》のために呼吸困難で苦しむ人がいますが、気道を広げる治療をすることにより、快適に過ごすことができるようになります。

狭窄した気道をステントで広げるステント治療

肺がんが大きくなり、主気管支や気管など太い気道が狭くなると、空気の通りが悪くなるので、呼吸困難が起こります。肺がんの進行に伴って起こる呼吸困難は非常につらいものですが、それを改善するために、主にステント治療と焼灼療法《しょうしゃくりょうほう》が行われています。

ステント治療とは、がんによって狭くなった気道にシリコンや金属でできたステント（次ページ左下の写真参照）と呼ばれる筒状の器具を入れて留置しておく治療のことです。

シリコンの場合は、気道に張り出しているがんをレーザー光線などで前もって焼灼したり（次ページ参照）、バルーンという風船をふくらませたりして気道を広げてから硬性気管支鏡を使って挿入します。硬性気管支鏡は柔軟性がなく、通常の気管支鏡（軟性気管支鏡）よりやや太いので、全身麻酔下で行います。

シリコンは柔軟性がないので、気道の曲がっているところには使うことができません。気管支が2つに分岐しているところには、Y字型のステントを使います。

シリコンのステントのよさは、気道を面でおおうことになるため、再狭窄が起こりにくいこと、そして、入れ替えが可能なことです。ステントは汚れたり、ステントの上下に肉芽ができたりして詰まったりすることがあり、その場合は入れ直すことになります。

金属のステントはみずから広がるので、焼灼が不要な場合もあります。ステントは閉じた状態で入れて、狭窄部分まで進めたところで広げます。通常の気管支鏡で入れることもでき、その場合は局所麻酔ですみます。ただし、網目状になっているので、がんや、肉芽といって、過剰に増殖した周囲の組織が編み目の中に入りこんでくることがあります。

金属の場合は入れ替えができず、シリコンのステントは健康保険が適用されますが、金属のステントは健康保険が使えないという問題もあります。

このように、シリコンにも金属にも一長一短があります。いずれにしても、ステントを入れたあとは痰がふえるので、痰を出す練習をしたり、定期的にチェックすることが必要です。

また、太い気道に狭窄のある人がすべて、ステント治療で呼吸が楽になるわけではありません。狭窄部分の奥にある末梢部にも狭窄がある、肺機能の低下がひどい、体力がないなどの場合には、ステント治療を行わないこともあります。なお、ステントを留置しても抜けてしまったり、落ち込んでしまうことがあります。

がんをレーザーなどで焼き切る焼灼療法

焼灼療法とは、がんによって太い気道がふさがれたとき、レーザー光線などでがんを焼きとばす治療です。この焼灼療法で用いるのは、ＰＤＴ（光線力学的治療）で用いる低出力レーザーと異なり、高出力レーザーです。がんのある場所まで気管支鏡を進め、その先から高出力のレーザーを照射すると、がんが瞬間的に焼けます。

ただ、高出力であるために、誤って気道に穴をあけてしまうなどのおそれもあり、あくまでも救命救急的な治療です。

高出力レーザーは焼灼力が強いため、最近では安全性の高いアルゴンプラズマ、炭酸ガス、マイクロウェーブなどで焼いたり、コアアウト（腫瘍だけくりぬく方法）で削りとったりします。

● ステント治療

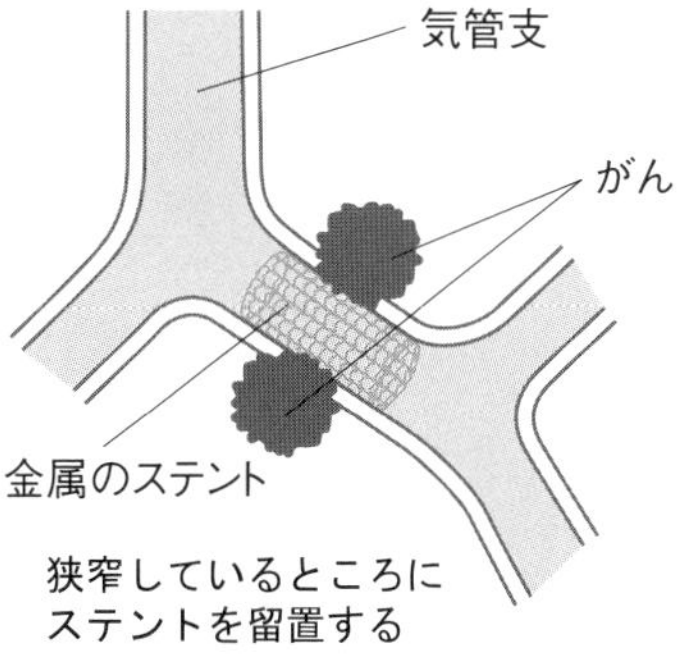

● シリコンと金属のステント

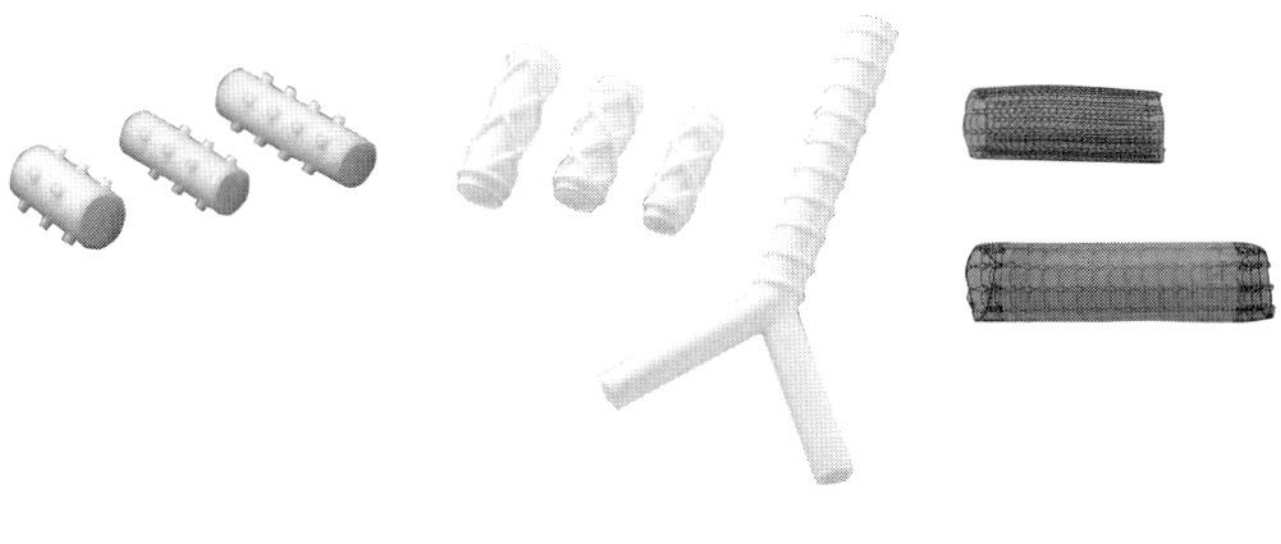

緩和医療

がんの進行に伴って、呼吸困難、痛み、吐きけなど、さまざまな症状が生じることがありますが、ほとんどの症状に対して改善する方法があります。がまんしないで医師や看護師に相談しましょう。

緩和医療は初期治療から行われている医療

緩和医療という言葉からは終末期の医療が想像されるでしょうが、緩和医療はがんの初期の治療のときから行われていることです。つまり、治癒を目的として手術や薬物療法が行われる場合でも、患者さんの苦痛をやわらげる方法は同時に行われているのです。患者さんのＱＯＬ（生活の質）を向上させることすべてが緩和医療の一環です。よりよい人生を送るための医療が、広い意味での緩和医療といえます。

ＷＨＯ（世界保健機関）では、1989年に緩和ケアをがんの進展に伴って行うべきであるとして、次ページの上の図のＢのようなモデルを提唱しましたが、2007年に米国疼痛学会がＣのようなモデルを提唱しています。これは、緩和ケアは治療のスタートから行うべきであるし、がん病変の治療も最後まで可能であるとした考え方です。そして、患者の死後は遺族のケアが必要であるとしています。

緩和医療というと、治療を放棄して、痛みなどのコントロールだけを行う方法と考える人もいるようですが、根治するのはむずかしい場合でも、延命を期待する緩和医療として手術、薬物療法、放射線療法などを行うこともあります。

たとえば、肺がんが脳や骨に転移したとき行われる放射線療法のほか、ステント治療やレーザー治療なども緩和医療の一つです。

治療のスタートから緩和医療を行うと、ＱＯＬが向上したり、身体症状が改善するだけでなく、生存期間も延びるという研究報告もあります（次ページの図参照）。

苦痛を軽減すれば充実した生活が保てる

肺がんが進行していくのに伴い、延命に結びつく治療はどんどん少なくなりますが、苦痛を軽減することで患者さんはより快適な生活を送ることができます。そのように、苦痛の軽減を中心とした医療を緩和ケアと呼んでいます。

かつて、がんの終末期は苦しむものだと思われていた時期もありましたが、現在、ほとんどの苦痛を緩和する方法があります。患者さん自身はもちろん、家族も患者さんが苦しむ様子を見ているのがつらいと感じたら、医師

緩和医療の考え方

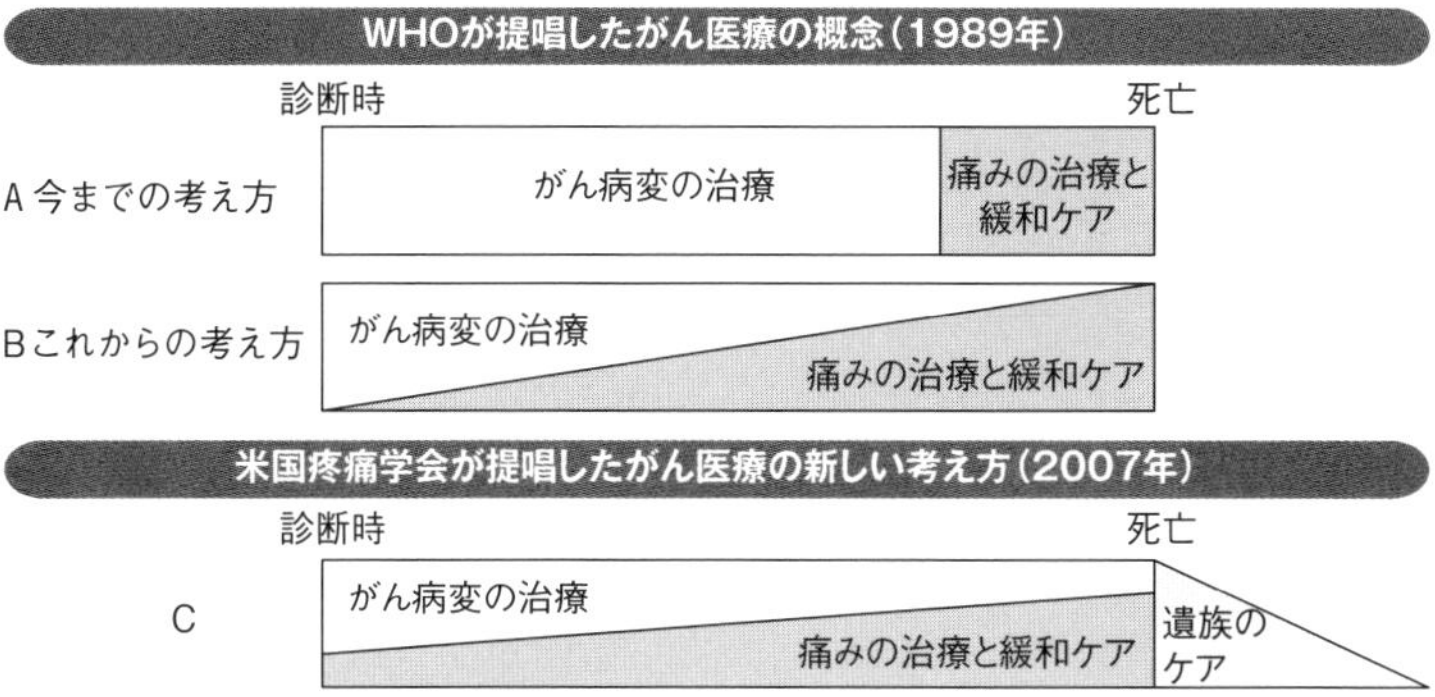

（Advancing Palliative Care:The Public Health Perspective 2007 出典:Journal of Pain and Symptom Management）

早期緩和ケアが寿命に影響

対象
診断のときに遠隔転移のある肺がん患者 151 名

方法
無作為化比較試験
緩和ケア専門チームが（コンサルテーションではなく）ルーチンに初診から定期的にアセスメント

結果
緩和ケアチームが定期的に診察したほうがＱＯＬがよかった
生存期間が延長した（副次的評価項目）

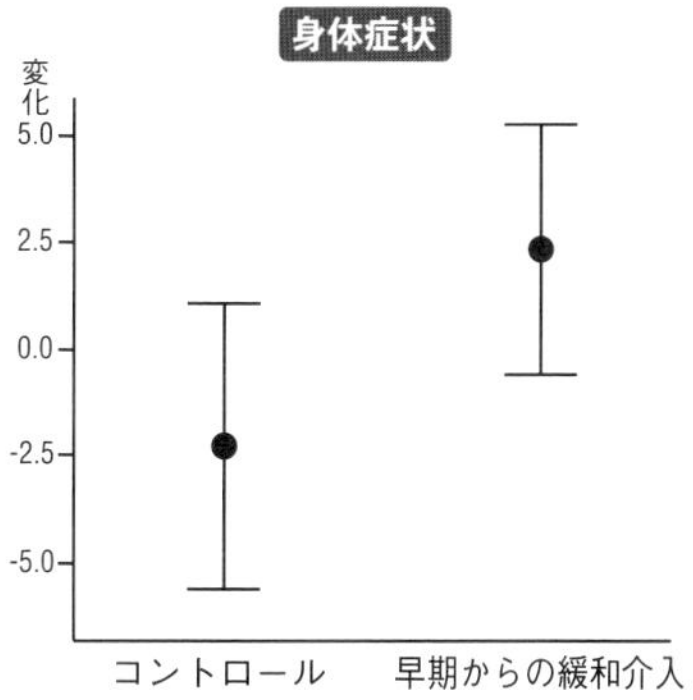

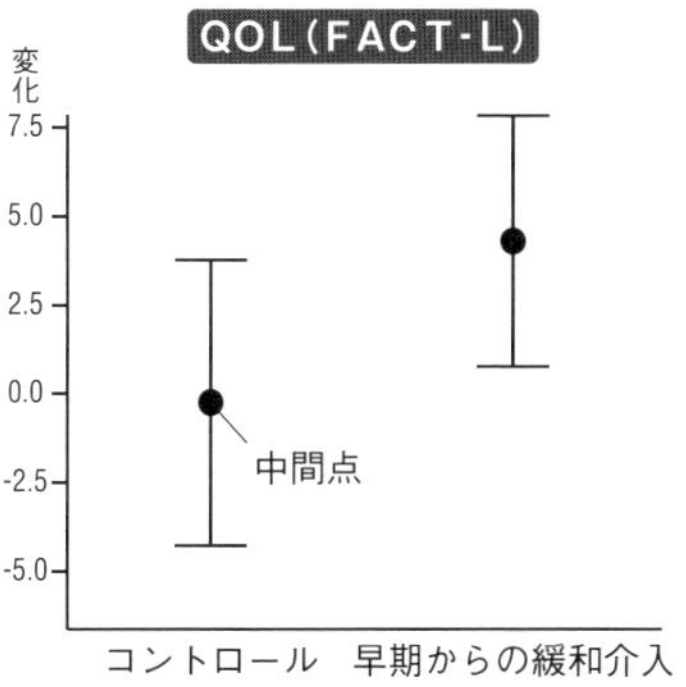

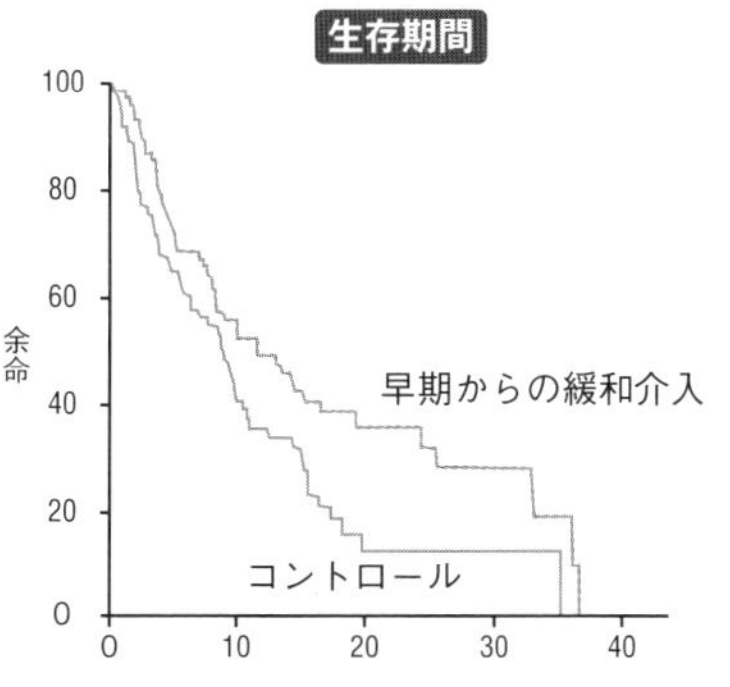

（Tamel JS, et al.N Engl J Med2010；363：733-742）

WHO（世界保健機関）の緩和ケアの定義（1989年）

緩和ケアとは、治癒を目的とした治療に反応しなくなった疾患を持つ患者に対して行われる積極的で全体的なケアであり、痛みのコントロール、痛み以外の諸症状のコントロール、心理的な苦痛、社会面の問題、スピリチュアルな問題の解決が重要な課題となる。緩和ケアの最終目標は、患者とその家族にとってできる限り良好なQOLを実現させることである。このような目標を持つので、緩和ケアは末期だけでなく、もっと早い病期の患者に対しても、がん病変の治療と同時に適用すべき多くの利点を持っている。

【緩和ケアは】
・生きることを尊重し、
　だれにでも例外なく訪れることとして死にゆく過程にも敬意を払う。
・死を早めることにも死を遅らせることにも手を貸さない。
・痛みのコントロールと同時に、痛み以外の苦しい諸症状のコントロールを行う。
・心理面のケアやスピリチュアルな面のケアも行う。
・死が訪れるまでに患者が積極的に生きていけるよう支援する態勢をとる。
・患者が病気で苦しんでいる間も、患者と死別したあとも、
　家族の苦難への対処を支援する態勢をとる。

放射線療法、化学療法、外科療法も症状のコントロールに有用であり、不利益をもたらさない限り、緩和ケアとしての一定の役割を果たす。研究目的の治療の実施は最小限とする。

や看護師に相談してください。

患者さんのQOLを重視する医療が世界的に普及した背景には、WHO（世界保健機関）が1989年に発表した緩和ケアの定義があります（上記参照）。これによると、身体的な苦痛だけでなく、心理的な苦痛、社会的な問

フェイススケール

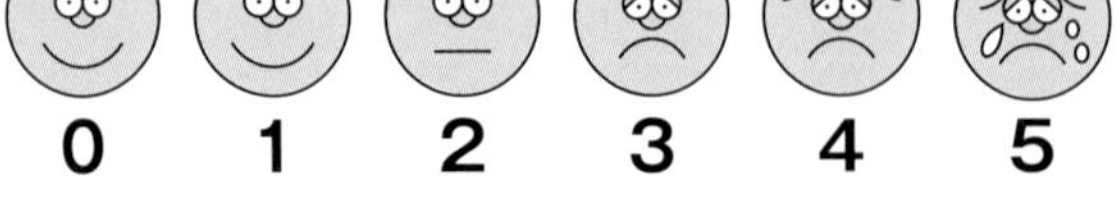

顔の表情で痛みの程度をはかる
（0：笑顔～5：泣き顔）

題、スピリチュアルな問題を解決することも重要な課題であるとされています。

痛みはモルヒネなどの薬でほとんど改善できる

がんの進行に伴って、痛みが出現しやすくなります。がんの痛みの多くは、がんが浸潤や転移することにより、筋肉や骨、内臓などの損傷、神経の圧迫、頭蓋内の圧力の亢進《こうしん》、筋肉のけいれん、リンパ浮腫《ふしゅ》、褥瘡《じょくそう》などが生じることによって起こりますが、痛みの原因はほとんど単独ではなく、2つ以上の原因を持っています。

また、痛みは、個人による感じ方の違いもあり、どのくらい痛いのかを他人が知るのはなかなかむずかしいものです。そこで、痛みの程度をはかるスケールとして、「フェイススケール」（前ページの図参照）などが用いられています。これは、笑顔の0から泣き顔の5までの6段階に分類したものです。

痛みの改善について、WHOでは経口薬が望ましいとし、作用の弱い薬から始めて、順に強い薬にする「3段階除痛ラダー」（次ページ参照）を提唱しています。ラダーとは「はしご」という意味です。

せきや呼吸困難に対しては酸素療法を行うことも

呼吸困難に対しては、ステント治療やレーザーなどでの焼灼療法ができないときは、モルヒネや抗不安薬、ステロイド薬などを服用したり、高濃度の酸素を吸入する酸素療法を行うこともあります。特に、COPD（慢性閉塞性肺疾患）などの肺の病気を持っている人は、肺の切除により呼吸困難を起こしやすくなりますが、酸素療法を行うことで、自宅でも生活することができる場合があります。そのような人には、医師が在宅酸素療法を指導することもあります。外出もできるタイプの酸素ボンベもあるので、希望する場合は相談してみましょう。

また、せきには鎮咳薬《ちんがいやく》や去痰鎮咳《きょたんちんがい》薬《やく》、気管支拡張薬、モルヒネなどを服用したり、ネブライザーという器具を使って局所麻酔薬を吸入することで対処します。

そのほか、体の症状を緩和する方法も

肺がんでは胸水もよくみられます。胸水が多くなると周囲を圧迫するので、せきはもちろん痛みや呼吸困難を引き起こします。胸水の改善には、まず、胸腔に管を挿入して液体を体外に排出する胸腔ドレナージを行います。

その後、肺のふくらみを見ながら、肺と胸壁の間にやけどを起こさせて、空洞をなくす胸膜癒着《ゆちゃく》術を行うこともあります。これは胸腔ドレーンからタ

WHOの3段階除痛ラダー

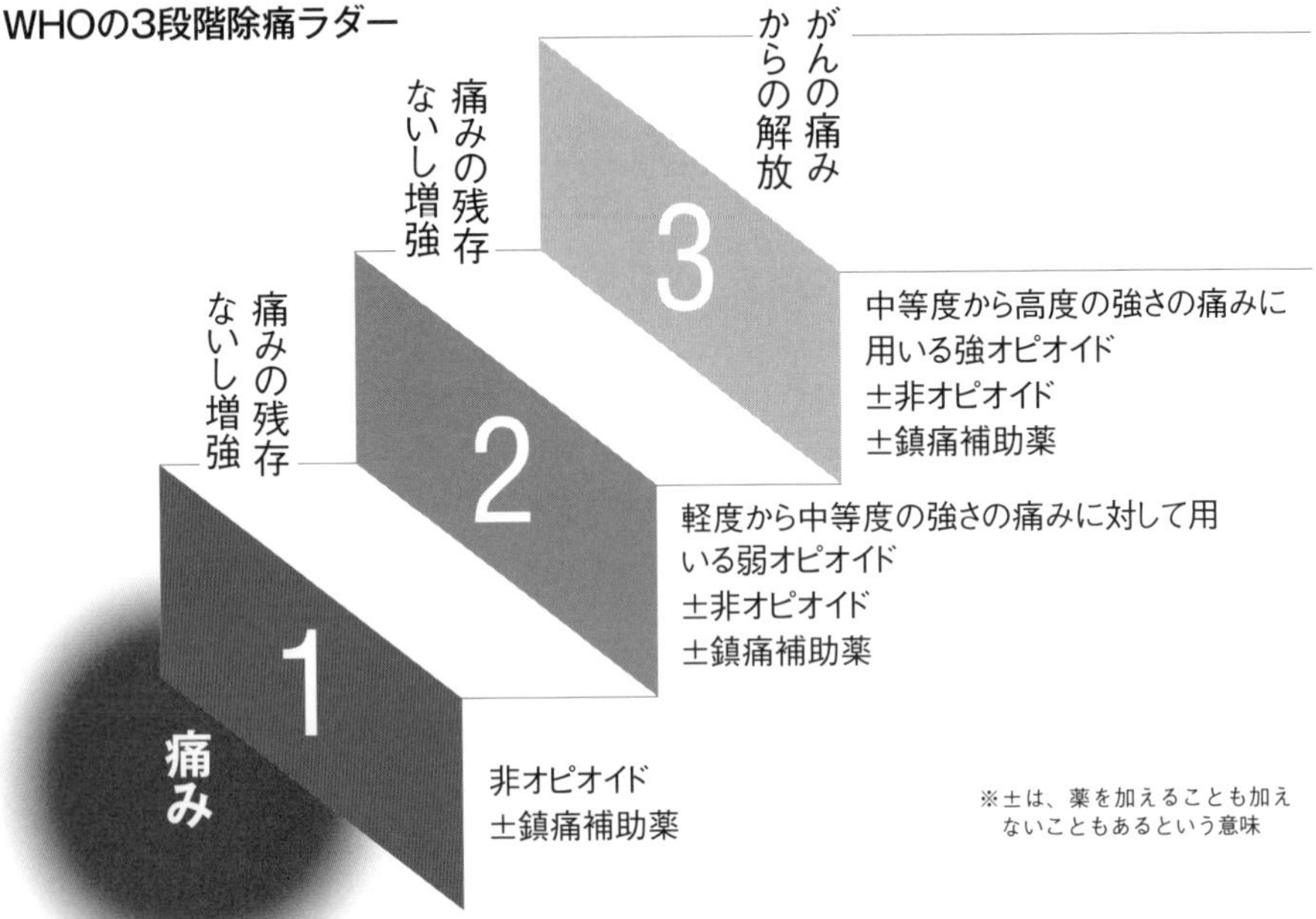

※±は、薬を加えることも加えないこともあるという意味

「3段階除痛ラダーに使用する薬剤」

第1段階 — 非オピオイド鎮痛薬

アセトアミノフェン（ピリナジン）

非ステロイド抗炎症薬

アスピリン（バファリン）、イブプロフェン（ブルフェン）、インドメタシン（インダシン）、ナプロキセン（ナイキサン）、ジクロフェナクナトリウム（ボルタレン）、ロキソプロフェンナトリウム（ロキソニン）、エトドラク（ハイペン、オステラック）、セレコキシブ（セレコックス）、メロキシカム（モービック）

第2段階 — 弱オピオイド鎮痛薬

リン酸コデイン（リン酸コデイン）、トラマドール塩酸塩（トラマール）、メサドン塩酸塩（メサペイン）

第3段階 — 強オピオイド鎮痛薬

塩酸モルヒネ（塩酸モルヒネ）、塩酸モルヒネ徐放剤（パシーフ）、硫酸モルヒネ徐放剤（MSコンチン、カディアン、MSツワイスロン、ピーカード、モルベス）、フェンタニルクエン酸塩（フェンタニル、デュロテップMTパッチ）、オキシコドン（オキノーム、オキファスト）、オキシコドン徐放剤（オキシコンチン）

鎮痛補助薬

・抗うつ薬
塩酸アミトリプチリン（トリプタノール）、塩酸イミプラミン（トフラニール）、塩酸ノルトリプチリン（ノリトレン）

・抗ケイレン薬
バルプロ酸ナトリウム（デパケン）、カルバマゼピン（テグレトール）

・ステロイド薬
プレドニゾロン（プレドニン）、メチルプレドニゾロン（メドロール）、デキサメタゾン（デカドロン）、ベタメタゾン（リンデロン）他

・抗不整脈薬
塩酸リドカイン（キシロカイン）、塩酸メキシレチン（メキシチール）、酢酸フレカイニド（タンボコール）

・口腔粘膜吸収剤（突出痛に用いる）
フェンタニルクエン酸塩（アクレフ、イーフェンバッカル錠、アブストラル舌下錠）

（石谷邦彦『がんが再発・転移した方へ』主婦の友社刊より一部改変）

ルク、OK432（商品名ピシバニール）という溶連菌《ようれんきん》からつくった薬や抗生物質や血液、50%ブドウ糖液などを注入します。

がんが進行したり、抗がん剤の副作用があらわれると、食欲不振や吐きけもよく起こります。食欲不振にはステロイド薬が使われることがあり、吐きけには、制吐薬《せいとやく》を使います。

心理的な苦痛や悩みに対するケアも必要

がんの患者さんは、がんではないかという疑いを持った時点から、不安をかかえています。がんの治療を受けてからも、再発するかもしれないという不安や恐怖と向き合わなければなりません。まして、治癒が望めないとわかったときの心の痛みは、他人にははかりしれないものがあります。しかも、闘病生活が長期間にわたると、経済的な問題も生じてきます。

また家族も、かけがえのない人を失うかもしれない不安や恐怖と闘いながら、支えていかなければなりません。

うつ状態や不安、不眠などの精神的な症状に対しては、抗うつ薬、抗不安薬、睡眠薬などの薬物療法のほか、精神科医や臨床心理士による精神療法、心理的な苦痛に対する支援などが行われることもあります。

COLUMN

転院をすすめられたとき

転院をすすめるのは見放したからではない

がんの最新治療を行っている医療機関で治療を受けている場合、がんが進行して緩和医療の比重が大きくなると、転院をすすめられることがあります。

そのようなとき、医師から見放されたように感じる患者さんもいますが、それはむしろ、患者さんにとってベターな選択となることが多いのです。

最新治療を行っている医療機関の中には、緩和医療に対する取り組みが不十分で、手厚い医療を行えないことがあるからです。

つまり、緩和医療に力を入れている医療機関のほうが、満足のいく医療を受けられる可能性があると思われます。

医療機関には役割がある

医療機関には、わが国の標準的治療を決める国の医療機関、最新医療や高度医療を行う専門病院や大学病院、日常の診療を行う地域の病院や診療所、終末期の医療を行うホスピスなど、それぞれ、役割があります。

転院をすすめられたときは、まず、病状と転院をすすめた理由を医師にきちんと説明してもらいましょう。

できれば、家族もいっしょに話を聞いたほうがいいでしょう。

そして、今、どんな医療を受けるのが病状によりふさわしいのかを、医師や家族と話し合って医療機関を選択してください。

代替療法（オルタナティブ・セラピー）

おおかたのがんの専門医には認知されていない代替療法を希望する場合には、現在受けている治療の妨げにならないかどうか、主治医に相談してから決めるようにしましょう。

科学的な証明がないことを理解したうえで選択を

代替療法《だいたいりょうほう》とは、現代医学で行われている医療にかわる医療という意味で、東洋医学などの伝統医学から、気功術やリラックスや癒し効果を目的とする療法、特殊な栄養補助食品まで、さまざまなものがあります。

現在、がんの専門医の間で行われている標準的治療と、代替療法の大きな違いは、科学的な根拠があるかどうかという点です。標準的治療は、動物実験や臨床試験を経て、効果と安全性が科学的に証明された治療法です。それに対して、代替療法は現在のところ一般的には科学的な根拠を持たない方法です。ですから、ある人に効果があったという事例があったとしても、その方法に本当に効果があったのか、たまたまその人の体質や免疫の状態に合ったために効いたのか、あるいは、その方法を用いる用いないにかかわらず、ちょうど治る時期だったのかなど、実際にはよくわからないのです。

テレビや雑誌の広告・記事などでとり上げられている民間療法の多くは、体験者の報告です。しかし、ある人に効いたとしても、それがほかの人にも通用するとは限りません。現在、受けている治療の効果を妨げたり、副作用を強めたりする可能性がないとも限りません。

特に、代替療法をすすめている医療機関や組織が、現在受けている治療を否定する場合には、慎重に考えないといけません。代替療法1本にしぼってしまうとリスクを背負いかねないからです。

また、外部の人間に相談することを認めない方法についても危険なものを感じます。代替療法の効果がなかったときや病状が悪化したとき、みてくれる医療機関を確保しておくことも必要です。いずれにしても、現在担当してもらっている主治医と家族によく相談し、また自分の病状を理解したうえで決断しましょう。

入院するときの準備

入院期間中は、応援してもらえる人手を手配しておくと安心です。入院時には、健康保険証、高齢受給者証、印鑑などが必要です。

入院期間は10日前後が多い

最近はほとんどの病気が早期離床ということで、入院期間が短くなっています。肺がんの場合も同様で、手術だけの場合は10日前後が多いようです。しかし、薬物療法や放射線療法のときはある程度の入院が必要になるなど、病状によって必要な入院日数は異なります。治療に専念できるよう、仕事を持っている人は、十分休暇をとっておきましょう。医師からいわれている治療の見通しについては直属の上司に伝えておき、治療や入院期間の変更などに協力してもらえる態勢をつくっておきましょう。

また、治療期間中は、いつ人手が必要になるかわからないので、家族が小人数の場合は、応援してもらえる人を確保しておくと安心です。

入院手続きには、治療に対する承諾書、入院同意書などが必要で、それらの書類に印鑑が必要になります。健康保険証、高齢受給者証、医療費の公的な助成を受けている人はそれらの医療証なども持参します。

入院の費用は退院のときに支払うことになりますし、入院が長期間にわたるときは、支払日と支払い額を看護師さんが前もって教えてくれるので、入院時に大金を用意する必要はありませんが、売店で新聞や雑誌、身の回りの物を買うための小銭は必要です。

洗面用具、湯飲み、箸、着がえなど身の回りの品を持ち込むことになりますが、それについては、印刷物を渡されるでしょう。ほとんどの医療機関に売店がありますから、たとえ、忘れ物をしても、そう困ることはありません。

また、個室以外の部屋にも個人個人にテレビが設置され、専用のカードを使って見ることができるようになっている医療機関が多くあります。なお、医療機関内では、携帯電話を使う場所を定めていますが、最近は使える場所の範囲がふえています。

肺がんの治療費

入院期間や治療の内容などで治療費は異なります。健康保険が適用される場合の自己負担は1〜3割ですが、高額療養費制度により、一定額以上は補助があります。

高額療養費制度が改正になり、窓口での支払いが楽に

入院期間や治療内容で治療費は大きく変わりますが、肺がんで入院して手術をしたとなると、かなり高額になるのが普通です。健康保険が適用される場合は、1〜3割を自己負担することになりますが、それでも、十数万円の用意は必要でしょう。

健康保険で治療した自己負担分については高額療養費制度があり、一定額以上は払い戻しを受けることができます。

この制度は、以前は医療機関にいったん自己負担額全額を支払ったあと、申請して払い戻しを受けることになっていました。その制度が改正されて、2007年4月から限度額分だけの支払いをすればいいことになりました。ただし、そのためには、加入している健康保険組合や国民健康保険窓口、社会保険事務所などで「限度額適用認定証」を発行してもらわなければなりません。医療費の支払いのとき、認定証をいっしょに提出するのです。

書類の有効期間は健康保険組合により異なります。

なお、高額療養費の上限額は年齢や収入により計算方法が異なるので、健康保険組合や自治体の担当窓口で尋ねてください。

差額ベッド代や食費の一部は健康保険の適用外

入院中のすべての費用が健康保険で支払われるわけではなく、個室を利用したときの差額ベッド代、食費の一部などは自己負担になります。

また、健康保険で承認されていない薬の投与や治療を受ける場合は自由診療になり、原則として健康保険診療と自由診療との混合はできないことになっています（一部、混合診療が認められている治療もある）。この場合、本来なら健康保険で支払ってもらえる分まで自己負担になるので、かなり高額になることは確かです。

肺がんの治療Q&A

Q どの治療法がいいのか、自分では選べない

担当医から考えられる治療法を聞き、自分で選ぶようにいわれましたが、どれを選べばいいのか……。

A わからないことは遠慮なく医師に質問を

1回の説明で治療法を決められないのは当然です。わからないときは、遠慮なく担当医に聞いてください。本書を含め、一般の人を対象とした肺がんの本で勉強したり、インターネットの情報（168ページ参照）も参考にするとよいでしょう。また、家族ともよく話し合ってください。

担当医の説明が納得できないときは、セカンド・オピニオン（79ページ参照）を求めてもいいでしょう。判断に迷うときは、各副作用や合併症についてくわしい説明をしてもらい、そういう副作用なら受け止められると思われる治療法を選ぶのも一法です。残念ながら、がんの治療で副作用のない方法はないので、どれかの副作用は受け止めないといけないのです。

Q 高齢者の手術は何才までOK？

82才の父に肺がんがあることがわかりました。何才までなら手術ができるのでしょうか？

A 体力があれば高齢でも可能

高齢者は体力がなく、糖尿病や高血圧などといった、さまざまな合併症をかかえていることが多いので、手術に耐えられないこともあり、麻酔のリスクも高くなります。また、長年喫煙している人の場合は、肺が傷んでいることが多いので、手術後に肺炎などの合併症を起こす可能性が高くなり、回復も遅くなります。

ということは、逆に、心臓が丈夫で糖尿病などの合併症もなく、肺も損傷を受けていないようなら、患者さん自身が望めば何才でも手術することができるということでもあります。90才以上の人の手術をしたという報告もあるくらいです。お父さんの体力に合った治療法を示してもらい、よく説明を受けましょう。

Q 抗がん剤の治療で入院しなくていい？

抗がん剤の治療を外来で行うといわれましたが……。

A 最初の1回目だけ入院することに

医療機関にもよりますが、私の病院では、ほとんどの患者さんに1回目のときだけ入院してもらっています。抗がん剤に対するアレルギーが出たとき、すぐ対処する必要があり、患者さんの抗がん剤に対する不安を少しでも緩和するという心理的側面もあるからです。

ゲフィチニブ投与など飲み薬の分子標的治療薬でも4週間の入院をすすめている病院もありますが、副作用への対処と、経口剤のメリットである「日常生活の中の治療」を考え、入院に準ずる管理として、週1の通院を1～2カ月間続け経過観察しています。吐きけなどの副作用は10日くらいでおさまり、重大な副作用の間質性肺炎もおおむね4週間のうちに出ます。この間、何もなければ、発熱やせきの症状が出たら連絡してもらうことで対応しています。

最近は外来での薬物療法を行う医療機関がふえ、おおぜいの患者さんが仕事や日常生活を続けながら、治療を受けています。通院治療であっても、体調の変化など気になることがあれば、遠慮なく相談しましょう。

Q 集学的治療とはどういう意味？

がんは集学的治療によって行われるのが望ましいと聞いたことがありますが、どういうことですか？

A さまざまな方法を組み合わせて行う治療

がんの治療は、ごく早期の場合を除いて、単独の治療法ですむことはありません。手術、放射線療法、薬物療法、さまざまな薬物を使った治療など、必要に応じていろいろな方法を組み合わせて行われます。このような治療を集学的治療と呼んでいます。特に肺がんのように死亡率の高いがんでは、いろいろな方法で攻めることが必要です。

また、スタッフも、診断や治療に当たる医師だけでなく、病理検査を行う医師、検査を行う技師、看護師、薬剤師、リハビリテーションを担当する理学療法士、社会復帰や経済的な問題の相談を受けるソーシャルワーカーなど、多くのスタッフがかかわって、トータルで質の高い医療を提供し、患者さんを支えているのです。

Q 周術期治療などで治療費が高い場合に、何か相談できることはありますか？

A がん相談支援センターなどに相談を

周術期治療では、手術の前後に放射線治療や薬物治療が行われるため、治療費が高くなります。

高額療養費制度を活用するとともに、

・仕事をしながら治療はできるか
・活用できる助成・支援制度はないか

などを、「がん相談支援センター」（169ページ）や、働く人のサポートをしているグループ（168ページ）に相談するとよいでしょう。

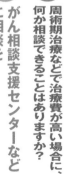

第4章

再発・転移を防ぐ治療後の生活

治療後、一般的には5年間無再発で過ごすことができれば、治癒したと考えられます。
たとえ、再発したとしても、早いうちに発見すれば、適切な対応ができます。
そのためには、医師に指導されたように、定期的にチェックを受けましょう。
そして、何事にも前向きに取り組み、仕事も生活も楽しみましょう。
それが、がんの再発予防にも役立つといわれています。

手術を受けた人の退院後の検診

肺がんの再発・転移は、多くが治療後3年以内に起こっています。5年間、無再発であれば一般的には治癒したと判断されます。それまでは定期的に通院してチェックをしてもらいましょう。

退院後3～4カ月までは1カ月に1～2回の検診を

がんがほかの病気と違うのは、治療が終わった時点で治ったといえないことです。退院しても、再発の不安をいだきながら生活する患者さんも少なくないでしょう。そして、もしも再発したとしたら、1日でも早く発見して治療してほしいと願うのではないでしょうか。

しかし、治療後、どのくらいの間隔で、どういう検査をすれば再発をいち早く発見でき、それが延命につながるのかは、まだわかっていません。治療後の定期検診は、患者さんの病状、医療機関の方針などで異なります。

患者さんが最も強い不安をいだいているのは退院後3～4カ月の間だと思いますが、この期間は、医師のほうでも、手術後に問題が生じなかったかなど、気がかりがあるものです。したがって、患者さんの個々の状況に応じてこの期間は検診間隔を短くしているところが多いようです。

国立がん研究センター東病院で手術を受けられた患者さんは、だいたい次のような間隔で定期検診を行っています。もちろん、合併症、副作用、再発が疑われるときは、検診日でなくても、急いで診察を受けてください。

治療後3～4カ月間は、月に1～2回、傷の経過と体調の回復、合併症、副作用などをチェックします。

治療後3～4カ月過ぎてから5年間は再発・転移の有無をチェックするため、3～6カ月に1回、血液検査（血球数、腫瘍マーカー、肝機能、腎機能など）、単純胸部X線検査やCT検査などの画像検査などを行います。また、肺門《はいもん》型肺がんの人は、定期的に、喀痰《かくたん》細胞診《さいぼうしん》や気管支鏡検査を行います。5年間、無再発であれば、治癒したと診断されます。その後は、原則として1年に1回、血液検査、画像検査などを行いますが、毎年、胸部のCT検査を含めた人間ドックを受ける人は、その結果を担当医に報告しましょう。

薬物療法・放射線療法を受けている人・受けた人へ

薬物療法は長期にわたることがありますし、放射線療法では治療終了後、時間がたってから障害が出ることがあります。気がかりな症状が出たときは、遠慮なく担当の医師に相談を。

過剰な心配をしないで前向きに生活を

がんの治療に使う薬には、強い副作用や長く続く副作用を伴うものが少なくありません。しかも、薬物療法は長期にわたることがあり、患者さんにとっては治療効果や副作用に対する気がかりが長く続くことになります。ときには期待したほど治療効果が上がらず、うつうつとした気分になることもあるでしょうし、それも当然なことともいえます。

ただ、いつまでも気に病んでいたのでは、治療にもよい影響を与えません。大勢の患者さんに接してきたなかで、仕事、趣味、生き甲斐を感じることをしているなど、気力が充実している人や明るい人ほど治療がうまくいくという印象を持っています。

気分が落ち込むことがあっても、その状態が長引かないよう、ささやかなことでもいいですから生活に楽しみや喜びを見いだせるように努力してみましょう。

気がかりな症状があるときは、医師や看護師など医療スタッフに遠慮なく相談しましょう。ネットや電話などで相談を受けている組織もあります（168ページ参照）ので、それらも利用しましょう。

放射線の晩期障害は気づきにくいので注意を

放射線による副作用には急性障害と晩期障害があることは前述した（100ページ参照）とおりです。晩期障害は治療が終わってから数カ月以上たってから起こることもあり、放射線療法の副作用と気づかないこともあります。放射線療法を受けた時期と放射線量をメモしておきましょう。そして、息苦しいなど、肺に異変を感じたときはもちろん、体にしびれやマヒなどが起こって受診するときは、そのことを医師に伝えましょう。

退院後の生活の注意

規則正しい生活と適切な食事といった、ごく普通の健康的な毎日の過ごし方をするのがいちばんです。無理をせず、かといって神経質にならずに、前向きに生活しましょう。

栄養バランスのいい食事と適度な運動を

消化器のがんと違って、肺がんの場合は手術した翌日から普通の食事ができます。抗がん剤を投与している期間は別として、手術のせいで食欲がなくなることはほとんどありません。

喫煙していた人は、むしろ禁煙したことで、食事をおいしく感じるようになるでしょう。糖尿病など他の病気がある場合は別として、基本的には、食品で特に制限しなければならないものもありません。食べすぎや脂肪のとりすぎに気をつけ、栄養バランスのいい食事をとりましょう。

肺がんの手術後は、禁煙することで食欲が旺盛になって、太る人がいます。適度に体を動かす習慣をつけましょう。

退院後のいつからどのくらい運動したらいいのかについては、もともとの体力と肺切除後の呼吸機能の程度、年齢などにもよりますが、退院後、身の回りのことができるようになったら、ラジオ体操や散歩などを「寝込まない」程度に積極的に始めましょう。私は、手術前に運動する習慣のなかった患者さんにも、この2つはすすめています。呼吸は全身運動なので、肺だけで行っているのではなく、胸やおなかや大腿の筋肉なども使われています。運動するとそれらの筋肉を鍛えることにもなるので、呼吸機能のアップにも有効なのです。

職場復帰は体調と会社の状況に合わせて

しばらくは時差通勤などができればいいかもしれません。ただし、職種にもよりますが、肺葉切除でも退院翌日から就労する人もいます。しかし、息切れが起こる人もいるので、中途半端に職場復帰してもらっても困るという会社もあるかもしれません。

その場合は自宅のまわりで運動したり、電車に乗ってみたりして体力をつけ、自信のついたところで仕事を再開しましょう。

退院後の生活Q&A

Q 手術後、体重が3kgも低下したが……

体重が手術前とくらべて3kgも低下してしまいました。もともとやせぎみだったこともあり、がんはやせるのがこわいといわれるので心配です。

A 胃腸の状態をチェックしてみて

肺がんの手術では、一般的にはあまりやせることはありません。ただし、肺気腫などのようなタバコ肺で、肺の痛みが激しい人は、体への負担が大きくなってやせることがあります。3kgもやせたのだとすると、どこかに病気が隠れていないか、調べてみたほうがいいでしょう。

一般にはあまり知られていませんが、タバコ肺の人は肺がんの治療の際に胃潰瘍になる人がいるため、私の病院でも多くの患者さんに手術後約2～4週間、抗潰瘍薬を服用してもらっています。それだけ、肺がんの治療がストレスになっているといえるのでしょう。喫煙は潰瘍のリスクになるので、喫煙していた人は手術前から胃が傷んでいるかもしれません。いずれにしても、胃潰瘍などの消化器の病気がないかをチェックしてみる必要はあるでしょう。

また、せきが続いていると、そのために体力を消耗することもあります。喫煙者に多い、肺がスカスカになる肺気腫などCOPD（慢性閉塞性肺疾患）をもともと持っている人が、知らず知らずのうちにやせが進むのはこのためです。しかし、特に肺や気管支に問題がなければ、寒暖の差や気候の変化などのときを除いて、せきは徐々におさまってくるので、あまり心配する必要はありません。

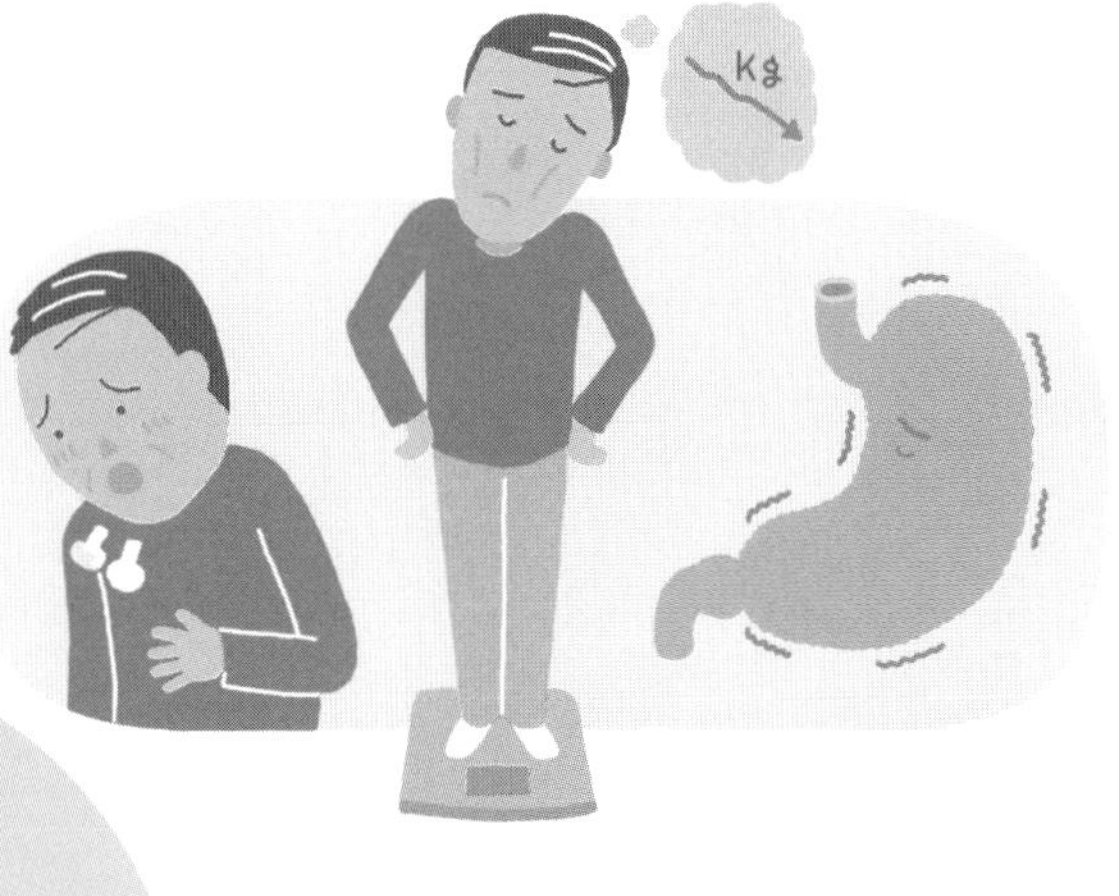

Q もともと肥満だが、やせたほうがいい？

肺がんが見つかる前は、170㎝・75㎏でBMI（ボディー・マス・インデックス）が25以上あり、太っていたので健康診断のたびに体重を落とすようにいわれていました。手術後1㎏減少しましたが、すぐに元に戻ってしまいました。やはりやせたほうがいいですか？　やせると体力が落ちないでしょうか？

A いちばん快適だった体重がベスト

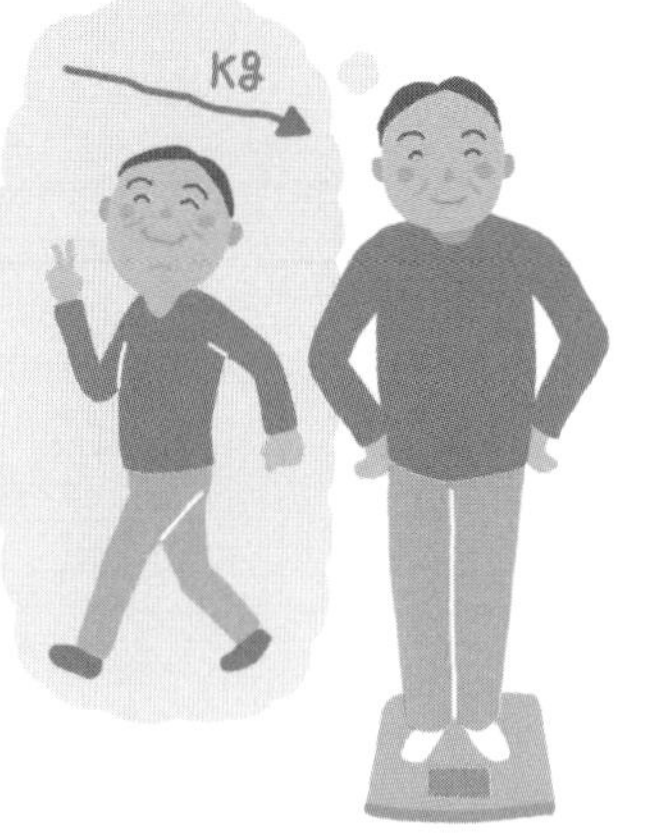

太ると、それだけ酸素の消費量がふえます。肺を切除して肺の容量が減ると、呼吸機能が低下するので、太っているよりはやせていたほうが呼吸は楽になります。マラソンランナーがやせているのは、低酸素状態で走れるように代謝を落としているのです。

だからといって、極端なダイエットをすると、体に無理がかかり、ほかの病気になることもあります。ダイエットをするときは、徐々に体重を減らしていくことがたいせつです。理想的な体重にならなくても、自分がいちばん動きやすく快適だと感じていたころの体重にしていけばいいでしょう。

Q 食事ができないときは栄養剤で補ってもいい？

食欲がないときや、仕事が忙しくて食事ができないとき、栄養剤で補ってもいいですか？

A 食事が基本。休養もたいせつに

食欲のないとき、仕事が忙しくて食事ができないとき、たまに栄養剤で補うというのであれば、しかたのないことです。しかし、がんの再発・転移を予防するには、健康的な生活を送ることが前提です。食事と運動と休養は基本中の基本といえます。「よくかんでゆっくり食べる」ことで消化、代謝、吸収、排泄の一連の流れがよくなることは、みずからの治癒力、免疫力のアップにつながります。ですから、仕事が忙しいからといって、頻繁に栄養剤で補うのは感心しません。休養をきちんととるという意味でも、食事時間を確保しましょう。

Q サプリメントを飲んでもいい？

再発予防のためにサプリメントを飲みたいのですが、かまわないでしょうか？

A おいしい食事をしたほうがいいのでは？

サプリメントは薬ではなく、食品で

す。試してみてもいいのですが、むやみにサプリメントを飲むことで、その成分を過剰に摂取してしまい、栄養のバランスをくずすことも考えられます。しかも、高額なものが多いので、同じお金を使うのなら、おいしい食事を楽しんだほうがいいのではないでしょうか。

Q お酒やコーヒーは飲んでいい？

肺がんの手術をきっかけにしてタバコはもちろんやめましたが、お酒（毎晩ビール2本）やコーヒー（1日に3杯くらい）は発病前と同じように飲んでもかまわないでしょうか？

A お酒もコーヒーも楽しむ程度ならいい

私自身はお酒を飲みませんが、患者さんには飲んでもいいといっています。お酒は精神的にリラックスできますし、食欲増進にもなります。ただ、酔いつぶれるまで飲むのはよくないですし、1週間に1日は肝臓を休めるための休肝日をとることも必要です。これは、肺がんと関係なく、だれにでも通用する健康維持の注意です。

コーヒーも、何杯も飲むのはよくないですが、1日に2～3杯程度ならいいでしょう。要するに、偏った生活をしないことがたいせつなのです。

Q ときどき息苦しいのは肺を切除したせい？

肺切除した部分は小さいのですが、ときどき、息苦しく感じます。それは、手術のせいですか？　それとも気のせいでしょうか？

A 苦しいときはすぐに医師に相談を

もともと肺の機能が悪かったのか、それとも手術で肺を切除したせいなのかはわかりません。高齢者だと心不全ということもあります。つらいときは遠慮しないで、かかりつけ医もしくは手術を受けた医療機関をすぐに受診しましょう。すぐに対処をすれば、1本の点滴ですんでしまう状態でも、タイミングを逸すると、症状の改善に何日も要することになります。

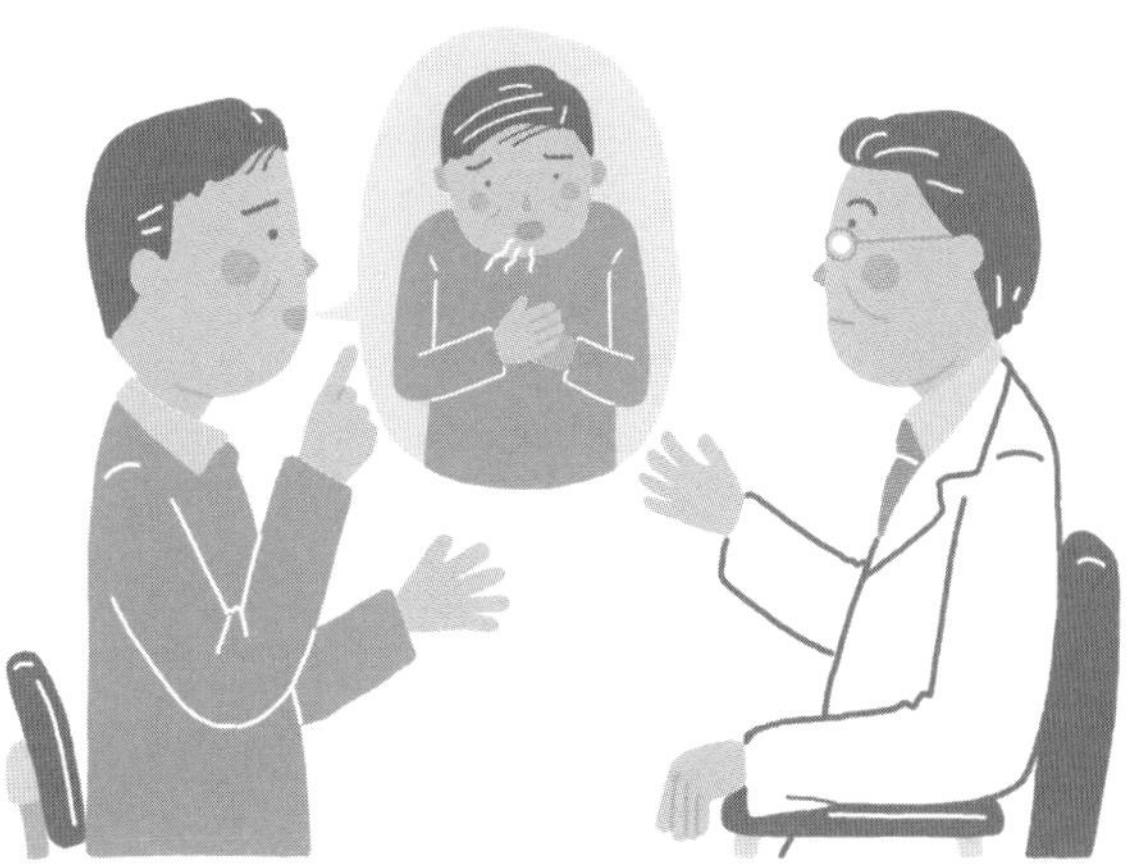

また、息苦しいときはあせるとますます息苦しくなるので、ゆったりした気持ちでいすに座り、腹式呼吸（18ページ参照）をしてみましょう。腹式呼

吸は、おなかをふくらませながら鼻からゆっくり息を吸い、おなかをへこませながら、口をすぼめてゆっくり息を吐き出します。これを繰り返していると、楽になることがあります。

Q 手術後1年たったが、山歩きを再開していい？

肺がんで右肺の3分の1を摘出する手術を受け、1年たちました。発病前は日帰りの山歩きが趣味だったのですが、再開してもいいでしょうか？

A 徐々に運動量をふやして、山歩きの再開を

片側の肺を3分の1切除すると、呼吸機能を約20％失います。しかし、呼吸機能は、胸、おなか、大腿などの筋肉も使いながら行っている全身運動なので、呼吸機能が落ちた分をそれらが補ってくれ、実質は5～10％くらいの減少ですみます。肺を切除したからといって、運動をあまり制限すると、これらの筋肉もやせてしまうので、ますます呼吸機能が低下してしまいます。逆に、運動でこれらの筋肉を強化すれば、呼吸機能のアップにもつながるわけです。そういう意味でも、あるいは趣味を持って人生を楽しむという意味でも山歩きを再開するのはいいことです。

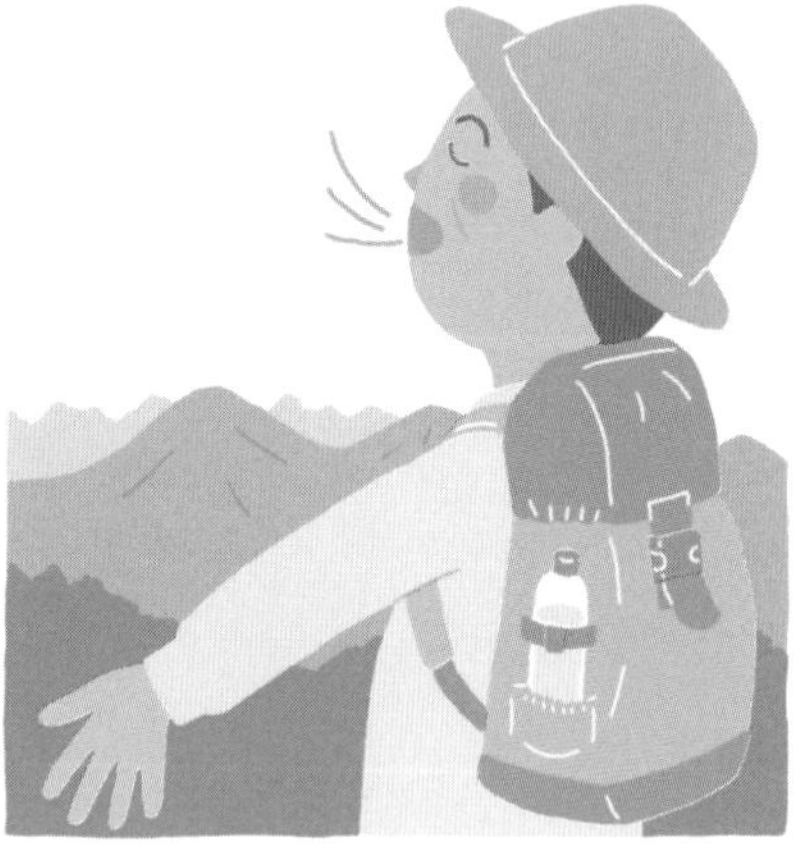

術後のもっと早い時期から再開されたほうがなおよかったのですが、1年後でも遅くはありません。思いたったら「やりどき」と思って、始めるとよいでしょう。

ただし、無理をしたりあせったりしないで、少しずつ歩行時間を延ばしていきましょう。そして、山歩きに必要な距離を歩けるようになったところで再開すればいいでしょう。

Q 水泳やゴルフの再開は、いつから可能？

肺がんになる前は、1週間に一度は体力づくりのためにプールで泳ぎ、2カ月に一度、ゴルフコースに出ていました。退院後、どのくらいでスポーツを再開できますか？

A 無理は禁物だが、いつからでもいい

ゴルフの再開は手術後1カ月目の人、3カ月目の人など、いろいろです。早くゴルフを再開しようとがんばってリハビリに励んでいる人もいます。私は、「最初から18ホール回るのではなく、9ホールから始めることにして、それに相当する4～5km歩けるようになったら再開したらいいですよ」とア

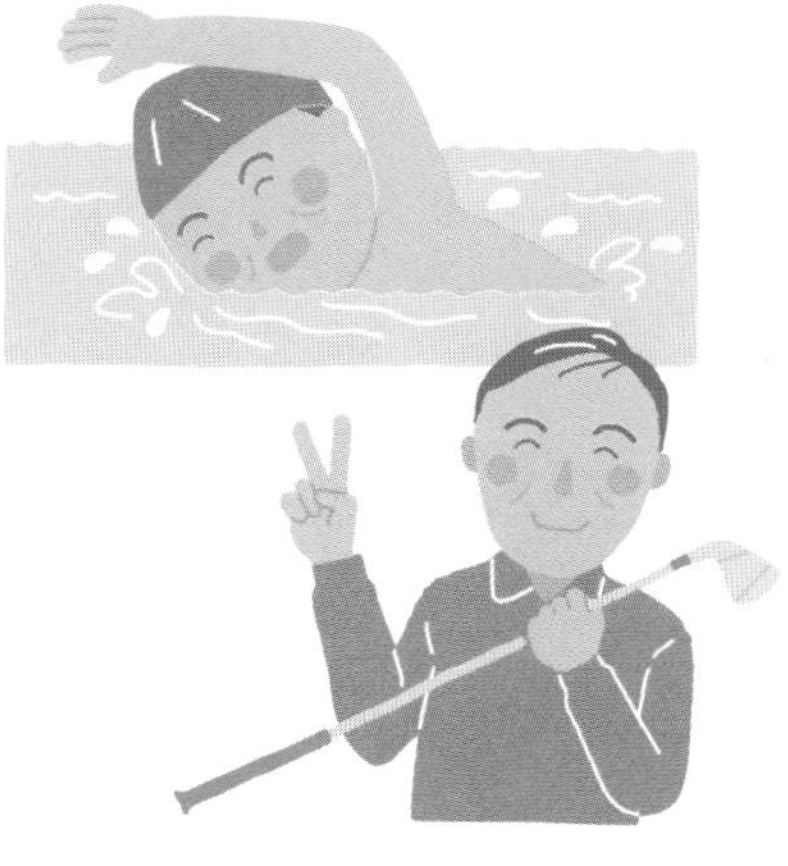

ドバイスしています。

水泳といえば、手術後3〜4日目、ドレーンという排出液を体外に出す管をはずした直後に試しにとウエットスーツを着用していた高齢の男性もいました。このかたは、退院後の2回目の外来のときは、すでに泳いだと言っていました。「疲れないですか」と尋ねたところ、「しんどいがリハビリになるから」とのことでした。

マラソンが趣味の患者さんは、術後1カ月目には10㎞、3カ月目にはフルマラソンを走るまでになりました。早く体を動かし始めることで回復のスピードは間違いなく上がります。

手術前に楽しんでいたスポーツを再開するのは、いつからでもいいのです。長時間散歩をしても疲れないといったことを目安にしてもいいし、水泳なら、水の中を歩くことから始めるといいのではないでしょうか。

Q 丸山ワクチンをすすめられたが……

友人のお父さんは手術で肺がんの病巣を全部とりきれず、早晩再発する可能性があるといわれていました。ところが、手術後、丸山ワクチンを使っていたところ、6年間元気で、再発したのは丸山ワクチンを中止して半年後でした。友人は肺がんを手術した私にも、丸山ワクチンをすすめてくれますが……。

A 丸山ワクチンが効いたかどうか不明

私の患者さんの中にも、肺にパラパラこぼれていたがんを、すべてとりきれなかったものの、5年以上生存している人がいます。質問にあるかたのがんも、性質のおとなしいがんだったため、進行が遅かったという可能性もあり、本当に丸山ワクチンが効いたのかどうかは、わかりません。

丸山ワクチンはヒト型結核菌の熱水抽出物で2種類ありますが、そのうちの1種類は、放射線療法で白血球が減少したとき使われる薬（商品名アンサー20）として承認されています。

したがって、なんらかの形で免疫にかかわっていると考えられますが、現在使われている抗がん剤より効果は低いというデータが出ています。

免疫が、がんの発症や進行にかかわっていることは確かで、最近、免疫チェックポイント療法という新しい治療が行われるようになりました。これは科学的な根拠がある治療法ですが、免疫療法とうたっている方法の多くは民間療法です。

患者さんがどうしても試してみたいと思っているのであれば、民間療法を一つ試してみるのは悪くないと思っています。ただ、これは「断じて行えば鬼神もこれを避く」という意味合いも含むものなので、2つ以上は必要ないでしょう。

私自身は、免疫を高めるには、十分睡眠をとり、栄養バランスのいい食事をして、適度に運動する、そして精神的ゆとりを持って生活することがいちばんだと思っています。

Q 担当医を信頼できない。転院してもいい？

肺がんを放射線と薬物療法で治療したのですが、1年で再発してしまいました。担当の医師がなんだか頼りなく思われて、全面的に信頼する気が起こりません。転院したいのですが、可能でしょうか？

A 転院はできるが、がんが治ることとは別

患者さんが自分の体を全面的にまかせられるのは、医師を信頼できればこそです。医師のほうでも、患者さんに信頼されているから、いろいろな情報を提供することができます。しかも、わからないことはわからないと率直に伝えることもできるのです。

自分の話を聞いてもらえないとか、一方通行でコミュニケーションがとれないと感じるときは、納得のいくところに転院したほうがいいでしょう。

ただし、あなたの場合には、放射線療法と薬物療法を併用しての治療なので、進行がんの治療を受けたのでしょう。再発というより、がんが小さくなっていた状態から増殖が盛んになった、つまり、再燃したということだと思います。

次に処方する抗がん剤は、セカンドラインとなり、ファーストラインより治療効果は少し低くなると考えられます。

もし、最初の医師は治癒しないといったが、絶対治ると思って医者探しをするのだとしたら、みずから「がん難民」になってしまいます。厳しい状態であっても、現実は直視しなければなりません。

今一度、主治医の先生に自分の心配や不安な点を尋ねて、そのうえで、医師とコミュニケーションがとれていないと感じるときは、転院を考慮してもよいでしょう。

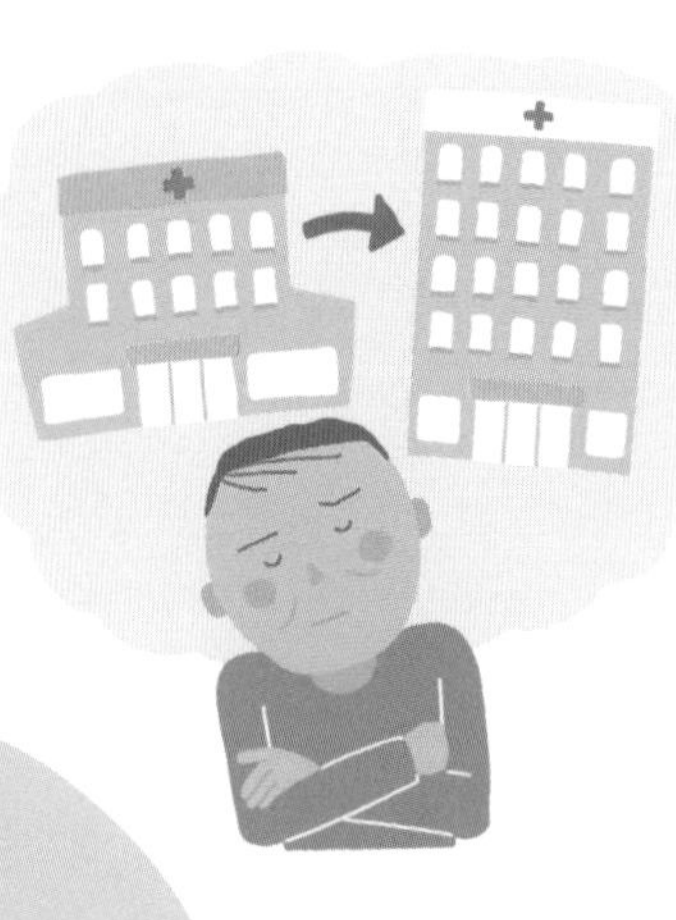

肺がんを予防しよう

肺がん検診を受けよう

がんの中でも肺がんは死亡者が多いということは、第1章でみてきたとおりですが、早期発見・早期治療をすることで、治癒する確率は高くなります。そのためには、定期検診が欠かせません。

がんの場合は、二次予防も一次予防に劣らず重要

原因がはっきりわかっている病気は、予防方法もわかりやすいのですが、がんのように原因がわかりにくいものは、病気にかからないようにする決定的な方法がわかりません。そのような病気で命を失わないようにするには、病気をできるだけ早期発見して早期治療することが必要になります。

病気にならないようにするための対策を一次予防、病気を早期発見・早期治療することを二次予防と呼んでいます。肺がんは後述のように喫煙やアスベストなど原因がわかっているものもあるので、一次予防も可能ですが、それ以外の原因で起こることも多いので、命を守るために一次予防だけでは十分ではなく、二次予防も一次予防に劣らず重要な予防法といえます。

40才以上になったら毎年1回は肺の検診を

では、肺がんの二次予防はどうしたらいいのでしょうか。肺がんに限りま

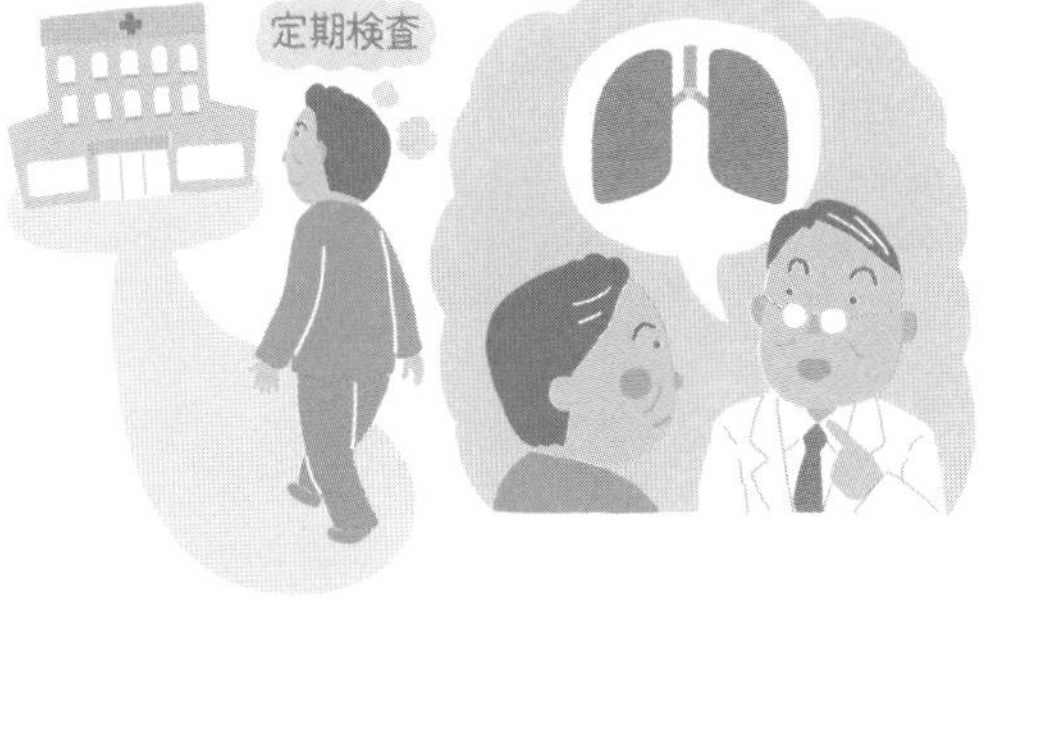

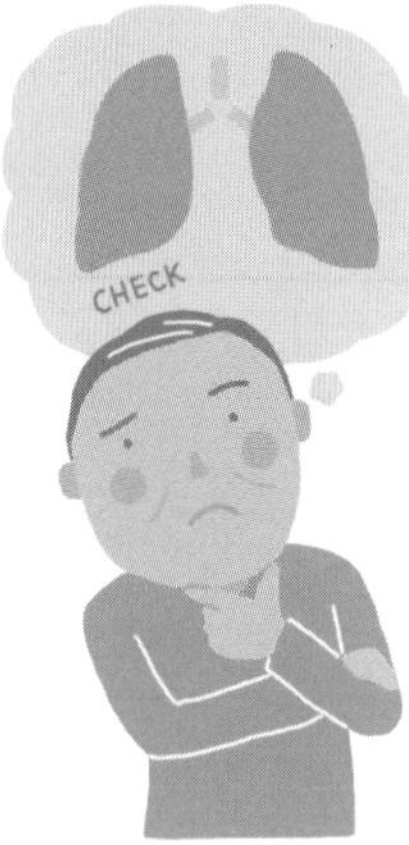

せんが、がんのほとんどはごく早期には自覚症状がありません。自覚症状が出るのはがんがかなり進んでからです。したがって、自覚症状が出てから治療したのでは早期治療にはならないのです。そこで、自覚症状の出る前にがんを発見する方法として、がん検診が広く行われています。

肺がんの場合は、30～31ページでも説明したように、自治体では40才以上の人を対象に健康診断を行っています。その中で肺の検査は40才以上の人に単純胸部X線検査、50才以上でヘビースモーカーの人や血痰のある人には喀痰細胞診を行います。喀痰細胞診は喫煙者に多い肺門型肺がんを発見するのが目的です。

肺がんは、がんの中でも死亡率の高いがんですが、下の図に示したように、病期の早い段階で治療をすれば、治癒の可能性が高くなります。そのためには、自覚症状がないうちに、肺の検査を定期的に受けてチェックすることが必要です。

企業で働いている人に対しては、企業の責任で健康診断を行っています。自営業の人や主婦も1年に1回は肺のチェックを受けましょう。

なお、親族に肺がん患者がいるような人は、このような一般的な肺の検査だけでなく、自分で呼吸器の専門医を受診し、医師と相談しながら必要な検査を受けましょう。喫煙指数（1日に吸うタバコの本数×喫煙している年数）が４００を超えるヘビースモーカーや、かつてそうであった人は50才を過ぎたら年に1回、ＣＴ検査を受けたほうがよいでしょう。

● 肺がん切除例の臨床病期別生存率（2000年1月～2010年12月手術症例）

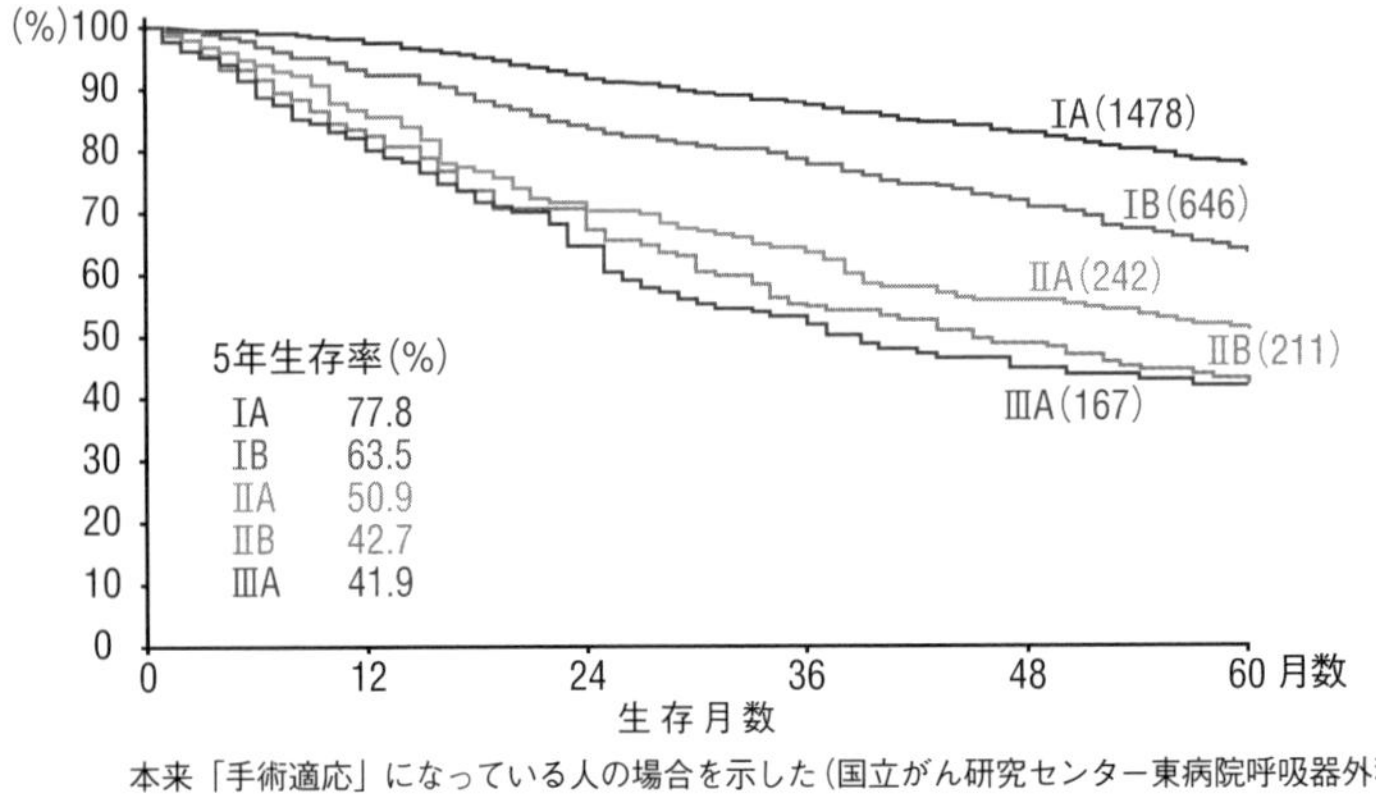

本来「手術適応」になっている人の場合を示した（国立がん研究センター東病院呼吸器外科）

禁煙のすすめ

肺がんのリスクを高める元凶であるタバコ。禁煙すれば、5年後にはリスクが半分に減り、10年後には非喫煙者と同じ程度になります。肺がんから命を守るためにぜひ禁煙を。

タバコを吸っている人の肺は真っ黒になっている！

まず、とてもショッキングな写真をお見せしましょう。166ページの上の写真は、非喫煙者とヘビースモーカーの肺の表面の状態を映し出したものです。非喫煙者のきれいな肺にくらべて、ヘビースモーカーの肺は真っ黒です。呼吸機能も低下しているはずで、日常の生活でも息苦しく感じているのではないでしょうか。

また、下の写真は、タバコを30年間吸っていた人のがんになった肺と、そのX線写真です。

こわいのは、本人はタバコを吸っていないのにもかかわらず、周囲が吸っている人の肺も、タバコの害を受ける可能性があるということです。喫煙者はよく「自分の体なんだから、タバコを吸って肺がんになろうとなるまいと自分の勝手」というような言いわけをしますが、喫煙はけっして自己責任だけの問題ではすまず、周囲にも影響が及ぶのです。喫煙は公害であるという意識を持ってほしいと思います。

愛する家族が肺がんに副流煙のこわさ

タバコを吸っている本人が吸い込む煙を主流煙、タバコの先から立ち上る煙を副流煙といいます。同じタバコから出ている煙ですが、主流煙と副流煙ではかなり成分が異なります。

一見、直接吸う煙のほうが有害物質が多いように思われますが、実はその逆で、副流煙のほうがずっと有害なのです。主流煙と副流煙では温度が違うことと、主流煙はフィルターを通ることもあり、ニコチン、タール、ベンツピレン、一酸化炭素、窒素酸化物、アンモニアなど、有害物質のどれもが副流煙のほうが多いのです。もちろん、副流煙は空気中で薄まるので、煙のすべてを身近な人が吸ってしまうわけではありませんが、非常に有害であることは確かです。タバコの副流煙を吸ってしまうことを受動喫煙（パッシブ・

● 非喫煙者の肺（左）とヘビースモーカーの肺の外観の違い

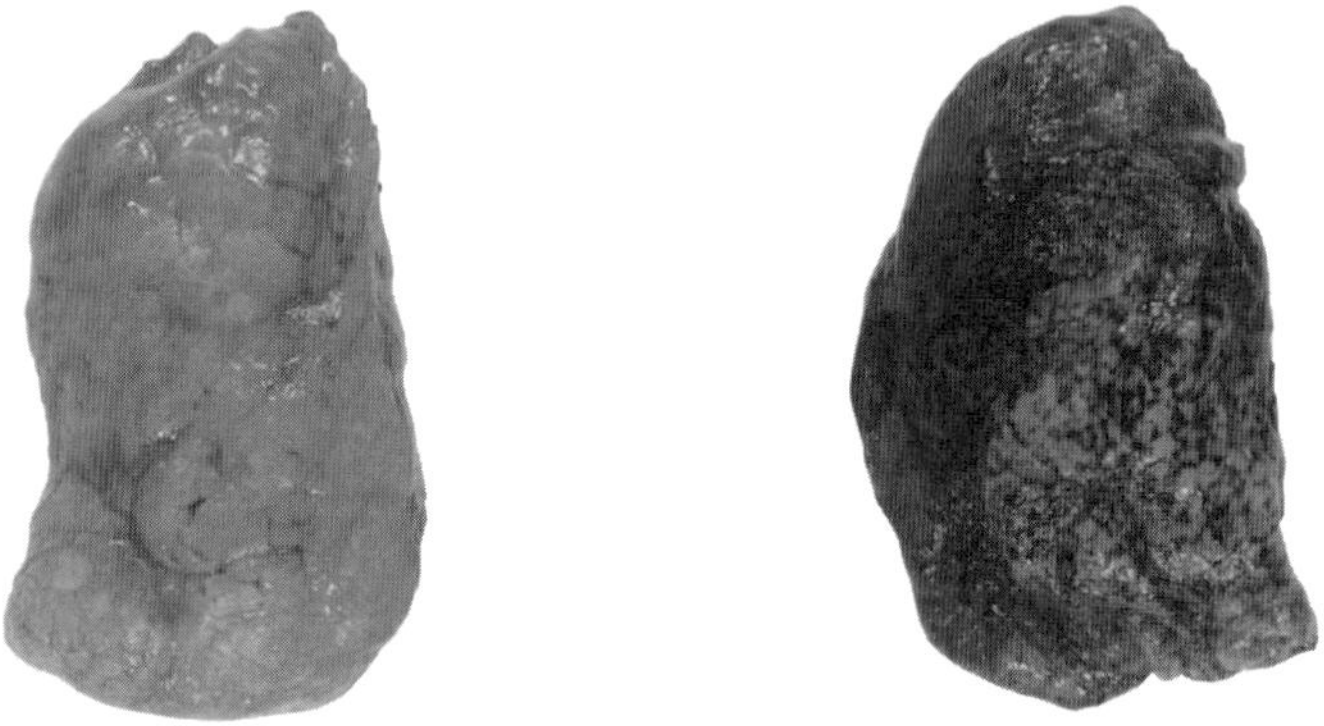

● 30年間の喫煙で黒くなった肺にできた肺がんとそのX線写真

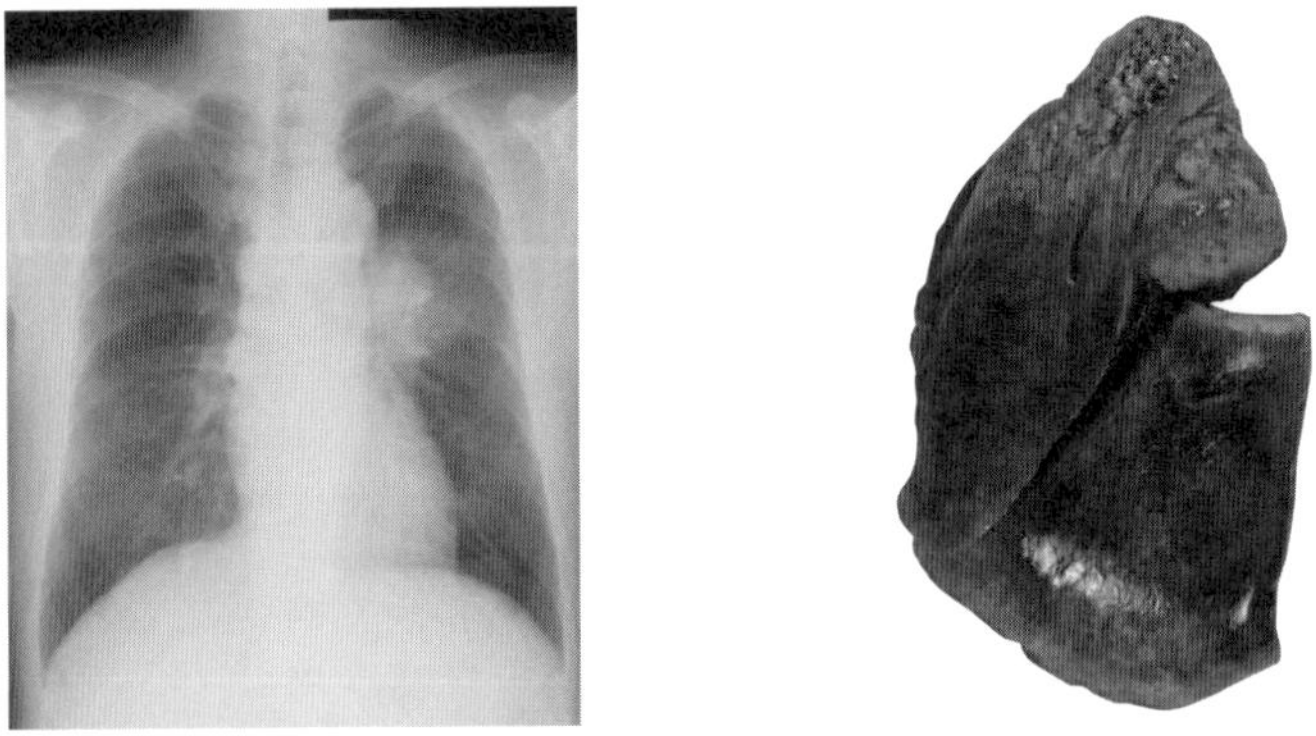

● 副流煙と病気の関係

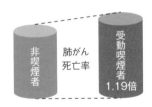

タバコは個人の問題？
他人の煙（副流煙）もばかにならない

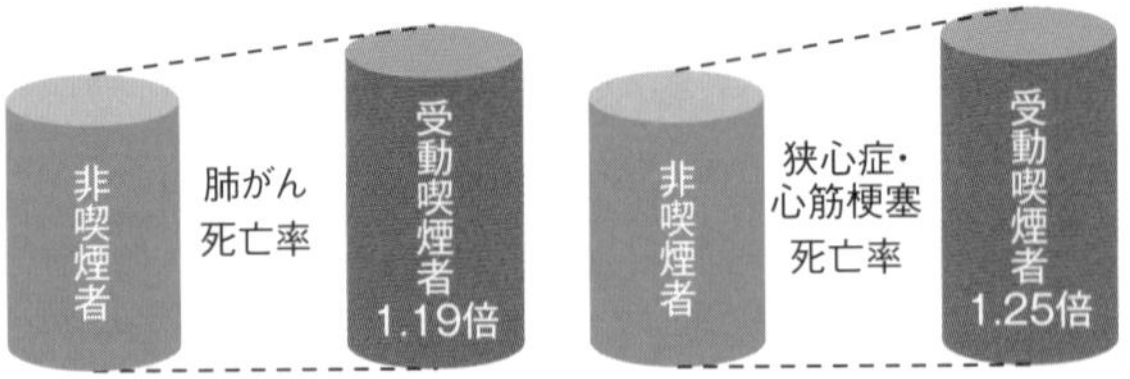

（米国環境保護庁、1998年／チューレーン大学Jiang Heらによる調査、1999年）

スモーキング）といいます。左の図は、副流煙と病気の関係を示したものです。受動喫煙者は非喫煙者にくらべて、肺がんは1・19倍になると報告されています。狭心症や心筋梗塞も発症リスクが高くなります。

禁煙後10年でリスクがなくなる

下の図は、肺がんのタイプ別での喫煙によるリスクです。

扁平上皮がんと小細胞がんでのリスクが特に高くなっていますが、すべての肺がんで喫煙はリスクになることがわかります。

しかし、禁煙すれば、その効果は確実にあらわれます。それを示したのが、下段の図です。血圧や血液中の酸素濃度は短時間で正常になります。

それにくらべて肺がんのリスクが減少するのには時間がかかりますが、それでも5年たつと肺がんのリスクは半分に減少し、10年たつと非喫煙者と同じ程度のリスクになります。

ですから、もうすでにたくさん吸ってしまったからと、あきらめないで、ぜひ禁煙して、防げる肺がんを確実に予防しましょう。なお、最近は電子タバコを吸う人がふえています。電子タバコも従来のタバコと同様の健康被害があるとも言われています。禁煙がいちばんです。

●喫煙による肺がん発生の危険度

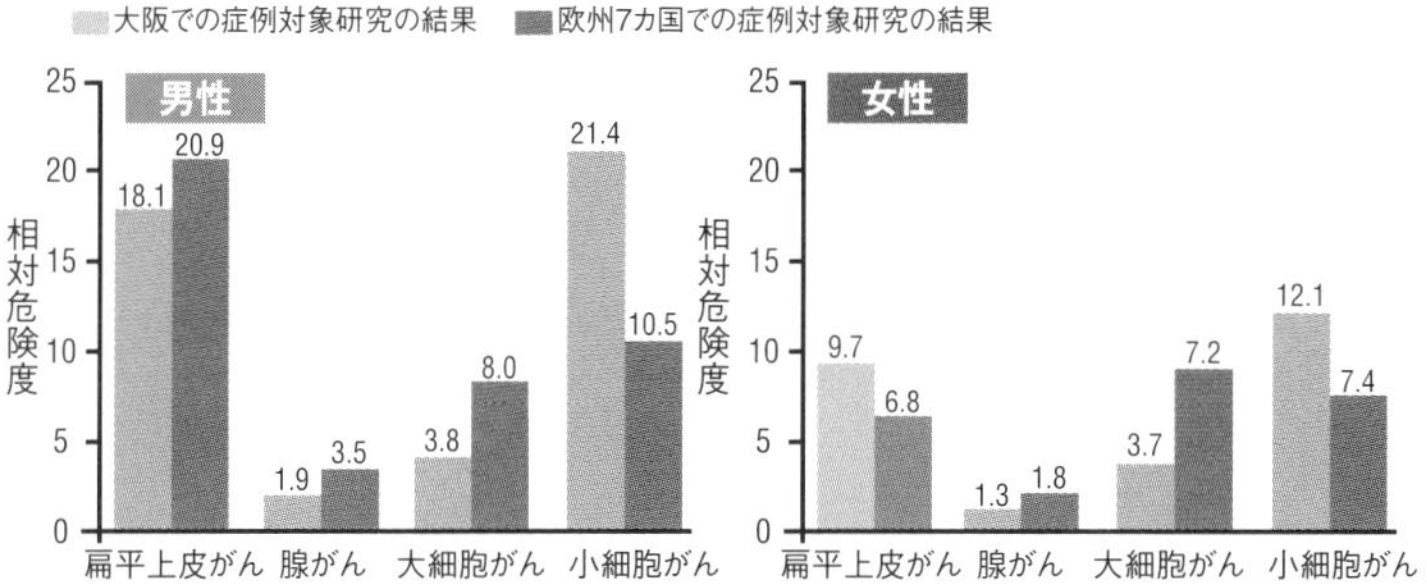

●喫煙をやめると……

禁煙の効果

20分	血圧が正常になる
8時間	血液中の酸素濃度が正常になる
24時間	心筋梗塞のリスクが減る
48時間	味覚、嗅覚が回復し始める
2週間～3カ月	循環機能が改善。歩行が楽になる
1～9カ月	せき、疲労、息切れが改善する
5年	肺がんのリスクが半分に減る
10年	肺がんのリスクが非喫煙者と同程度になる

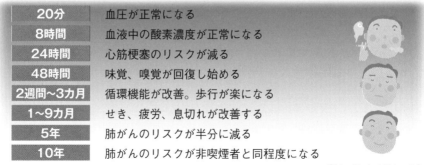

（Tokyo Medical University）

患者と家族のための
“肺がんインフォメーション”

肺がんの知識や支援について信頼できる情報を発信したり、相談やセカンド・オピニオンを受けている専門家の機関、患者さんの会や家族の会などをご紹介します。ただし、これらの情報がすべて、あなたにとって適切かどうかはわかりませんし、これ以外にもたくさんの情報が発信されています。また、月日がたてば情報は変化します。ここに掲載されている情報はインターネットを通じて公表されているものなので、このページに記載されているアドレスや名称で検索し、最新の情報を入手してください。（編集部調べ）

働く人のサポートをしているグループ

HOPE★プロジェクト

URL http://kibou.jp

思いがけず、がん患者（サバイバー）となった人たちが、共生への願いを込めて発足させた会。その活動の一つにがん患者の就労を考える「CSRプロジェクト」があり、就労・雇用の実態調査・研究を行い、書籍を作成し、社会に発信しています。

CSRプロジェクトの問い合わせは電話、FAX、メールで（10：00〜17：00）。

●連絡先

TEL：03-5577-6440　FAX：03-5577-6448

E-mail：info@workingsurvivors.org

キャンサーリボンズ

URL www.ribbonz.jp/

がん患者が自分らしく、少しでも心地よい生活に役立つ情報やケアを中心に、お互いに思い合い、支え合える環境をめざしている会です。活動の一つに「がんと働く」プロジェクトがあり、リワーク（職場復帰）のためのサポートや情報を発信しています。心身の自己管理、主治医や職場の産業医・上司などとの相談に活用できるリワークノート（A５判40ページ330円）の発行や、セミナーや公開講座を開催しています。

専門家の相談やセカンド・オピニオンが可能な機関

国立がん研究センター中央病院 相談支援センター

URL www.ncc.go.jp/jp/index.html（病院のアドレス）

がんの治療を受けるうえでの不安や悩み、療養生活、仕事などについて、医療ソーシャルワーカーが患者や家族の相談を受けています。電話での相談と面談があり、面談は電話での予約が必要。

●連絡先

TEL：03-3547-5293（土・日・祝日を除く毎日9：00～16：00）

国立がん研究センター東病院 サポーティブセンター・がん相談支援センター

URL www.ncc.go.jp/jp/ncce/　（病院のアドレス）

がんの治療を受けるうえでの不安や悩み、療養生活、仕事などについて医療ソーシャルワーカー・医師・看護師・薬剤師・リハビリスタッフなどが患者や家族と一緒に考え、問題解決の手伝いをしています。

●連絡先

TEL：04-7134-6932（土・日・祝日を除く毎日8：30～17：15）FAX：04-7131-5390

E-mail：chikensupport@east.ncc.go.jp

日本対がん協会

URL www.jcancer.jp/

1958年の設立以来、がん知識の普及・啓発や、がん検診によるがん予防と早期発見をめざして全国的に活動しています。以下の２種類の無料相談「がん相談・サポート」を行っています。

●がん相談ホットライン（予約不要）

看護師や社会福祉士が、患者、家族、友人などを対象に生活関連の電話相談を受けています。

TEL：03-3541-7830（年末年始を除く毎日10：00～13：00／15：00～18：00）

●社会保険労務士による「がんと就労」電話相談

連絡専用メールアドレス：gansoudan@jcancer.jp

がん研有明病院

URL www.jfcr.or.jp/hospital

がんについての一般的な悩みを相談できる「がん電話相談」と患者や家族が具体的な相談ができる「がん相談（セカンド・オピニオン）」があります。

●電話相談

内容によりカウンセラーなどがその場で答える場合と、後日、がん研内の各科の専門医が答える場合があります。

TEL：03-5531-0110、03-5531-0133　受付時間（毎週月～木の11：00～15：00、祝日の場合は休み）

●がん相談（セカンド・オピニオン）

希望者は診療予約室（TEL03-3570-0541）へ。

平日8：30～16：30

そのほかのサポートグループ

がんサポート コミュニティー

URL http://csc-japan.org/

世界最大規模の専門家による国際的がん患者支援団体のCancer Support Community（CSC）の日本支部。認定NPO法人であり、ヨガやアロマセラピーなどのリラクセーション、医療相談、カウンセリング、講演会やマラソンなどのイベント、自治体のがん対策への関与など、幅広い活動をしています。

中皮腫・アスベスト疾患・患者と家族の会

URL http://www.chuuhishu-family.net

中皮腫、アスベスト（石綿）肺がんなどの患者さんとその家族による会。各地で定期的に患者会や遺族会などを開催、中皮腫・アスベストに関するさまざまな情報を発信しています。

●連絡先
TEL：0120-117-554
FAX：03-3683-9766

肺がんについて理解を深めるための情報を発信している機関

がんナビ

URL medical.nikkeibp.co.jp/inc/all/cancernavi/

患者と家族のために、がんの治療や患者の日々の生活をナビゲート（道案内）するサイト。『日経メディカル』を出版する日経BP社が運営。無料のメールマガジン「がんナビ通信」も配信しています。

がん情報サイト

URL cancerinfo.tri-kobe.org/

米国国立がん研究所（NCI）とライセンス契約し、がんの診断、治療、遺伝学に関するもの、臨床研究、がんに用いられる標準的治療薬、補完代替医療など、がんに関する最新情報を配信しています。

西日本がん研究機構

URL www.wjog.jp/

肺がんの診断・治療法の向上と予防を目的として設立されたNPO。現在は複数のがんを対象に、科学的、倫理的で質のよい臨床試験を実施することを通じて、最良最適のがん治療法を提供することを使命として活動しています。また、市民公開講座の開催や『よくわかる肺がんQ&A』を発行。ホームページ上で公開されています。

●連絡先

TEL：06-6633-7400　FAX：06-6633-7405

国立がん研究センター がん情報サービス

URL ganjoho.jp/

各がんの解説、予防・検診、診断・治療、生活・療養、地域のがん情報など、がんに関する情報を提供。音訳・点訳資料もあり、充実した内容となっています。また、日本の最新がん統計も掲載しています。

キャンサーネットジャパン

URL www.cancernet.jp/

がん患者が本人の意志に基づき、治療に臨むことができるよう、患者養護の立場から科学的根拠に基づくあらゆる情報発信を行うことを使命としているNPO。ビデオライブラリーや出版物があり、ホームページ上で公開されています。

がん研究振興財団

URL www.fpcr.or.jp/

がんの征圧をめざして基礎・臨床医学などの助成や研究者の育成を推進。一般の人を対象にした最新情報や、日常生活で実行できる予防方法なども提供しています。

問い合わせは、電話、FAX、メールで。

●連絡先

TEL：03-6228-7297　FAX：03-6228-7298

E-mail：info@fpcr.or.jp

ホスピスに関する情報が掲載されているサイト

日本ホスピス緩和ケア協会

URL www.hpcj.org/

ホスピス緩和ケアの質の向上および啓発・普及を目的として活動しているNPO。講演会、セミナーなどを開催しているほか、緩和ケア病棟のある施設一覧を掲載しています。

ホスピスケア研究会

URL www.hospice-care.jp/

がん終末期の患者と家族のために、ホスピスケアの普及を目的に、看護師有志により発足したNPO。サポートプログラム「がんを知って歩む会」の開催や、電話相談を行っています。

●がん相談ホットライン（予約不要）

TEL：03-6909-5432（月～金曜の11：00～16：00）

索引

ま行

や行

ら行

わ行

さ 行

索引

(1)など、( )付の数字は、巻頭カラーコーナーのページを示しています。

★本書は2020年刊『肺がん』を改訂し、新規原稿を加え、再編集したものです

◆著者紹介◆　坪井正博（つぼい・まさひろ）

国立研究開発法人国立がん研究センター東病院呼吸器外科科長

1961年生まれ。1987年東京医科大学医学部を卒業後、同大学病院、国立がんセンターなどへの勤務を経て、2007年東京医科大学病院准教授、2008年神奈川県立がんセンター呼吸器外科医長、2012年横浜市立大学附属市民総合医療センター呼吸器病センター外科、化学療法・緩和ケア部准教授・部長、2014年から現職。専門は肺がんの臨床（手術・抗がん剤治療）、遺伝子および分子生物学的検索を利用したがんオーダーメイド治療の研究など。がんを扱ったテレビドラマの医療監修や肺がん撲滅デー市民公開講座のパネリストを務めるなど、一般の人々への啓蒙活動においても幅広く活躍中。

肺《はい》がん

2023年12月31日　第1刷発行
2024年 3 月20日　第2刷発行

著　者――――坪井正博《つぼいまさひろ》

発行者――――平野健一

発行所――――株式会社主婦の友社

郵便番号 141-0021
東京都品川区上大崎 3-1-1
目黒セントラルスクエア
電話 03-5280-7537（内容・不良品等のお問い合わせ）
049-259-1236（販売）

印刷所――――大日本印刷株式会社

ISBN978-4-07-456237-4